面部抗衰老临床思维与诊治

主 编　朱崇涛　曹　兰　屈晓雯

U0232465

科学出版社

北 京

内 容 简 介

本书通过介绍面部衰老的概念，从基础的皮肤基础学知识开始，分别阐述了面部衰老的解剖学变化、皮肤衰老的病理、抗衰老化妆品的研究、影响皮肤衰老的美容因素、抗衰老临床治疗等内容，向读者图文并茂地展示了皮肤衰老的成因、过程及治疗。通过专业皮肤整形美容专业知识的应用和专业治疗，达到调整皮肤结构、维护和改善皮肤状态和健康层次，抵抗衰老，维持人体面容和形体美感。

本书理论与实践结合，注重基本理论、基本知识及基本技能，按照美容整形学科的建设、发展和人才培养的需要编写；适合美容医技人员及求美读者阅读。

图书在版编目（CIP）数据

面部抗衰老临床思维与诊治 / 朱崇涛，曹兰，屈晓雯主编 . —北京：科学出版社，2022.6

ISBN 978-7-03-066237-8

Ⅰ . ①面… Ⅱ . ①朱… ②曹… ③屈… Ⅲ . ①面 – 抗衰老 – 诊疗 Ⅳ . ① R339.3

中国版本图书馆 CIP 数据核字（2020）第 182478 号

责任编辑：朱 华 / 责任校对：宁辉彩
责任印制：李 彤 / 封面设计：陈 敬

科 学 出 版 社 出版
北京东黄城根北街 16 号
邮政编码：100717
http://www.sciencep.com
涿州市般润文化传播有限公司 印刷
科学出版社发行 各地新华书店经销
*
2022 年 6 月第 一 版　开本：787×1092　1/16
2022 年 10 月第 二 次印刷　印张：14　1/2
字数：359 000
定价：198.00 元
（如有印装质量问题，我社负责调换）

编委会名单

前　言

　　随着社会文明的进步，生活水平的提高，对美的追求与渴望已经成为很多人关注的焦点，美容抗衰老则普遍成为多数人的需要。虽然衰老是生命进程的自然规律，但是随着抗衰老技术的不断发展，衰老面容的年轻化是可以实现的。有效地抗衰老可以使人们保持容貌美；同时，年轻化的状态还会给人的心理带来积极、阳光的影响。因此，在人们对面部抗衰老的向往和追求的推动下，面部抗衰老的各种方法不断更新，新材料的发现、新方法的发明、新技术的应用，使面部抗衰老学科焕发活力。

　　由于人体衰老是内在的和外在的多因素综合作用下的结果，与遗传、环境、生活习惯、情志状态、机体健康状况等息息相关。其中面部是人体最受关注的部位，面部衰老更是由多类组织、多个层次的综合退行性变的结果；如面部轮廓的消失，皮肤组织的松弛下垂、组织的塌陷萎缩，皮肤皱纹、粗糙、色斑、晦暗等皮肤光老化等原因造成。因此，面部抗衰老的实施想要取得较为理想的效果，需要考虑到影响面部衰老的综合因素，采用多种手段综合治疗。

　　人体面部衰老的表现形式是多种多样的。因此，应用美容医学进行抗衰老治疗时，需要以面部美学为基础，根据求美者的需求，应用各种手段和方法有针对性地对求美者面部皱纹、松垂、容积减少、塌陷的皮肤组织及皮肤色斑、质地光老化等现象制订出个性化的、综合的联合治疗方案，以达到除皱、提升、紧致、填充至饱满、祛除色斑、提亮肤色等皮肤年轻化效果。

　　纵观整个面部抗衰老治疗史，尽管手术类治疗的疗效显著，但因其具有创伤、风险大、瘢痕恢复期长、过程痛苦等原因，使更多的求美者越来越倾向于选择更具安全性、不需开刀或创口微小甚至无创面、恢复期短、能快速年轻化的治疗方式。随着医疗水平的提升，一些新材料的发明、新技术的成熟与发展，探索出了很多有效的抗衰老方法。在面部抗衰老治疗获得满意疗效的同时兼顾无疤、无创、痛苦小、恢复快等良好的客户体验。这些治疗包括了目前世界上流行的光声电技术，化学美容技术（化学换肤、间充质疗法以及外用药物治疗等），注射填充技术，埋线美容技术，中医美容等治疗方案及化妆品的使用等。面部抗衰老的方式与方法越来越多，而这些能够延缓、改善面部衰老的各种技术手段涉及多个学科，已发展成一种综合性的全方位的治疗。为此，我们邀请了各学科的专家共同参与了本书的编写。

希望为各位读者提供一本简明易懂而又实用的工具书。由于美容抗衰老技术发展迅速，知识更新日新月异及编写水平所限，如有不妥之处，敬请各位专家、同行不吝指正。

朱崇涛　曹　兰　屈晓雯

2020 年 10 月　昆明

目　　录

第一篇 面部抗衰老基础和背景

第一章 面部抗衰老的概述

第一节 面部抗衰老的定义与范畴

面部抗衰老是指以人体美学为基础，根据患者的心理需求应用各种手段和方法延缓、改善面部衰老情况，从而恢复年轻化外观。从古至今，人们为了"容颜永驻"不断地探索和尝试。从埃及艳后的面部埋金线，到我国各朝各代的大量养颜药方食谱，到当今社会上各种各样的美容整形技术，人们对抗衰老理论与实践的探索，从未停止。

面部在人体的审美中占有极其重要的地位，面部衰老严重地影响容貌美，同时面部的衰老又会给人的心理带来负面的影响。"爱美之心，人皆有之"，人虽然会衰老，但仍希望通过各种手段或方法来改善容貌，展示自己的个性魅力，因此人们对面部抗衰老的追求和向往一直都非常强烈。

面部衰老是多种因素、多个层次、多类组织的综合退行性改变。随着时间的推移，面部各组织依次开始发生衰老，外观的变化是衰老最直观的表现，肌肤会变得松弛、暗淡、粗糙，皱纹、色斑不断增多、加深，头发变得花白。

面部抗衰老既是难题，也是挑战。数年来经过学者们经年累月不断地研究探索，面部抗衰老已发展为包含多种技术手段、多个学科交叉的领域。能够延缓、改善面部衰老的各种技术手段及学科均属于面部抗衰老的领域范畴，具体包括：①美容外科技术；②物理美容技术：激光、射频、等离子、超声刀、磨削等；③化学美容技术：化学换肤、间充质疗法，以及外用药物治疗等；④干细胞技术及免疫细胞干预技术等。

第二节 面部抗衰老的历史

一、面部除皱术的发展史

面部除皱术又叫作面部提升术，是面部抗衰老治疗最有效且直接的方法。面部衰老是多种因素作用、多种组织改变的结果，具体包括皮肤、皮下组织、骨组织。由于容积的减少、结构位置的改变以及重力的作用，导致面部出现皱纹、松弛、下垂等衰老的表现。历经近百年来医师们的不断探索与改进，面部除皱手术方法也经历了一个由简到繁、由浅入深，以及多方面提升的发展过程。

（一）皮下面部提升术

20世纪初，Miller（1907年）提出于皱纹处切除皮肤组织，然后直接缝合，从而提升面部，该术式范围更大、准确性更高。Hollander（1909年）在耳前垂直切开向耳后牵拉，直至颈颏部，所采用的方法与现代除皱术有些相似。Bettman（1919年）描述了耳前耳后区的皮肤提升术，强调了切口的隐蔽性和对称性。Hunt（1926年）对冠状切口的前额除皱术进行了报道。Bames（1927 年）提出皮下大范围剥离悬吊，他认为早期的手术弊端在于缺乏皮下剥离。Bouguet 扩大了面部提升术的范围，至颈颌部，并提出不仅需要进行皮下剥离，还应该处理皮下筋膜和肌肉。Rees（1930 年）报道了前额皮下分离术。Wood 等人认为皮下分离术效果不持久，有秃发、皮肤坏死、前额区感觉麻木及瘢痕明显等严重并发症。Mayer（1956 年）强调了广泛剥离的重要性，他认为剥离范围越大，效果越好。

（二）表浅肌肉腱膜提升术

Skoog（1974 年）通过解剖发现并提出了皮下浅筋膜层的概念。Mitz 和 Peyronied（1976 年）首先报道了面部表浅肌肉腱膜系统。他们认为面部表浅肌肉腱膜系统与颞浅筋膜、帽状腱膜、额肌以及颈阔肌相连，通过对该层次的提升，可有效改善下面部皱纹。20 世纪 80 年代，Lemmon 和 Viadimir 对表浅肌肉腱膜系统剥离除皱术进行了总结，并提出表浅肌肉腱膜系统剥离除皱术对提升手术效果和术后疗效维持比单纯皮下剥离术更好。20 世纪 90 年代，通过大量的临床观察发现，表浅肌肉腱膜系统剥离除皱术对面中部老化的改善不明显，尤其是过深的鼻唇沟无明显改善。Teimourian（1994 年）提出多层次面部上提术，他认为应在皮下和表浅肌肉腱膜系统下均实施广泛剥离并超出鼻唇沟，形成两个独立的皮瓣并分别向上提紧。

（三）骨膜下除皱术或复合除皱术

Tessier（1982 年）提出骨膜下剥离除皱术，通过减弱皱眉肌和眉间肌的功能，去除眉间皱纹，实现更好的眉提升效果。Psillakis（1988 年）通过对解剖更进一步研究后提出：扩大骨膜剥离范围。他认为随着人体逐渐衰老，骨质脱钙，骨骼的体积减小，肌肉张力降低，肌肉附着点改变，从而出现面部松弛、下垂等衰老的表现，手术的目的是重建骨、肌肉、脂肪和表皮之间的平衡。Maillard（1992 年）报道了颧弓骨膜下入路的手术经验，并提出在面部除皱术中使用广泛性骨膜下剥离，使得面中部圈层软组织能充分提升。以 Hamra 为首的学者提出复合除皱术，他们认为面部衰老是面部多组织、结构变化的结果，恢复且不破坏原有的解剖结构是较为理想的除皱手术方式。复合除皱术包括提升复位、剥离悬吊复位和深层除皱。1990 年，Hamra 报道的深部除皱术发展了 Mitz 的表浅肌肉腱膜除皱术，解决了除皱术对鼻唇沟过深解决不充分的问题。1992 年，Hamra 报道的复合除皱术，并发症很少，术后改善效果较为明显，维持时间较长。随后，Teimourian（1994 年）提出多层次面部除皱术，他将皮下和表浅肌肉腱膜剥离范围扩大，向前延伸至鼻唇沟部，向后至耳屏前，下止于颌下线；表浅肌肉腱膜下的剥离范围下至颌下线，上至颧骨突起，与 Hamra 的手术方法相比，更有效地改善了法令纹及面组织下垂等面中部衰老情况。

（四）多矢量提升

随着除皱技术的不断发展与研究的不断深入，越来越多的学者开始关注多矢量悬吊。这是在 Feimourian（1994 年）提出的多层次面部除皱术的基础上发展而来的。Connel（1995 年）使用皮瓣和表浅肌肉腱膜系统皮瓣代替原来的复合皮瓣，达到多个矢量悬吊的目的。这实际上是将深平面上提升的单一表浅肌肉腱膜剥离改为皮下和表浅肌肉腱膜剥离，一个皮瓣分成两层组织瓣，更有利于鼻唇沟改善并去除比深平面除皱术更多的皮肤。我国学者（2006 年）报道了两级递进式提升表浅肌肉腱膜系统除皱术，该术式使提升力量能够有效地传递至难悬吊的位置。

随着科学技术的进步，同时为了减少手术并发症，减少损伤，缩短恢复时间，内窥镜除皱术和其他的微创除皱术应运而生。

二、换肤除皱术的发展简史

自古以来，人们在生活的实践中就知道用磨削和化学剥脱的方法除去面部表浅皱纹，使肤质鲜亮细腻。近些年研制出来的激光嫩肤除皱术，也风靡美容领域。这些除皱换肤技术都是面部抗衰老不可分割的部分。

（一）化学剥脱术的发展简史

在西方，化学剥脱最早可追溯到公元前 1550 年，这可能是迄今为止最古老的美容方法。在古代文明中，古埃及人最注重皮肤的护理，他们通常将油、盐和雪花石膏混合后涂在皮肤上以达到面部抗衰老的目的。之后，古希腊人和罗马人还通过使用由芥末、硫磺和腐蚀性石灰石制成的专用灰泥来进行化学剥脱治疗。尽管在 4000 年前这些古老的化学剥脱治疗的科学原理尚未被认识，但这些混合物中的有效成分 α- 羟基酸具有剥脱、提亮的作用，和现代使用的化学剥脱剂成分是一致的。

19 世纪，英国皮肤科医生 Tilbury Fox 于 1871 年在现代医学文献中首次对化学剥脱进行了描述，其将苯酚用于眼部感染和天疱疮的医学治疗。1882 年，德国皮肤科医生 Paul Gerson Unna 发表了有关酚、三氯乙酸和水杨酸对皮肤影响的研究，并发明了由氧化锌、间苯二酚、鱼腥草和凡士林组成的化合物，用于治疗色差症和日光性角化病。这些进步为其后一个世纪的化学剥脱治疗法的快速发展奠定了基础。

化学剥脱术发展到目前的技术，很大程度上可以归因于 20 世纪的发展。在世纪之交，与化学剥脱相关的医学和外科文献较少，皮肤科医生 Edmund Saalfeld 和 George Henry 分别发表了应用苯酚进行化学剥脱术去除雀斑的美容治疗的报道，苯酚从此成为化学去角质的首选药物。Urkov（1946 年）描述了闭合性酚脱皮术；Winter（1950 年）研究用含酚的乙醚溶液去除雀斑。Ayres（1952 年）研究了三氯乙酸与酚脱皮术的组织学变化。整形外科医师 Brown（1960 年）公布了使用酚配方的临床经验。Litton（1962 年）发布了用甘油取代庚醇的配方，这一乳剂配方的优点是非常易于储存。由于该配方易于配制，所以以成为深层化学脱皮的标准方法并沿用至今。Stegman（1978 年）发表了各种各样的脱皮剂和磨削术作用的组织学比较研究成果，阐明了组织学损伤的深度。之后，Vanscott 通过对 α- 羟基酸的研究，使其逐渐被推广使用。Brody 和 Haileg（1985 年）报道了两个中度化学脱皮较温和的试剂。Coleman 和 Futrell（1994 年）报道了联合应用羟苯乙酸和三氯乙酸进行中度化学剥脱。

（二）磨削术的发展简史

磨削术发源于埃及，他们使用石头或贝壳磨除皮肤上的瑕疵，使皮肤光滑。皮肤学家 Kromayer（1905 年）首先报道应用动力设备磨皮治疗痤疮瘢痕。第二次世界大战后，Iverson 报道了使用砂纸去除文身和痤疮瘢痕的技术。之后，皮肤学家 Kurtin 用改进的牙科动力设备行磨皮术，用于去除文身。20 世纪 60 年代，Yarborough 证实了皮肤损伤后为使瘢痕得到最大限度的修整使用磨皮术的最佳时间。Stegman 和 Tromovitich 研究了磨削术损伤组织的深度，从理论上说明了皮肤修复的基础。之后，Colemar 和 Klein 将脂肪抽吸术中的肿胀麻醉术引入磨削术，发现磨削术更易操作且出血减少。将化学剥脱术、磨削术及激光嫩肤术联合应用，面部抗衰老治疗效果将会更好。

三、激光嫩肤除皱术的发展简史

随着科学技术的发展，新的机器以及技术不断出现。Maiman（1960 年）发明了第一台红宝石激光器。之后又有 CO_2 激光、氩激光相继问世。20 世纪 70 年代发明了掺钕钇铝石榴石激光、氦氖激光等；20 世纪 80 年代发明了铒激光、准分子激光等；20 世纪 90 年代的可变脉宽激光以及 Q 开关激光等。40 多年来，各种激光器已发展达 6000 多种，其中只有少数用于美容整形，其适应证主要有各种色斑、血管性疾病、文身造成的瘢痕，以及皮肤老化。新型超脉冲激光具有高能、安全和精确的功能，其具有切除组织、促进胶原蛋白收缩、促进创面愈合过程中出现新的胶原蛋白并促进弹性纤维合成等方面的作用，应用于面部抗衰老的治疗中，使皱纹、皱褶及松弛的皮肤得以改善。强脉冲光嫩肤技术以非剥脱治疗方式对包括年龄老化、光损伤在内的面部皱纹及色斑治疗均取得显著疗效，且风险小。与其他疗法联合应用，可获得更佳的面部抗衰老效果。

四、注射美容术的发展阶段

每一种注射美容材料的盛行代表了注射美容术的发展阶段。

（一）液体石蜡类

1899 年，维也纳医生 Robert Gersuny 首先报道了应用液体石蜡行阴囊内注射治疗睾丸缺损，因时代所限，对免疫学知识的缺乏，液体石蜡得到了当时医学界的广泛欢迎；同一种方法后来也应用于治疗尿失禁（于膀胱颈注射），应用于腭裂者发音的改善（于悬雍垂及咽喉壁注射），应用于面部缺损的修复（于面部注射）。继而引发了后人对蜂蜡、植物油、凡士林等多种物质的应用探索。

在 1911 年，Kolle 医师总结了注射石蜡所导致的一系列后遗症，主要有炎症、感染、栓塞，以及注射部位皮肤黄色斑块等。石蜡注射毁容的最出名事件，发生在马尔勃勒公爵夫人身上。这个出生在美国的明星在接受鼻背石蜡注射后，石蜡游走到面颊部，整个面部形成石蜡瘤（肉芽肿）。液体石蜡由于其严重的并发症最终被淘汰。

（二）液态硅胶

液态硅胶是一种广泛用于注射美容的非生物性材料。Blocksma 等于 1959 年首先在大鼠体内注射液态硅胶，继而转入临床。1961～1970 年共用于 84 例患者，主要为面部畸形、凹陷性瘢痕等，效果明显，一度盛行。但随着免疫学技术的发展，出现了许多有关硅胶引起免疫反应的报道。硅胶注射后可引起局部组织红肿等较明显的炎症反应。

（三）聚甲基丙烯酸甲酯及其与胶原的混合物

此类产品具有很好的安全性和满意的除皱效果。

（四）自体脂肪

1883 年，最早开展应用自体脂肪美容。20 世纪 70 年代中期，脂肪移植尽管仍存在再吸收等问题和其他不足之处，但已成为常规手术。

（五）胶原蛋白

胶原蛋白即牛胶原蛋白和人胶原蛋白。1977年，Knapp首先报道提纯了牛和人的胶原蛋白，并将它们用于临床治疗。

（六）羟基磷灰石钙

由于良好的生物相容性，羟基磷灰石于20世纪70年代开始应用于临床、作为填充材料用于治疗骨缺损。

（七）肉毒杆菌毒素

1820年，德国人Justinus Kerner首次公开报道了A型肉毒杆菌毒素。1897年，van Ermengem命名了肉毒杆菌。A型肉毒杆菌毒素由Herman于1920年首次分离提纯成稳定的酸性沉淀物。1946年，A型肉毒杆菌毒素由Edward将其作为结晶物提纯出来。这一年，Vernon发现了A型肉毒杆菌毒素可临时性阻断亢进性肌肉的运动。Alan Scoutin于1970年将A型肉毒杆菌毒素应用于治疗斜视。1989年，A型肉毒杆菌毒素被美国食品药品管理局批准为治疗面瘫和斜视的药物。1990年，Alastair Carruthers等人在眼睑痉挛的诊疗中，发现A型肉毒杆菌毒素能减少皱纹。我国生产的A型肉毒杆菌毒素于1997年正式上市。美国食品药品管理局分别于2002年、2004年批准A型肉毒杆菌毒素用于治疗眉间纹、腋部多汗症。

（八）明胶基质填充剂（纤维蛋白）

1957年开始应用于临床。1987年美国食品药品管理局批准应用于治疗瘢痕。

（九）透明质酸

透明质酸（hyaluronic acid），又名玻尿酸、玻糖醛酸，于2003年获得美国食品药品管理局批准使用。随后于2004年下半年经美国食品药品管理局正式批准生产B型胶原并上市。透明质酸是黏多糖类物质，广泛分布于细胞间质中，具有较强保水保湿作用，无免疫原性。其优点是不需要冷藏，常温保存。注射于真皮深层，用于改善严重的颜面皮肤皱纹和延缓衰老。目前市场上有多个透明质酸产品，可满足不同患者的需要。

第三节 面部抗衰老的发展前景

从古至今，人们不断地寻找、探索各种有效的抗衰老的方法，各种各样的抗衰老的方法也应运而生。随着经济的发展、科学的进步、医疗水平的提升，物质生活的丰富，新材料、新产品不断推陈出新，面部抗衰老技术与美容医学技术不断发展与完善，面部抗衰老领域具有广阔的发展前景。

面部抗衰老是一个综合治疗的过程，基础理论知识发展水平的高低、精准定位治疗的准确性，以及实施者的技术水平很大程度决定了一项抗衰老技术的应用效果。面部衰老是多种因素、多个层次、多类型组织综合在面部的退行性改变，所以定向的联合治疗将成为面部抗衰老的发展趋势，综合治疗的价值也日益凸显。安全有效、微创或无创、综合治疗是今后面部抗衰老发展的原则。常规抗衰老技术、微创技术、无创技术、基因技术，以及再生医学技术将是面部抗衰老技术发展的趋势。

第四节 面部抗衰老与其他学科的关系

一、与医学美学的关系

医学美学是运用美学原理来研究和探讨医学科学领域中，以医学人体美为核心的一切医学美现象及审美的一般规律的学科，即一门维护和塑造人体美的学科。面部抗衰老是实现人们对于美的追求和向往的方法，面部抗衰老治疗的目的是根据患者的心理的、生理的和社会行为等方面的需求，对其面部的某些区域或器官通过各种技术方法进行一定程度的改善。面部是人体最受关注的部位，如果存在任何形式的变化均会被自己或别人察觉。因此，面部抗衰老治疗需要以美学为指导，遵循美学的原则，在进行面部抗衰老治疗过程中扬长避短，最大限度地展现美学效果。

二、与美容医学的关系

美容医学是一门以美学为指导，采取多种医学手段，对人体进行维护、修复和塑造，从而保持和提升人体美感的新兴医学交叉学科。美容医学与面部抗衰老关系是上级学科与下级学科的关系，且具有重要的指导作用。目前，美容医学中的多种技术和方法都可运用到对面部抗衰老治疗，如自体脂肪细胞移植技术、微创注射美容技术、各种激光治疗技术等。

三、与皮肤科学的关系

面部的皮肤在容貌的审美中占有非常重要的地位，衰老主要是皮肤结构、质地的改变所引起的形态变化，各种面部的抗衰老技术大多也是为恢复皮肤的美而实施的。随着年龄的增长，人开始衰老，皮肤逐渐出现皱纹、色斑，肤色暗沉，逐渐失去美感。皮肤科学的基本理论、基本技术方法，是面部抗衰老的基础，面部抗衰老是皮肤科学的组成部分之一。通过面部抗衰老的治疗，使面部皮肤细腻、红润、有光泽，呈现的是一种良好的精神状态，给人以美感。

四、与中医学的关系

中医历史悠久，博大精深，以辨证论治为特色，将人看作神形气一体的整体，以五行学说、阴阳学说、脏腑学说等为基础理论，通过望、闻、问、切的诊疗方式，诊断出病症及证型，运用多种中医特色的治疗方法对人体进行调理及疾病的治疗，从而达到"阴平阳秘"的状态而康复。"治未病"的法则，体现了中医在抗衰老方面的超前内涵，这也是中医的精髓之一。中医治疗对于面部抗衰老治疗发挥了重要的作用，可通过合理摄养、各种延缓衰老的方药、针灸、推拿按摩等由内而外进一步的治疗与调理，达到延缓面部衰老的目的。

五、与饮食营养学的关系

衰老是多因素综合作用的结果，与遗传、环境等因素息息相关。面部的衰老是机体衰老的一个体现，因此也可以通过改善全身的状况从而改善面部衰老。饮食的摄入是维持人体正常运转所必需的，机体的每个器官和系统都需要营养物质的供应才能正常运转。营养摄入的好坏、平衡与否都影响着机体的整体状况，摄入过多、过少、质量不佳的饮食都会加速人体衰老。因此，在均衡、合理饮食的基础上，增加抗氧化食物的摄入，可从整体对面部抗衰老起到一定的作用。

第五节　美容医学在面部抗衰老领域的应用

面部衰老是多种内在因素和外在因素随时间推移对机体深层组织、软组织和皮肤各层组织的累积作用的结果。伴随面部的衰老，可出现脸颊凹陷，眼睛下方出现深色阴影，纹理明显加深，皮肤开始下垂，颜色和质地也会改变。这些变化是多因素导致的结果，发生在不同的组织层中，因此面部抗衰老有多种不同的方式和方法。其中，美容医学在面部抗衰老方面取得了诸多的成果，与抗衰老关系密切。目前，美容医学在面部抗衰老领域的应用主要包括手术和非手术治疗。

手术治疗：面部的衰老是"质"与"量"的改变，通过手术治疗的目的是使面部的各方面达到一个平衡的状态。此类手术是以人体解剖结构为基础，以人体美学为指导，有针对性地对面部的组织结构进行调整，以达到除皱、提升、紧致的效果，对动力性皱纹的治疗效果较好。"剥离"和"悬吊"是手术中的两个重要内容。手术治疗包括除皱术、埋线提升、自体脂肪细胞移植等。

非手术治疗：虽然面部抗衰老的手术治疗越来越成熟，但是仍具有手术创伤、手术瘢痕、恢复时间长等缺点，面部衰老是多方面的，手术治疗有其自身的局限性。随着科技的进步，各种药物、材料，以及设备的发展更新，非手术治疗在面部抗衰老方面也得到迅速发展。非手术治疗主要是解决面部衰老带来的皮肤色斑、质地、毛细血管扩张、容积减少等问题，但对于严重的松弛下垂等问题效果欠佳。其优点是创伤相对较小、恢复快。美容医学的非手术治疗包括化学剥脱、注射美容、各种光电技术。

面部衰老的表现是多种多样的，因此，应用美容医学各种技术进行抗衰老治疗时需要个性化、综合的治疗方案，以提高整体疗效和患者满意度。

第二章 面部抗衰老的基础理论

第一节 面部抗衰老的解剖学基础

随着人们对面部抗衰老需求的增加和技术手段的发展，面部的解剖结构也受到了广泛的关注。面部衰老导致相关解剖结构发生改变对面部抗衰老的治疗具有重要的理论指导意义，是实施手术的理论基础。本章将对与面部衰老相关的解剖学内容进行介绍。

（一）面部骨骼的衰老

面部骨骼是面部软组织的支架，是面部年轻化手术的基础。面部骨骼会发生终身的、持续的变化，这些变化会影响面部的外观和表情。面部骨骼衰老的变化包括：眼眶横向扩大，眉间突出，眶上脊的扩张，脸颊深度增加和横向扩展，鼻子的长度、宽度和垂直尺寸增加，与下颌隆起相关的咬合区的垂直高度增加。我们发现，眉间、眼眶、上颌和梨状孔的角度随着年龄的增长而减少，同时上颌骨、梨状孔和眶下缘也随着年龄的增长而退化。由此引起的面部骨骼的改变不仅会导致整个面部形状的改变，还会影响到面部韧带的起点和其上覆的脂肪隔间。上颌角度的减少可能会导致眶下缘的扩张，从而导致眶隔向前移位。眼眶内隔后假脂肪垫的脱垂可能会进一步导致其固位能力降低和眼袋加重。

（二）面部韧带的衰老

面部具有许多韧带，其中颧韧带在生物力学上是最坚硬的，其次是眶固位韧带和下颌韧带。需要注意的是，颧韧带从颧弓向眶缘延伸，并与眼轮匝肌相连，眼轮匝肌保留着位于瞳孔中线内侧的韧带。轮匝肌保留韧带从这个合并点开始被称为泪沟韧带。由于其跨度较广，颧韧带形成了眼轮匝肌下脂肪的吊带。面部韧带由胶原蛋白、蛋白聚糖、糖胺聚糖和水组成。蛋白质的相互作用和束内润滑可提供适当的机械能力。有人提出假设，韧带可能不会随着年龄变化而变化。一项关于兔膝关节内侧副韧带的研究显示，胶原蛋白、糖胺聚糖含量和水含量没有显示出与年龄相关的变化，但是润滑素 /PRG4 基因表达则受到年龄的影响。由于骨骼随着年龄变化，韧带的位置和它的运动路线也会受到影响。在衰老的过程中，悬吊脂肪室的韧带稳定性出现下降并且偏离原来的位置，从而进一步加重对应脂肪室下垂，在衰老人群中表现为面颊的变形。

（三）面部肌肉的衰老

面部肌肉随年龄增长而变长，肌张力增加，运动幅度变小，休息时肌张力更接近最大挛缩张力。这些变化在临床上表现为面部肌肉收紧，面部表情幅度受限，永久性挛缩导致潜在的脂肪转移，而加重皮肤皱纹，由动态的面部线条转变为静态的面部线条，形成永久性的面部皱纹。近几年的研究试图通过面部肌肉运动来恢复面部肌肉功能，然而效果并不明显。我们在临床实践中，使用神经肌肉电刺激有较好的效果。从观察到的临床变化发现，面部衰老现象是由于肌肉本身的生理改变或是继发于面部骨骼和韧带衰老的变化。因此，面部抗衰老的实施必须考虑所有面部组织的自然的变化结果。

（四）面部脂肪的衰老

面部的脂肪组织可以细分为浅层脂肪和深层脂肪，它们由表浅肌肉腱膜系统进行分隔。浅层和深层脂肪都分布在特定的脂肪室中，这些脂肪室与隔膜、筋膜、韧带或肌肉相连。面部的外观、容积及稳定性与每个脂肪室的脂肪都有关。与浅层脂肪相比，深层脂肪是由体积较小、形态各异的脂肪细胞组成的。一些浅表的脂肪室在衰老的过程中会发生肥厚，对不同年龄组的鼻唇表面脂肪测量后发现相应脂肪室的测量体积会增加。临床观察鼻唇隔室发现，在衰老过程中该浅表脂肪室的突出度显著增加。鼻唇沟是 1 型（存在大量的脂肪细胞，即隔室）向 2 型（少量或单个脂肪细胞通过复杂的胶原纤维网交织在一起）皮下组织排列之间的过渡线。由于面部骨骼衰老、韧带松弛、上覆皮肤松弛、肌肉生理改变和重力等原因，导致覆盖在鼻唇沟处的皮下脂肪稳定性消失，脂肪有向下移的趋势。然而，面部的表情肌肉与鼻唇沟连接紧密，并沿下鼻唇脂肪室与表浅肌肉腱膜系统的末端相连，脂肪无法向下深入迁移至皱褶，而是被向上推移，因此鼻唇沟上方可见隆起的脂肪。

第二节 皮肤的生理功能

（一）皮肤的屏障功能

皮肤是人体内外环境的分界，位于最外层，可保护体内各组织器官免受或减轻外界微生物、化学刺激、物理损伤的伤害，同时表皮的特殊结构可以防止体内的营养物质、电解质和水分的散失。

（二）皮肤的吸收功能

外界的物质可以通过皮肤吸收进入人体，外用药物治疗便是利用此功能实现的。其通过角质层、毛囊、皮脂腺，以及汗管对物质进行吸收。皮肤吸收的效果与皮肤的结构与部位、角质层的水合度、被吸收物质的理化性质以及外界的环境因素有关，如温度、湿度等。

（三）皮肤的感觉功能

皮肤中有丰富的感觉神经末梢和感受器，受刺激后可产生不同的感觉，如疼痛、冷热、干湿、软硬等。

（四）皮肤的分泌和排泄功能

通过小汗腺、顶泌汗腺和皮脂腺实现其分泌排泄功能。小汗腺的分泌与温度、精神、饮食等因素有关，一般情况下，其分泌的汗液是无色透明的。小汗腺的分泌起到降温、平衡电解质的作用。顶泌汗腺与情绪等因素有关，其分泌的液体经细菌作用后可产生异味。皮脂腺分泌皮脂，其分泌与多种激素有关。

（五）皮肤的体温调节功能

皮肤在体温调节方面具有重要的作用。当受到冷刺激时，对应的血管收缩，皮肤血流减少，减少体内热量散失；当受到热刺激时，血管扩张，皮肤血流增加，增加体内热量外散。

（六）皮肤的代谢功能

皮肤的代谢包括糖代谢、蛋白质代谢、脂类代谢，以及水和电解质代谢。代谢的异常可引起相应的皮肤疾病。

（七）皮肤的免疫功能

皮肤还是一个重要的免疫器官，与机体其他免疫系统共同维持着机体的稳定。当人体免疫功能减弱或增强会导致机体出现感染或自身免疫相关的疾病。紫外线的刺激也可引起免疫反应，其释放的炎症介质使皮肤老化提前发生。

第三节　皮肤衰老的病理

皮肤是机体的一部分，当机体发生衰老时，皮肤也随之衰老，出现皱纹、色沉等，这一系列的变化对应的是表皮、真皮等的组织病理学上的改变。

皮肤的衰老可导致真皮、表皮厚度变薄。表皮衰老病理上主要改变为真皮和表皮的交界面变平坦，真皮乳头减少或变浅，真表皮交界处连接紧密度下降，受机械损伤后易形成水疱。随着年龄的增长，表皮的黑色素细胞密度也随之下降，并且皮肤中的变性蛋白与过氧化脂质沉积导致皮肤出现色素不均匀，以及色斑问题。表皮中朗格汉斯细胞减少，会导致同种淋巴细胞增殖和导致抗原与致敏淋巴细胞结合的能力下降，使肿瘤及感染性皮肤病的发生率增加。

随着年龄的增长，胶原蛋白合成酶的活性也随之降低，真皮内成纤维细胞生命周期缩短，分裂能力降低，胶原蛋白的合成减少。同时，蛋白酶的释放增加会使得胶原降解也随之增加。弹力纤维发生变性、断裂、卷曲、弹性减低甚至消失，位于真皮乳头层的弹力纤维网消失，这一系列的变化导致真皮厚度变薄，皮肤张力和弹性下降。并且由于皮下脂肪的减少导致皮肤内各支撑结构的作用减弱或消失，从而导致皮肤松弛和下垂。

在机体衰老的过程中，皮肤附属器也随之衰老，汗腺、皮脂腺发生萎缩，数量及功能出现减少和减退，由此导致汗液和皮脂分泌减少，角质层水合能力变弱，因此皮肤可表现为干燥和粗糙。

第四节　皮肤的类型

面部皮肤含有丰富的皮脂腺，皮脂腺分泌的皮脂可覆盖于皮肤表面，起到润滑、防止水分散发的作用，但分泌的皮脂过多或过少都会带来一些问题。根据皮肤角质层含水量和油脂分泌的不同，可将皮肤分为以下五种类型：

1. 中性皮肤　是标准的皮肤类型，角质层含水量 10% ～ 20%，皮脂分泌适宜，不干不油，皮肤细腻红润有光泽，对外界刺激抵抗力强。

2. 干性皮肤　角质层含水量小于 10%，皮脂腺分泌皮脂少，此类皮肤干燥，易脱屑，光泽度差，易产生皱纹、色沉等，对外界抵抗力较弱。

3. 油性皮肤　由于皮脂腺分泌旺盛，角质层水油失去平衡，该型皮肤常出现毛孔粗大、皮肤油腻，易患痤疮，但对外界抵抗力较强且不易出现皱纹。

4.混合性皮肤　指一个个体同时存在干性及油性皮肤的特点，通常表现为"T"区油腻，"T"区以外的部位为干性或油性。

5.敏感性皮肤　此类皮肤在受到外界刺激时，比较容易出现红斑、丘疹、瘙痒、灼热等。由于此类皮肤的高反应性，更容易发生过敏等反应。

在面部抗衰老的操作与治疗中，分清皮肤的类型、根据不同类型皮肤的不同特点，可以有助于我们选择适当的抗衰老手段和方法，选择合适的产品及护理方式。

第五节　皮肤的光生物学

皮肤位于机体的最外层，是直接接受光辐射的器官。光辐射主要来自太阳，包括紫外线、红外线、可见光。各种光都是一把双刃剑，对人体有各自不同的作用。紫外线辐射会对皮肤产生急性效应和慢性效应，其中慢性效应对皮肤的最大影响是光老化和皮肤癌症。

外源性和内源性的衰老共同导致了皮肤的衰老。遗传因素决定了自然衰老，是不可控的。通常，日光中的紫外线辐射是外源性衰老最主要的因素。

紫外线根据波长不同分为：长波紫外线（320～400nm）；中波紫外线（280～320nm）；短波紫外线（200～280nm）。其中，长波紫外线和中波紫外线均与光老化有关。长波紫外线作用于表皮和真皮，中波紫外线作用于表皮，损伤DNA的同时产生可溶性因子进一步作用于真皮。

皮肤光老化的临床主要表现为皮肤干燥、粗糙、起皱、松弛，以及各种良性或恶性肿瘤，还可出现色斑和毛细血管扩张。其组织病理学主要表现为：①表皮：不同程度的增生肥厚或萎缩变薄，皮突变平或消失，基底层细胞可有异型性改变，偶可见核非典型性黑色素细胞和朗格汉斯细胞减少；②真皮：萎缩（表现为皮肤容积减少），成纤维细胞、肥大细胞、血管及毛细血管网减少，神经末梢异常；③附属器：表现为毛发脱色、毛发脱落以及腺体减少。

因此，在面部抗衰老的诸多方法中，防晒也是一种重要手段。

第三章　抗衰老美容化妆品

第一节　化妆品知识概述

20世纪70年代我国实行改革开放政策以来，化妆品产业迅速发展，已成为我国国民经济重要组成部分，而化妆品也成为人民群众日常生活的必需品。进入21世纪，随着精细化工、分子生物学、生命科学等高新技术的迅猛发展，化妆品的功效作用日益突出，许多化妆商品已超出化妆品定义的范畴，并且融合了多种学科，如香精香料学、毒理学、皮肤生理学、药理学、微生物学等，使化妆品成为一门综合性的新型学科，化妆品已从简单的皮肤清洁、护理、消除异味等功能向更多功效性方向发展，并赋予了产品更多特性。化妆品的发展不仅为人们提供了丰富多彩的产品，也为皮肤科的临床治疗提供了更多治疗手段。

一、化妆品发展简介

化妆品发展史也是人类追求美的历史，从化妆品发展的历程看，大致分为以下几个阶段。

（一）第一代化妆品阶段

该阶段称为"天然化妆品"阶段，在此阶段，人们直接使用动植物原料或天然的矿物质进行皮肤的保护与修饰，材料原始单纯。我国的化妆品最早起源于夏商周时期，主要有油脂、胭脂、粉及画眉工具等。粉主要是米粉和铅粉；胭脂主要由当地产的红蓝花叶中提取的红色物质制成；油脂主要是来源于天然的动植物；而画眉的工具和材料主要来源于矿物质（如石青墨）及植物（如青黛）。在唐代，出现了手工烟墨用于画眉，口红也被制作为管形。在古埃及，人们用绿颜料涂抹眼皮，用黑灰色颜料勾描眼轮廓，用散沫花涂抹指甲。而在古希腊，人们使用铅粉美白皮肤，使用海藻、朱砂等制成的粉染红面颊，并开始使用花汁来制作香料。在这个阶段，化妆品的使用、材料选择和工艺制作等都处于探索阶段。

（二）第二代化妆品阶段

该阶段也称"化学化妆品"阶段。随着工业技术的不断发展，各种新技术、新设备和新原料被逐步应用于化妆品的生产和制作。表面化学、流变理论、乳化理论、胶体化学等学科也在逐步发展和完善。人们开始尝试在天然成分中加入某些物质成分来制作化妆品。化妆品生产也从小型家庭作坊式生产逐步转变为专业化生产。1898年在香港地区创建的"广生行"为我国首家现代化的民族化妆品厂，标志着现代化妆品工业在我国建立。1949年前，全国只有少数的大城市可以生产化妆品，当时的质量和数量都处于较低水平。1949年中华人民共和国成立以后，化妆品工业开始逐步形成独立的工业化体系。

（三）第三代化妆品阶段

这是一个"高新技术化妆品"阶段。在此阶段，广泛地开发、利用多种高新技术进行化妆品的生产，如生物技术中的表皮生长因子、超氧化物歧化酶、透明质酸及各种多糖类提取及纯化技术，酶工程产生的蛋白酶、淀粉酶、脂肪酶等生活因子逐步应用于化妆品的生产，而纳米技术、高分子材料的应用，仿生技术、新型乳化技术等也开始应用于化妆品的生产，并且发展迅速，前景辽阔。

二、化妆品的定义

欧盟现行的《化妆品规程》中将化妆品定义为：接触人体外部器官（如皮肤、口唇、外生殖器、毛发和指趾甲）或接触口腔黏膜及牙齿，以及能起到清洁、改善外观、改善体味或使身体保持良好状态的物质。欧盟对化妆品的定义范围较宽，某些产品在归类方面仍存在争议。在欧盟国家以外，拉丁美洲及东南亚国家，以及某些英联邦国家也采用类似欧盟的模式。

2008年我国施行的《化妆品标识管理规定》中，化妆品是指以喷洒、涂抹或其他类似方法，施于人体（如皮肤、毛发、指趾甲、口唇齿等），以达到美化修饰、修正人体气味、改变外观、保养、清洁及保持良好状态为目的的产品，其中护理牙齿的产品也属于化妆品范畴。由上而知，世界各地对化妆品的定义不尽相同，但在"不宜称化妆品的治疗效果、不改善皮肤结构和功能"方面的观点是一致的。

三、化妆品的特性

尽管目前对于化妆品的定义和管理存有差异，但所有的化妆品均应具有以下共同特性。

（一）安全性

化妆品通常由消费者在家中每天长期使用，故对其安全性需要有相当高的要求。配方中的每种原料必须符合安全的规定，新原料不仅需要测试急性、毒性，还要检测亚急性、慢性毒性和致突变、致畸及致癌力。生产环节和生产工艺要求科学合理，减少不良杂质。在上市前，产品需经过毒理学试验、卫生化学检验、微生物检验、人体安全性和功效评价检验等，方可获得上市销售许可。

（二）稳定性

市售化妆品一般需2～3年的保存期限。由于化妆品多属热力学不稳定体系，在制造、贮存和使用过程中要经历各种理化因素、微生物污染等考验，所以产品须通过稳定性检测才能在市场上流通。产品一旦失去稳定性，可能会出现变色、浑浊、沉淀、分层、结块、破乳等现象，不宜再继续使用。

第二节 化妆品分类

化妆品种类繁多，目前国际上尚无统一的分类方法，在此介绍几种主要的分类方法。

（一）按化妆品物理形态分类

1. 液态化妆品 如化妆水、香水等。

2. 油状化妆品 如卸妆油、发油等。

3. 乳类化妆品 如润肤乳、沐浴乳等。

4. 凝胶类化妆品 如洁面凝胶、防晒凝胶等。

5. 霜类化妆品 如防晒霜、面霜等。

6. 固体类化妆品 如粉饼、眉笔、眼影、唇膏、发蜡等。

7. 气雾类化妆品 如摩丝、发胶、喷雾等。

（二）按使用目的分类

1. 清洁类 该类化妆品起着清洁、卫生的作用，如洗面奶、洗手液、洗发香波、香皂、沐浴乳等。

2. 基础保养类 该类化妆品起着保养的作用，可达到柔润光泽、减缓不适、延缓衰老的目的，如护肤霜、润唇膏、护发素等。

3. 美容类 该类化妆品起着美容、修饰、增加魅力的作用，如彩妆、香水、发胶等。

（三）按使用部位分类

1. 皮肤用化妆品 指用于体表皮肤的产品，如润肤霜、香皂等。

2. 发用化妆品 指用于毛发清洁、美化或保养的产品，如染发剂、烫发剂、洗发水、护发素、发胶等。

3. 甲用化妆品 指用于指（趾）甲的产品，如洗甲水、指（趾）甲油等。

4. 口腔用化妆品 用于口腔的产品，包括牙膏、漱口水、唇膏等。

（四）按使用人群分类

1. 年龄段分类 分为婴儿用、儿童用、成人用及老年人用化妆品。

2. 按性别分类 分为男性及女性化妆品。

（五）按专业性特点分类

化妆品包括专业化妆品和生活化妆品。其中，专业化妆品又称文艺类化妆品，是为化妆师刻画戏剧影视剧人物而生产的化妆品，如油彩。生活化妆品用于日常生活的皮肤、毛发护理或美容，种类繁多，可根据化妆品形态进行分类，也可根据酸碱度将化妆品分为酸性、碱性和中性化妆品。还可根据功能和用途的不同进行分类，如清洁化妆品、护肤化妆品、美容化妆品、营养化妆品、护发化妆品、美发化妆品等。

（六）按管理法规分类

按照我国化妆品相关规定将一些具有特殊用途的化妆品与其他化妆品区别开来，称其为特殊用途化妆品，未列入的化妆品通称为非特殊类化妆品。目前特殊类化妆品有九大类：

（1）育发类化妆品：有助于促进毛发生长，减少脱发的化妆品。

（2）染发类化妆品：可改变毛发颜色的化妆品。

（3）烫发类化妆品：可改变头发弯曲度，并相对稳定的化妆品。

（4）脱毛类化妆品：可减少、消除体毛的化妆品。

（5）美乳类化妆品：指有助于乳房保健和健美的化妆品。

（6）健美类化妆品：有助于健美体形的化妆品。

（7）除臭类化妆品：有助于消除腋臭的化妆品。

（8）祛斑类化妆品：有助于减轻皮肤色素沉着的化妆品。

（9）防晒类化妆品：可吸收紫外线，可减轻由于日晒所引起皮肤损伤的化妆品。

以上类别中，烫发类、育发类、美乳类、健美类、染发类产品，上市前需要进行人体试用试验；祛斑类、除臭类、脱毛类及防晒类产品在生产及上市前需要做人体斑贴试验；防晒类的产品还需要做防晒功效评价。

第三节 化妆品吸收与渗透

一、化妆品透皮吸收的途径

除防晒剂等少数产品需要防渗透功能外，大多数用于皮肤表面的药物或化学物都要渗透到皮肤才能发挥其功效，但化妆品功效成分的透皮吸收并不需要穿透皮肤进入体循环，这是与其他药物治疗的主要区别。所使用化妆品的目的不同，则需要使其吸收后滞留的皮肤部位也不同。例如，某些保湿产品中的脂质仅参与角质层屏障，美白类的产品则应渗透到表皮基底层，作用于黑色素细胞才可减少黑色素小体的产生；抗皮肤老化类的产品则应被真皮吸收，作用于成纤维细胞，才可获得满意的效果。任何涂抹在皮肤上的物质主要通过角质层屏障及皮肤附属器毛囊皮脂腺和汗腺导管吸收。

（一）角质层屏障

角质层吸收占皮肤吸收的90%，角质层渗透屏障功能由角质形成细胞的细胞膜上致密交联的蛋白网状结构和细胞外脂质排列成双分子层膜结构所介导，具有亲水极和亲脂极，构成了选择性通过水和大多数化学物质的强大屏障。接触皮肤的物质必须穿透角质形成细胞的细胞膜和（或）通过角质层间隙才能发挥作用，皮肤吸收能力与角质层厚薄、皮肤的完整性密切相关，也与角质层的水合程度及化妆品的理化性质有关。在皮肤表面使用封包或贴剂，增加角质层水合度，从而增强皮肤吸收物质的能力。去除皮肤角质层后，可使物质透皮吸收能力增强十倍至百倍，若用有机溶媒提取出其脂质也可明显加强物质的扩散。（表皮或角质层）薄的部位对物质的吸收大于（表皮或角质层）厚的部位，脂溶性或油脂类物质的吸收高于水溶性物质。

（二）皮肤附属器

通过皮肤附属器透皮吸收称之为"旁路"，仅占10%，吸收方式主要是以细胞扩散形式，即一些很难通过角质层屏障的大分子物质或离子型物质的吸收。通过毛囊皮脂腺吸收的物质主要由其基质决定，吸收强弱为：羊毛脂＞凡士林＞植物油＞液体石蜡。

二、皮肤的吸收功能与皮肤的生理特性及病理状态有关

（一）解剖部位

皮肤的吸收功能与角质层厚度、皮肤附属器及表皮细胞数有关。一般而言，阴囊的

渗透及吸收能力最强，面部及前额次之，躯干及四肢稍差，掌跖部位除可以吸收水分外，对其他物质吸收很少。总之，不同的部位其吸收能力也不同，根据吸收能力的大小，排序为：阴囊＞前额＞大腿屈侧＞上臂屈侧＞前臂＞掌跖。

（二）年龄与性别

与其他年龄段相比，婴儿和老年人对化妆品吸收能力更强，女性皮肤对化妆品的总体吸收能力比男性更强。皮肤对化妆品的吸收，除了与年龄、性别有关之外，还与每单位体重的相对体表面积有关。新生儿皮肤吸收比成人快 7 倍。因此，外用药吸收致全身性副作用或全身性中毒的风险增高。

（三）皮肤温度

当皮肤温度升高时，皮肤血液循环加速、水合度增加，物质的渗透率也会提高。这是由于温度升高可以增加皮肤弥散度，使血流增速，局部毛细血管扩张，使皮肤的表面和深层化妆品的有效物质浓度差加大，有效物质则顺浓度梯度加速吸收。另外，皮肤的温度升高也可改变毛孔的状态，使毛孔扩张，从而促进吸收。研究发现，当皮肤温度每升高 1℃，将会使有效成分的吸收增强 10 倍。因此，采用蒸汽熏面或者使用面膜可防止水分的蒸发，促进毛孔扩张、增加皮肤水合程度，最终促进皮肤对化妆品中的营养物质或功效成分的吸收，但同时也需注意，有毒物质的吸收也会随之增加。

（四）皮肤表面的 pH

表皮的角质层，其 pH 为 5.2～5.6，在偏酸的情况下皮肤能更好地进行吸收。对于功效性化妆品来说，要提高皮肤的吸收功能，其 pH 应为偏酸性。因此，理想的护肤品应是接近皮肤 pH 和（或）缓冲作用强的化妆品。

（五）皮肤屏障功能的完整性

皮肤屏障功能不完整或被破坏时其对化妆品的吸收作用将增强。

（六）角质层的含水量

正常皮肤角质层的含水量为 20% 左右。如果增加其含水量，则可增加亲脂和亲水物质的吸收率。例如，皮肤被水浸泡变软后，可使角质层物质的吸收增加。在化妆品中，如果加入油性的载体覆盖在皮肤的表面，则将体内水分阻隔使水分难以渗出，水分可以使角质层细胞含水量增加，从而促使皮肤对化妆品的吸收增加。

（七）皮肤病理状态

当皮肤出现病理状况时，皮肤组织细胞与超微结构发生改变，pH、皮脂膜、皮肤各层结构及血流量均可发生变化，从而影响皮肤的屏障功能，使皮肤的渗透能力发生改变。造成皮肤出现病理状况的因素有内部因素与外界因素。内部因素包括先天性疾病、系统性疾病和随年龄增加的皮肤老化，使皮肤屏障的结构或功能发生障碍。外界因素包括物理因素（如温差变化、干燥、风吹、紫外线等），化学刺激（如局部接触刺激剂、致敏剂和消毒品等），机械因素（如搓澡、过度清洗、外伤等），均会破坏皮肤的表面性质及构成，影响皮肤的渗透功能。

（八）外界环境

环境温度升高，皮肤的血管扩张及汗腺分泌增加，则血流加速、皮肤角质层含水量增加，皮肤的吸收率也相应增加。环境湿度大也会使角质层水合度增加，可明显增加皮肤吸收率。伪劣化妆品或不适当外用药物可导致皮肤质地改变，如粗糙脱屑、皮肤皲裂，严重时可发生皮肤炎症反应，这些情况都会增加皮肤的吸收率。使用离子喷雾、按摩及热疗可通过促进血液循环及毛细血管扩张或毛孔扩张来加速功效成分的渗透和吸收。皮肤完整的屏障功能在抵御环境不良因素的侵扰中具有保护作用，但也使许多外用于皮肤的药物及化妆品难以发挥功效，添加促渗剂或辅用促渗技术则是行之有效的方法。很多化学物质包括化妆品和美容制剂，是以各种透皮吸收机制进入皮肤发挥其作用的。透皮吸收机制是透皮吸收体系的奠基石，扩散理论、渗透压理论、水合理论、相似相溶理论及结构变化理论是研究促渗透方法的主要基础理论。为了促使这些物质的功效性成分更好地渗透入皮肤，达到理想的效果，采用各种方法对所需成分进行处理、修饰或瞬间提高透皮吸收率，用各种绕过角质层或改变角质层屏障的促渗透技术是近些年药剂学和化妆品界研究的热点。

三、有效成分结构

透皮吸收中，非极性物质主要通过富含脂质的部位即细胞间通道吸收，极性物质则依靠细胞转运即细胞内通道吸收。因此，具有与皮肤相似成分、结构及性质的化妆品容易被皮肤吸收。例如，近些年研究较热的脂质体，就是将功效成分包封于类脂质双分子层形成的、尺寸在微米或纳米量级的泡囊，而脂质体具有生物膜的特性和功能（类似皮肤结构），使包封的物质更易渗透进入皮肤发挥作用。

皮肤的吸收功能受物质的存在状态影响，一般来说，固体的物质不易渗透，不容易被吸收，而液体和气体物质更容易被吸收。液体物质里的脂溶性成分（例如，油脂性物质、类固醇皮质激素、脂溶性维生素等）都可以透过细胞膜，吸收性较好；水溶性的物质（例如，维生素C、清蛋白、葡萄糖、尿素等）可以被细胞中的蛋白质成分所吸收，但是透过率较低；而有机溶剂（如乙醚、二甲基亚砜等）的皮肤渗透性较强。作为营养添加成分的化妆品以脂溶性为宜；供皮肤表面处理用的化妆品，如漂白剂、杀菌剂等以水溶性为宜。化妆品中的载体可促进有效物质的渗透，最传统和最主要的载体有水及各种动植物油，近年来又出现了一些新的载体，如脂质体、微胶囊等。脂质体由于与生物细胞膜的结构类似，因此，容易渗透入表皮及真皮，促进化妆品有效成分吸收。化妆品中所含的表面活性剂或透皮剂可与皮脂膜相溶，增强表皮细胞膜的渗透性，增加对营养物质的吸收。在化妆品中，有效成分的分子结构和相对分子质量与吸收数量有着密切的关系。通常，相对分子质量小的物质更有利于皮肤吸收，相对分子质量在1万左右的化妆品成分则不利于被皮肤所吸收。

四、物质浓度

化妆品主要以渗透及被动扩散方式进入皮肤，其物质浓度与皮肤吸收率在一定范围内成正比关系，即半透膜隔开不同浓度。由浓度差形成的渗透压使得高浓度溶液向低浓度溶液被动扩散，在一定的范围内，渗透压越大，扩散速度越快。因此，可适当增加化妆品浓度并增大涂抹力度（轻拍或按摩），提高化妆品的功效成分的透皮吸收率。但某些物质（如苯酚）在高浓度时可导致角蛋白凝固坏死而影响皮肤吸收率和皮肤的屏障功能，使一些药物或化妆品的功效性成分难以透过皮肤达到治疗或美容效果，改变这种状况行之有效的方法是在经皮给药系统中加入适宜的赋形剂。

五、常用的化妆品促渗技术

（一）物理方法

常用的技术有离子导入技术、超声波导入技术及激光微孔技术，通过热效应的散射或电荷吸引作用减弱正常的角质层屏障，使一些不能渗透皮肤或渗透过程很慢的功效性成分得以被吸收。

1. 离子导入技术　利用直流电源将离子型物质电解，经由电极定位导入皮肤并储存于皮肤相应部位，缓慢释放。它借助于穿透组织的电流来增加物质渗透，不引起皮肤生理改变。但是只有能解离成离子型的物质才能在电场的作用下进入皮肤，其应用有一定的限制。其原理模型为在电离子的高应力状态下，使在正常生理状态下呈分散且不连续的类脂双分子层（存在亲水性腔隙）发生腔隙扩张及交联，呈现连续的亲水性孔道，从而提高物质的渗透。

2. 超声波导入技术　研究发现促渗过程中气泡和空洞的产生很重要，而低频 20kHz 的超声波有利于其产生。其作用效果与局部温度升高、超声波辐射压、导入物质与皮肤间的电位能降低等有关。在短时间内可增加物质的吸收，对水溶性的物质，尤其对肽类、蛋白质等促渗效果特别明显，但对脂溶性物质几乎无促渗作用。

3. 激光微孔技术　该技术用聚焦到微米级的激光微束作用于皮肤，导入功效性成分到皮肤需要的部位，使之瞬时发挥作用。该技术利用了热效应、光化过程及光压效应等原理，所产生的高热能量传导至真皮层，激发胶原纤维和弹性纤维的修复，从而实现除皱、分解色素、收缩毛孔、控油等作用。该技术也可作用于物质，使其形成质点很小、大小均匀、稳定性好的透明多相稳定液体，更容易透皮吸收。激光的促渗作用相对安全有效，但费用昂贵。

（二）化学方法

理想的化学促渗剂应当对皮肤无毒、无刺激、无致敏，而且起效要快、作用瞬时、持续时间可预见，不影响皮肤屏障功能的恢复，与功效成分相溶，有美肤效果。当然目前要找到完全满足上述条件的促渗剂很难，但应尽量使化学促渗剂更多地符合以上条件。

1. 透皮吸收促渗剂　即能够增加化学物质透皮速度或透皮量，能可逆地改变皮肤屏障功能的物质。透皮吸收促渗剂的作用机制可归纳为：改变有序排列的角质层脂质双分子层结构，作用于皮肤角质层细胞内蛋白质产生水化通道，促进物质在角质层扩散；增加物质在皮肤中的溶解度，使物质的透皮吸收率增加。透皮吸收促渗剂单独使用时常常效果不佳，需两种或多种联合使用，且可与离子导入法和超声导入法联用。如乙醇，无毒且易挥发，常作为贴剂给药的溶媒，也常与水或丙二醇配制为混合溶媒用于透皮给药系统。透皮吸收促渗剂可增加功效成分在载体中的溶解度、改善皮肤特性来提高功效成分的吸收及减少角质层阻滞以延长功效成分的作用时间。

2. 脂质体技术　脂质体是人工形成的类似生物膜双分子层结构的完全封闭的微囊，对皮肤特别是角质层有特殊亲和力，所带的化学物质在皮肤沉积，较普通的配方更为有效，并且具有高效的皮肤传递作用。近年来，脂质体技术越来越受到人们关注，它具有长效性、靶向性、仿生性、透皮吸收性等普通制剂所不具有的独特优点，包封于脂质体内的药物被人体作为生物细胞予以识别，可有效地穿过与之大小相似的其他微粒所不能穿过的空隙或屏障，且较少被吸收进入体循环。如固体脂质纳米粒是以类脂质（卵磷脂、三酰甘油等）为载体的固态胶体颗粒，直径 10～1000nm，目前已作为防晒品的载体系统，其本身有物理防晒特性，能缓释给药并使功效作用时间延长，但需解决载药量小、存放过程中稳定性差的问题。

3. 新型化学促渗剂　近期的研究认为，噻酮的促渗效果是氮酮的 2.99 倍，N, N- 二甲基氨基乙酸酯促渗效果是氮酮的数倍，且能被生物降解代谢；壬代环戊双醚在 2% 时透皮吸收最好，与氮酮相比其安全性更好、刺激性更低。

（三）纳米技术

许多物质难被皮肤吸收，是由于存在难于溶解的问题，而物质的溶解速率是随物质颗粒半径的缩小而提高的，因此纳米技术就被应用于化妆品的制备中。纳米材料的尺寸范围为 1～100nm，通过纳米技术能使功效性成分转变为稳定的纳米微粒（1nm 相当于一根头发直径的八万分之一），若加入安全的稳定剂和赋形剂，则可提高纳米微粒的溶解率，使化妆品中的功效成分能更好地被皮肤吸收。如在防晒剂，特别是物理防晒剂的制备中，用纳米功能粉体合成和表面处理技术，可获得低光活性、低团聚、高分散的纳米氧化钛和纳米氧化锌抗紫外线系列产品，能达到更好的防晒效果。纳米技术还可使化妆品的功效性成分展现出全新的活性，如纳米水晶眼影可制造出形象的三维效果，纳米彩妆可展现出更丰富、更生动的色彩。虽然纳米微粒是非生物材料，理论上不会诱发免疫反应（如过敏），但某些成分是否会穿透皮肤进入体循环尚待进一步研究，可见纳米技术的安全性还有待完善。

第四节　化妆品功效评估

随着化妆品市场的不断发展扩大和科学技术的进步，消费者越来越重视化妆品功效，具有功效的化妆品市场份额快速增加。由于化妆品是一种多种原料的复配剂，单一原料的功效不能代表终产品的功效，体外试验的结果是否在体内能得到印证很难预测。因此，正如其他健康产品与新药开发一样，体内试验有着不可替代的意义。化妆品功效评价将成为未来行业发展技术水平的标尺，其重要性将逐渐得到政府监管部门的认可和更多的企业的响应。化妆品功效评价是美容化妆品学的重要基本内容。

一、化妆品的评价方法

按评价指标的性质可分为主观定量评价和客观量化评价。主观评价以人的主观判断为标准，不需特殊设备仪器，经济简便，但易受个体主观感觉差异的影响；客观量化评价是通过特殊的仪器设备进行皮肤测量，主观影响因素较小，但需要购买设备和聘请专业的技术人员，不易广泛开展。通常采用志愿者评价和研究者评价对化妆品进行功效性评价。

（一）志愿者评价

1. 评价方法 通过志愿者实际使用化妆品后的感觉进行统计分析，用以评价化妆品的临床功效。一般筛选年龄在 18～60 岁的健康男女作为试用者人群，针对特殊年龄的产品可适当调整年龄构成。设计相关皮肤类型问卷，排除对化妆品不耐受的志愿者。要求参与试验的人群具有对化妆品基本的感觉判别能力，能够区分产品外观在视觉和嗅觉方面的基本差异。在此基础上，培训受试者正确使用化妆品，以便按照规定方法正确使用样品。

2. 评价指标

（1）一般观察指标：通过受试者的视觉、嗅觉和触觉对产品的共性评价，又称为感官评价；即对产品的质地（柔滑细腻的、颗粒感的或是粗糙的），颜色（均匀度、柔和度、与肤色配合融洽度），香味（愉悦、刺鼻），延展性（是否容易涂敷、涂布层均匀度），使用感（爽滑、干燥或油腻）等作出评价。如果产品是清洁产品，评价还包括清洗后的皮肤感觉（皮肤光洁度、爽滑感和清洁感）。毛发产品应包括产品是否容易取出涂抹，洗涤中泡沫是否丰富、细腻程度，产品是否容易清洗、有无残留、洗后头发质地（顺滑易梳理、有光泽、飘逸，手感爽滑、柔软，无枯燥感）等指标。

（2）特殊观察指标：是针对不同产品所宣称的功能，如保湿、抗皱、美白等，设定相应的保湿、抗皱、美白等特殊观察指标。观察指标的量化一般采用等级量化方法。语言评价量表是指把效果分为以下几个等级："无效""有效""显效"和"痊愈"，对每一等级用语言文字做相应的描述，使受试者或研究者明确每一等级的具体含义。也可采用视觉模拟评分法，用一条长 10cm 的标尺，两端分别表示无效（0）和痊愈（10），被测者根据其自身感受，在直线上的相应部位做记号，记号从"0"到"10"的距离即评分分数。评价时，受试者面对无刻度的一面，将游标放在当时最能代表自己感受的部位；研究者面对有刻度的一面，记录受试者感受的分数。

（二）研究者评价

采用语言评价量表，观察受试者皮肤在使用前后发生的变化。主要针对产品的功能进行评价，如保湿、抗皱、美白等，设定相应的保湿、抗皱、美白等特殊观察指标；同时对产品引起的皮肤不良反应，如红斑、鳞屑等进行评价。在使用产品前后对皮肤进行摄影，以对比不同试验阶段的照片，获得产品在改善人体皮肤质地、颜色等方面的信息。

化妆品的人体功效定量评价、半定量评价方法尽管简单易行，但由于受主观因素的影响，难以在不同的研究者和研究机构间比较，使学术交流受到限制。随着现代信息技术、电子学、光学、生物物理学及计算机科学的发展，近 30 年来，一部分皮肤科医师、化妆品企业科研人员和大专院校科研机构致力于活体皮肤无创性测量技术的研究，不断研发出新仪器设备，可无创、动态地测量活体皮肤表面的细微结构、机械力学规律、颜色变化、分泌代谢等生理学特点，测定皮脂分泌、角质层水含量、经皮失水、pH 等参数，使化妆品的护肤功效得以定量测量和分析。由于这些技术具有可动态地观察活体皮肤变化规律、观察指标数字化、较少受主观因素影响、便于不同研究者之间交流、对皮肤无创伤等优势，现已在化妆品的人体功效评价中得到广泛应用。随着这一领域的研究不断深入，可使对看似浅表的皮肤参数测定有更进一步的理解，能对皮肤的细微变化进行精准测量，这也将推动化妆品人体功效评价的发展。尽管无创性皮肤测量有着各种优势，但应注意其大多数的检测指标不是直接测量得到的，而是通过物理或化学原理转换而得来的。其检测结果波动性大，易受检测环境、检测体位等因素影响。无创性皮肤测量在实际应用中，应注意以下事项。

1. 无创性皮肤测量方法的影响因素

（1）保持测量环境恒定。测量最好在专门修建的温控室进行，除特殊情况外，一般控制温度为 20 ～ 22℃，相对湿度在 40% ～ 60%，环境安静无噪声。每次试验都应记录环境温湿度，前后测量应该在相同环境下进行。

（2）测量体位前后应保持一致。人体受地心磁场的影响，皮肤表面纵轴方向和横轴方向的纹理、弹性有一定的差异。如果不能保持相同的体位，前后测量值的改变可能是体位变化造成的，而不是产品本身的作用。

（3）测量前饮水、进食、运动都会改变皮肤的生物学状况。因此，应该对进食、饮水的时间有严格的规定，以保证受试者测量前后、受试者与受试者之间测量一致。测量前一般要求静息 15 ～ 30 分钟。

（4）对同一项试验，最好由同一台设备和同一个技术员测量，以减少操作的差异。每次测量，需重复测量 3 ～ 5 次，取其均值，以减少测量误差。

2. 皮肤生物学参数的影响因素

（1）年龄：应根据研究的目的，纳入不同年龄的受试者。年轻人皮脂分泌多，因此对控油类产品应多纳入年轻志愿者；对抗衰老类产品，则应多纳入中年志愿者。

（2）性别：男性皮肤粗糙，多油腻；女性皮肤偏干性的比例高，尤其是中年以后。因此，应根据待验产品的特点，选择适当的性别构成比例。

（3）种族：由于种族不同，人的皮肤颜色、同年龄段的皮肤细腻度、皮肤角质层含水量都有差异。如不涉及种族差异化比较，最好选择同一种族的人群作受试者。

（4）部位：不同部位的皮肤，皮肤生物学参数有较大的差异。曝光部位的皮肤颜色更深，皮肤更粗糙，衰老速度更快。面部"T"区（额部和鼻周皮肤）、前胸后背皮脂分泌旺盛，而四肢皮脂分泌低下，掌跖和唇红无皮脂分泌。应根据产品的功能诉求，选择试验部位。

（5）季节：皮肤表面的生物学特性随季节变化而发生改变。秋冬季节皮肤干燥，保湿产品的功效容易显现。夏天环境湿度大，又容易出汗，对保湿产品的功效评价很难进行。夏天皮肤受日光照射时间长，紫外线强度大，美白产品和抗皱产品的功效评价一定要考虑季节因素的影响。

二、几种常用化妆品的功效性评价

（一）保湿类化妆品功效评价

1. 体外评价方法 称重法是体外检测化妆品保湿性能最常用的方法。由于各保湿剂对水分子作用力不同，从而可使保持和吸收水分的能力也不同，在仿角质层、仿表皮等生物材料上模拟人涂抹化妆品的方法，根据化妆品成分吸湿性能和保湿性的差异，在体外对样品吸湿量或失重量进行检测，就可评价出化妆品的保湿效果。此法对测试环境要求高，要求恒温恒湿的环境，且测试样品的多少和样品与空气接触的面积大小等因素有关。

2. 在体评价方法

（1）皮肤弹性与干燥性的测定：人体表面皮肤弹性的大小可以直接反映肌体的活性

和皮肤的健康状态，也可以间接说明皮肤水分保持状态。它基于吸力和拉伸原理，通过测定皮肤被吸进测试探头内的深度来确定皮肤的弹性。判定皮肤干燥程度的最直观的方法是观察皮肤表面的鳞屑。胶带粘贴获取角质层表面的松弛细胞和鳞屑，用计算机图像分析法来客观分析测定角质层的脱落部分。该法快速，重现性好，对干燥性皮肤的评估有一定的价值，但图像获取和分析中应注意相似度和光源恒定。

（2）皮肤角质层水分含量的测定：电生物工程技术是对角质层水分进行定量分析的最常见和最方便的方法。磁共振光谱仪、红外线或其他成像技术可定量测定皮肤中的水分子和其他分子的浓度，虽然比其他间接方法更为准确，但价格昂贵，并且对许多解剖位置和临床情况都不适用，因此应用不广。在临床上间接定量测定皮肤水分的设备更为常用，包括测量 TEWL 的仪器或蒸发计，通过测量阻抗、电容、电导、瞬时热传导或微波间接测量水分的仪器。由于每种方法都有各自优缺点，因此常同时使用几种方法以提供有助于比较的信息。评价保湿剂功效时，表皮水分流失是一个重要的参数。测试原理：根据 A.Fick 于 1885 年发现的漫射原理对邻近皮肤表面水分蒸气压的变化进行测量，通过测出经表皮蒸发水分的量，以此来评估皮肤表面的水分流失情况。电容测试法则是基于水具有较高介电常数，测试皮肤电容值的变化可反映皮肤角质层的含水量，即皮肤角质层含水量越高，则电容量也就越高。电容测量可对皮肤角质层水分的含量进行定量，而且重现性好，是目前评价保湿类化妆品功效的常用方法，但它容易受到角质层性质变化所影响，并且对干性皮肤更为敏感。电导测试法是基于角质层中含有大量电解质，存在于水中的电解质有着导电性，当测试探头与皮肤接触后，可呈现出与水分含量相对应的电导，通过电导变化从而可灵敏地检测出角质层的水分含量。通过测试电导值从而来评估使用保湿类化妆品前后皮肤的角质层水分含量变化，从而评价保湿化妆品的功效。

（二）嫩肤、抗皱类化妆品功效评价

皱纹是皮肤老化的重要标志，皮肤老化是一种渐进性的生理过程，直接影响着皮肤的功能和外观。对皱纹和皮肤纹理进行测定，对诊断皮肤老化有着重要意义。随着人们生活质量的提高，抗皱、嫩肤成了广大消费者关注的话题。因此，抗皱、嫩肤类化妆品的功效性和安全性也成为广大消费者和生产商关注的重点。

1. 皮肤黏弹性的测定　皮肤的力学特性与水分皮脂平衡，基质、胶原纤维、弹力纤维、角质层等机械强度有着很大关系，呈现出复杂的黏弹性特点。弹性仪是基于拉伸和吸力的原理，在被检测皮肤的表面产生一定负压，并将皮肤吸入某个特定测试探头内，通过非接触式的光学测试系统可以检测出皮肤被吸进探头内的深度。通过弹性仪，不同老化程度的皮肤将呈现出不同的弹性特征，由此可衡量其老化的程度，从而评价出嫩肤抗皱类化妆品的功效。

2. 皮肤纹理和皱纹直接观察评价方法　目前，有关皱纹形态的评价方法很多，大致可分为半定量评分系统与客观量化评价系统两类。

（1）半定量评分系统：包括直接肉眼评分、照片等级评分和显微镜皮肤硅模评分。其中直接肉眼评分法简单易行，不需要其他任何设备。①直接肉眼评分法，首先需要制订出统一的评分标准，研究人员对受试者的面部皱纹进行直接的等级评分，该方法适用大规模流行病学的调查研究。②照片等级评分法，首先在统一条件下拍摄面部的照片，然后根据预先制订的标准，对照片中的皱纹进行评分，该方法适合回顾性调查的对比研究，

但该方法只能观察到皮肤皱纹的二维结构，并且容易受环境和拍片技术所影响。③显微镜皮肤硅模评分法，预先制作出皮肤纹理的硅模镜（×10倍），用此来观察皮肤硅模的表面纹理，再按照等级评分法对皮肤纹理粗细和皮丘大小进行半定量评分。近年来，在此基础上又发展出了用皮肤镜直接观察皮肤纹理。

（2）客观量化评价系统：目前，基于机械光学原理所研发的皮肤轮廓仪可对皮肤或皮肤硅模进行扫描，通过计算机图像分析系统对各种沟纹及皮肤皱纹进行量化评价，是今后皮肤三维立体结构研究的发展方向。常见的皮肤轮廓检测技术有激光皮肤轮廓测量技术、光学皮肤轮廓测量技术、干扰条纹光投影技术、机械性皮肤轮廓测量技术、透视皮肤轮廓仪及共聚焦激光扫描显微镜技术。

（3）其他：可根据皮肤老化成因及皮肤老化的特征对抗皱嫩肤类化妆品的功效进行评价。例如，利用酶联免疫吸附试验可对真皮的基质成分进行测定，用皮肤细胞体外培养可观察化妆品对表皮增殖分化能力的影响，应用放射标志物进行立体皮肤试验，可测定皮肤的保湿功能和水分流失的屏障功能。这些方法可以测定化妆品使用前后皮肤水分、组织的变化，可衡量皮肤衰老的变化特征，从而评价出嫩肤抗皱化妆品的功效。

（三）祛斑美白类化妆品功效评价

东方女性有着沿袭已久的肤色审美观，她们历来崇尚白皙的肌肤，祛斑美白类化妆品一直为市场热点。因此，祛斑美白化妆品的功效评价不仅对产品的研制开发具有指导作用，也对化妆品的市场价值评定有着重要意义。祛斑美白化妆品的功效评价主要包括有效性和安全性评价。评价方法主要包括美白效果评价及美白活性成分分析。美白活性成分分析指的是通过高效液相色谱等方法对美白类化妆品中的活性物质进行含量和种类的测定，以推测其美白效果。对美白效果进行评价的方法主要有以下几种。

1. 细胞水平功效的测定　包含酪氨酸酶活性测定、黑色素含量测定。酪氨酸酶活性检测方法有免疫学法、生化酶学法和放射性同位素法，其中以生化酶学法更为简单成熟，但该方法仍需结合其他实验方法才能正确评价出化妆品的美白功能。细胞中黑色素含量测定是美白化学物功能评价的最重要检测指标。目前，多采用生物化学实验方法——分光光度法测定黑色素细胞中的黑色素含量，此法经典稳定，但由于需要将被测细胞破碎专门提取黑色素进行比色分析，从而导致操作步骤比较复杂，实验要求高，使应用受到一定程度限制。细胞图像分析技术是近些年来迅速发展起来的定量检测手段，该法快速、简便、准确，逐步受到重视。细胞实验可避免动物试验的缺点，使实验更具重复性，但该方法对环境温度、测定时间、细胞数量等因素要求较高，操作步骤复杂，并且在样本量较多时，在等待过程中被测试细胞会发生死亡，假如细胞死亡过多，则会影响测试结果的准确性。

2. 动物试验　黄棕色豚鼠皮肤黑色素细胞和黑色素小体的分布与人类近似，试验结果重复性好，适用于化妆品美白功效的研究。

3. 人体试验测试　早期对皮肤颜色变化的判定大多采用视觉等级进行评分，但此种方法主观性很强，并且缺乏精确描述颜色的信息，因此只能作为一种辅助分析方法，不能定量评估皮肤的颜色。后来采用照相方法，将色斑拍照后，在照片上对皮肤色斑沉着的变化进行分析，但这种方法受照相时的光线及冲印条件的影响很大，而且所反映出来的皮肤颜色变化单一。

（1）色斑评价法：目前常用的是 FotoFinder dermoscopy 仪器，为改进的照相法，主要由摄像机和显微镜头所组成，可对色素沉着区域进行拍照、放大，进行图像处理，并计算出各种参数（如结构参数、边缘情况、皮损大小等），同时还可以作出安全性评价，是一种常用的色斑评价法。不过在对皮肤色斑进行评价时，该方法受拍照条件的影响仍然较大，需要和其他皮肤颜色测定仪器配合使用，然后再进行准确评价。

（2）三色分析法：该方法采用三维颜色空间分量进行定量，从而实现还原、模拟、描述人的肉眼所看到的物体颜色，经过计算综合评价皮肤色度。

（3）CIE-LAB 色度空间系统分析法：是一种重要方法，不仅能反映肤色的黑白变化，还能反映出皮肤变红、变黄等情况，但对皮肤色度的微小变化并不是很敏感，而且所用的参数不能从生理学角度解释皮肤色斑的成因，所以结果的相互比较存在困难。

（4）漫反射光谱法：是对皮肤颜色的特征性发色基团，如黑色素、血红蛋白等，选择紫外线及可见光范围以内特定的波长，或者在全波长范围以内进行扫描，测量出皮肤表面的反射光谱，根据皮肤对不同波长的吸收特性和不同发色基团含量，得出不同的反射光谱，从而对皮肤中的黑色素和血红蛋白进行定量，其测量结果能较好地从生理学角度解释皮肤颜色的改变。利用显微镜照相技术可以得到每个波段红、蓝、绿的色度信息，通过计算机处理系统进行信息转换后，得到可进行统计分析的参数，计算出各种发色团的含量，综合评价皮肤色度变化，从而对化妆品的祛斑效果进行准确的定量评价。但此种方法所使用的仪器过于昂贵，目前应用较少。

（四）防晒化妆品的功效评价

1. SPF 值测定及其表示法　SPF，防晒系数（sun protection factor，SPF）指的是使用防晒化妆品后的最小红斑量（minimal erythema dose，MED）与未使用防晒化妆品 MED 值的比值。SPF 以红斑为观察终点，反映化妆品对紫外线的滤除能力。SPF 值越大，则防晒效果越好，在客观上反映了防晒产品对中波紫外线防护能力的大小。SPF 的测定方法分体内和体外两种。

（1）体内测定法：体内测定法可较为客观地反映出防晒品涂抹于人体皮肤上后防御紫外线的效果，是目前国际通用的模式。但由于受试者的个体差异大，所得结果与皮肤表面情况、出汗情况、皮肤类型等有关，受到皮肤敏感度和受试者人种的影响，国际上尚无公认的方法。目前使用较为普遍的有日本 CA 测定方法、澳大利亚 SAA 测定方法、德国 DN 测定方法和美国 FDA 所确定的 SPF 测定方法。

（2）体外测定法：此种方法采用光学原理来测定防晒化妆品紫外线吸光度或透过率来评价防晒化妆品的防晒效果，操作简单。SPF 测定法在一定程度上可表示防晒化妆品的防护能力，但只能反映出对 UVB（ultraviolet B；远紫外线，中波紫外线）的防晒能力，并不能全面反映出对 UVA（ultraviolet A；近紫外线，长波紫外线）的防晒能力。

2. UVA 的防护效果测定及其表示法　随着人们受到 UVA 辐射伤害程度逐渐加重和防护产品的市场需求增加，需要有对防护 UVA 的产品的防护效率的评价方法。但由于 UVA 和 UVB 的辐射发生情况不同，UVA 辐射所产生的可辨认红斑所需剂量远比后者大，可能会造成受试者的永久性伤害，在实际测定操作中可行性小，所以至今为止还没有公认的、统一的可测定 UVA 防晒制品效率的方法。现在普遍采用的是 1996 年日本化妆品工业联合会所公布的《UVA 防护效果测定标准》，该标准将产品防护效果分为三级：PA+、

PA++ 和 PA+++。PA 是 UVA 防护系数（PFA）的分级。

3. Lab 色度系统红斑测试法　Lab 色度系统反映的是皮肤颜色色度的变化，不仅可反映皮肤变黑，也可反映出皮肤变红和变黄等。此种方法以肤色变化为观察终点，对防晒化妆品进行防晒效果的评价。可应用于人体肤色反应中红斑、晒黑的定量观察，可综合反映 UVA 和 UVB 对肤色的影响，通过肤色变化来定量评价防晒化妆品对 UVA 和 UVB 的防晒作用。

4. 防晒化妆品的防水性能测定　从防晒化妆品发展史来看，防晒化妆品具有的抗水和抗汗功能是一项重要属性。由于防晒化妆品在夏季户外运动时使用较多，季节和环境的特点要求防晒化妆品需要具有抗水和抗汗的功能，即在游泳的浸水环境下或汗水的浸润情况下，仍可保持一定的防晒效果。如产品宣称具有抗水性，则标识的 SPF 值应为该产品经过 40 分钟抗水性试验后所测定出的 SPF 值。如产品的 SPF 标识具有优越抗水性，则 SPF 值应当为该产品经过 80 分钟抗水性试验后所测定的 SPF 值。

第五节　化妆品的选择与使用

一、根据感官进行选择

对消费者而言，在选择化妆品时，对化妆品的感官特性的挑选并不能像专业机构那样去对化妆品的各项指标、有效成分进行检测，只能凭借个人感觉和经验进行选择。而化妆品的感官特性是消费者选择购买商品的重要因素之一，在某种程度上，化妆品的感官特性也可反映出化妆品质量的优劣。从感官上选择化妆品，主要是指从观察化妆品的外观、结构、香气、色泽等指标进行选择，简单来说，要一看、二闻、三试、四感觉。

（一）"看"

一般来说，优质的化妆品可以从外观上初步进行识别，即看颜色是否鲜明和清雅柔和。将化妆品涂在手腕上，在光线充足的地方观察颜色是否鲜明，同时观察是否与自己皮肤的肤色相称。如果化妆品发生变质很容易从色泽上觉察出来，如有白色斑点或发黄、发褐、发黑，表明发生腐败。如果颜色发生变深或有深色斑点，则说明发生变质。液体化妆品中如果有微生物生长则会使化妆品变得浑浊。发生浑浊则说明化妆品中的微生物已达到相当多的数量，某些霉菌在液体化妆品中生长还会出现丝状或絮状悬浮物。

（二）"闻"

指的是从气味上进行识别。优质化妆品的气味淡雅，给人愉悦的感觉。有的味道虽然浓烈，但很纯正。过重的香味，常常是由于加入过量的香料所导致。有的化妆品气味很淡，涂抹在皮肤上几乎闻不到，但把化妆品盖子打开，靠近鼻子，通常有芬芳清凉的感觉。化妆品存放时间过久，会发生化学反应而导致香味、色泽和质地发生变化。微生物发酵使化妆品变质，使化妆品中的有机物分解，从而产生"酵"气，使原来的芳香变淡或消失。如果有异味则说明化妆品被污染。另外，微生物在生长过程中会产生出各种气体，气体可使化妆品发生膨胀，严重时，可使化妆品瓶盖被冲开，化妆品外溢。

（三）"试"

手指蘸取少量化妆品，用两个指头捻一下，如果有粗颗粒或者变稀出水现象，则说明化妆品被微生物污染，乳化性被破坏。另外，化妆品中一般会含有蛋白质、脂肪和淀粉，微生物产生的酶可使蛋白质、脂肪和淀粉分解，从而破坏化妆品的乳化性。

（四）"感觉"

把化妆品涂抹在皮肤上，用指尖感受其在皮肤表面触感的变化，并对涂抹皮肤的外表进行观察，如果能均匀、紧致地附着于皮肤并且有舒适滑润的感觉，则说明是质地细腻的化妆品。也可用手指蘸上少许，均匀地涂一层在腕关节活动处，然后手部向各个方向活动几下，几秒钟后，如果化妆品均匀而紧密地附着在皮肤上，并且手腕部有皮纹的部位没有条纹的痕迹，也说明是质地细腻的化妆品。

二、根据功能进行选择

（一）清洁类化妆品

清洁类化妆品主要是利用其有效成分，通过溶解或摩擦方式去除死亡角质形成细胞和不溶于水的油脂，达到清洁皮肤的目的，该类化妆品具备以下的感官特性。

（1）质地细腻，稳定性良好，外观悦目，无不良气味。

（2）容易涂布均匀，能软化皮肤，无拖滞感。

（3）能迅速除去毛孔和皮肤表面的污垢。

（4）使用后感觉自然，无干燥、油腻或紧绷感，最好能在皮肤上留存很薄的保护膜。

（二）护肤类化妆品

优良护肤化妆品的成分最好与皮脂相近，既能防止细菌污染、防御外界刺激，也可减少水分流失，提供必需的营养成分，维持皮肤正常生理功能。选择护肤类化妆品应注意以下几点。

（1）质地细腻，外观有光泽。

（2）乳液易于流出，膏霜易于挑出，体质均匀，手感良好，黏度合适。

（3）易在皮肤表面延展，肤感润滑。

（4）与皮肤具有亲和性，容易均匀分散。

（5）使用后可保持一段时间，无黏腻感，持续湿润。

（6）具有清新宜人的香气。

（三）美容类化妆品

美容类化妆品主要是指用来美化、修饰面部、唇部、眼部和指甲等部位的化妆品，通过赋予色彩的立体感而达到掩盖缺陷、美化容貌的目的，同时还可起到保护皮肤和补充营养的作用。美容化妆品可分为面部、眼部、唇用和指甲用化妆品。

1. 面部美容化妆品应具有以下性能

（1）粉类和粉底的色调应较浅，或略带湿润外观的淡珠光色调，胭脂为半透明的红色。

（2）气味柔和，无刺激性气味及异味。

（3）容易涂抹在面部，可形成平滑的覆盖层，具有自然外观，并且在面部均匀分布而不会聚集在毛孔和皱纹中。

（4）涂抹后有柔和感，无异物感。

2. 眼部用美容化妆品应具有以下性能

（1）眼部美容化妆品因为施用部位距离眼睛很近，对其安全性应特别注意。颜色上应有较为纯正的色泽。

（2）无刺鼻的气味或异味。

（3）使用时附着均匀，不会粘连和结块，不会流失、渗出和沾污，干燥后不会被泪水、汗液等冲散。涂抹后干燥速度适中，干后不会感到脆硬，有一定的持久性。

（4）卸妆较为容易。

3. 唇部美容化妆品应具有的基本性能

（1）表面光滑，无气孔，色泽均匀鲜艳。

（2）具有清新自然的气味。

（3）涂抹平滑顺畅，不发生融合，有较好的附着力，不与水分发生乳化而脱落，能保持较长时间，但又不至于卸妆困难。

4. 指甲用化妆品应具备的特性

（1）色泽均匀鲜艳，不因光照、日晒而变色或失去光泽。

（2）涂抹后有较好的光泽，有一定硬度，对指甲有较好的黏着性，干燥速度较快（通常为 3～5 分钟）。

（3）涂抹质地滑而不黏，干燥后形成均匀的膜，无针孔，不产生混油和"发霜"。

（4）不导致指甲变色，卸妆时容易除去。

三、根据不同的皮肤情况进行选择

（一）衰老性皮肤化妆品的选择

衰老是无法抵抗的自然规律，或早或晚任何人终究会衰老，但在科学技术发达的今天，人们有能力通过各种手段延缓衰老，抗衰老也是皮肤护理中一个受关注的议题。通过护肤类化妆品来延缓皮肤衰老的途径主要有以下几种。

1. 保湿　随着年龄的不断增加，汗腺、大脑等器官组织也会逐渐出现功能减退。汗液和皮脂的减少，可使皮肤出现干燥、变薄、变硬、失去弹性与光泽，出现皱纹、色素沉着等。因此，进行日常性保湿，防止皮肤干燥成为延缓皮肤衰老的重要环节。

2. 减少自由基　人步入中年后，皮肤组织内氧自由基的含量会逐年增加。大量的氧自由基不仅可以破坏生物膜、杀伤白细胞，还能损伤表皮、真皮，损害汗腺导管和皮脂腺，从而导致皮肤的正常解剖结构被破坏，影响皮肤对营养物质的吸收，导致皮肤功能逐渐衰退，从而加剧皮肤老化。因此，应选用可消除或减少氧自由基的护肤品，阻断氧自由基对皮肤损伤，从而起到抗衰老的作用。

3. 补充活性物质　人到中年以后，和其他细胞一样，皮肤组织细胞会由于生物活性物质的减少而导致细胞功能的衰退，因此，有必要补充某些具有生理活性的物质。

（二）色斑皮肤化妆品的选择

色斑是一个普遍存在的皮肤问题，其形成的原因复杂，色斑皮肤在选择护肤类化妆品时应注意阻止或降低黑色素细胞分泌黑色素，以及防止紫外线照射。

1. 黑色素细胞代谢抑制剂　阻碍黑色素细胞分泌黑色素，是增白、祛斑的主要途径，早期祛斑及增白化妆品中添加的主要成分是汞和氯。汞有毒，长期使用含汞的化妆品，容易导致人体出现黑色素。氯会导致黑色素细胞失去分泌黑色素的功能。因此，如今的化妆品禁用氯和汞作为祛斑增白剂。目前多选用效果较好、毒性较低的祛斑增白剂，如维生素 C、熊果苷、曲酸、超氧化物歧化酶等。

2. 防晒剂　经过紫外线照射，皮肤会出现色斑或使原有的色斑加重。因此，阻止紫外线的直接照射也是增白、祛斑的有效途径。可防止紫外线照射的化妆品剂型有防晒霜、防晒油等。另外，还有用于毛发防护类的用品。实验表明，大多数的防晒用品对皮肤有着一定刺激作用，长时间过度使用会导致皮肤出现色素沉着，使皮肤变得粗糙。所以，在使用防晒类化妆品时，应先在皮肤表面涂抹一层营养霜或隔离霜。另外，某些具有抗氧化作用的营养性化妆品，如芦荟、蜂乳以及含有 SOD 成分的化妆品，可通过修复紫外线所造成的皮肤氧化损伤，减少色素沉着，起到一定的美白作用。

四、根据不同的年龄进行选择

从出生到老年，人的皮肤发生着巨大的变化，角质层功能、皮肤厚薄、皮脂和汗腺的分泌会随着年龄的变化而发生变化。由于不同年龄段的皮肤特性不同，所以，在选择化妆品时，应充分考虑不同年龄段皮肤的特点来选择化妆品。

（一）幼儿期化妆品的选择

1. 幼儿期的皮肤特点　初生儿的皮肤需要 3 年才能基本发育成熟，其功能和结构都与成人的皮肤有较大差别。幼儿皮肤具有容易吸收外源性物质的特点，对于护肤品中的化学物质，婴幼儿皮肤的吸收量远比成人多。婴幼儿皮肤特别娇嫩和敏感，容易受到刺激，引发各种皮肤疾病。因此，为 3 岁前的婴幼儿选择护肤品，要格外谨慎。

2. 幼儿期化妆品的选择　要选择专门针对幼儿皮肤特点所设计的护肤品，不能选择成人的化妆品。幼儿使用的化妆品应不含有香料、乙醇等刺激成分，同时还应具有保护皮肤水分的功效，不仅要注意幼儿皮肤的保湿作用，同时也不宜频繁更换护肤品，以免发生皮肤过敏。

（1）保湿类化妆品的选择：不同季节婴幼儿皮肤保湿的方式是不同的。春、秋和冬季气候干燥，除使用乳剂补充皮肤水分外，还需选择油脂较多的霜剂对皮肤的油脂进行补充，减少经表皮的水分流失。夏季气候比较湿润，应选择含油脂少的乳剂。

（2）防晒化妆品的选择：紫外线对皮肤的损害是日积月累所造成的，因此，防晒应从幼儿时期开始。出门，除了打伞、戴帽子等一般防护以外，还可选用针对幼儿皮肤所设计的防晒乳。防晒乳应具有低刺激性、高安全性和高保护性等特点。

（二）青春期化妆品的选择

1. 青春期的皮肤特点　进入青春期后，皮脂分泌旺盛，角质形成细胞增生活跃，真皮胶原纤维开始增多，这个时期的皮肤状况最好，皮肤显得柔、实、红润和顺滑。但由于青春期性激素分泌增多，皮脂腺分泌旺盛，开始出现痤疮、毛囊炎、粉刺等皮肤问题。

2. 青春期化妆品的选择　此年龄段主要是加强皮肤清洁、控油、保湿。

（1）清洁类化妆品选择：祛除皮肤微生物等污垢，去除老化角质，以保持皮肤清洁。

（2）控油保湿类化妆品的选择：所选择护肤品不仅要具有保湿的作用，而且还要能控制油脂的分泌，表现为湿润、光滑、不油腻，剂型可选择乳剂和凝胶。

（3）防晒类化妆品的选择：青少年通常喜欢户外运动，因此，应根据阳光暴露时间和活动场所选择防晒效能高的产品，剂型可为油剂或乳剂。

（三）中年时期化妆品的选择

1. 中年时期皮肤特点 随着年龄增大，皮肤缺乏水分，弹性减退。皮肤逐渐失去光泽、干燥，皮肤松弛，皱纹显现。

2. 选择化妆品要点 除了选择保湿及防晒产品以外，还可选择一些富含营养成分的抗老化的护肤品。

（四）老年时期化妆品的选择

1. 老年时期的皮肤特点 人过中年皮肤开始出现衰老，60岁以后皮肤老化则更加明显。老年人的皮肤有以下特点：

（1）松弛：皮肤光泽减退、起皱变薄、干燥松弛、弹性减弱，血管脆性增加，易出现色斑等。

（2）增生：面颈部容易出现脂溢性角化、日光性角化等问题。

（3）迟钝：皮肤功能降低，反应减退，易受损伤，对病毒、细菌、真菌等病原微生物防御能力下降。

（4）敏感：对某些外界因素的反应强烈，易出现皮肤干燥、瘙痒。

2. 老年时期化妆品的选择要点 不可过度使用清洁类产品，以免皮肤的屏障功能受到破坏。应选择含油脂多的乳剂或霜剂来滋润、保湿皮肤，同时应选择防晒剂，减少色斑产生。最后还需补充抗氧化产品，如维生素C、维生素E等，选用营养成分丰富的护肤品。

五、根据季节进行选择

季节变化与皮肤保养关系密切。在不同的季节选用不同的化妆品，采取不同的保养方式才能使皮肤在四季之中始终保持着最佳状态。换季要及时调整护肤品以适应皮肤所产生的各种变化。

（一）春季

1. 季节特征 春季气温转暖，易生细菌，春天的花粉有可能成为过敏原使人体过敏。同时，春季的气温忽冷忽热，温差较大，皮脂腺和汗腺难以自我调节，此时的皮肤较为敏感。另外，天气转暖，皮脂分泌过盛，加之细菌的滋生，此时易发生痤疮及毛囊炎等。

2. 春季化妆品选择

（1）不宜频繁更换护肤品的品牌，以免皮肤过敏。

（2）选用性质温和的洁肤乳清洁皮肤。

（3）选用具有清洁、抑菌、柔软皮肤的化妆水或清爽滋润的保湿剂。

（4）注意防晒，选用防晒化妆品。

（二）夏季

1. 夏季季节特征 夏季是一年当中气温最高的季节，阳光充足，紫外线强烈。

2. 皮肤特征 新陈代谢快,汗液多,细菌容易繁殖,痤疮、毛囊炎等皮肤问题不断出现,日光性皮肤病高发。

3. 夏季化妆品的选择

(1)油性皮肤应选用控油洁肤类的护肤品。

(2)干性皮肤应选用清爽滋润型的保湿剂。

(3)无论是室内还是室外都应使用防晒剂,室外应选用高强度的防晒剂。

(4)对长时间日晒后的皮肤应注意修复,可使用具有舒缓、保湿及抗氧化功效的乳液。同时,应加强夜间保养。

(三)秋季

1. 季节特征 早晚温差大,云层薄,空气干燥,但紫外线照射仍然强烈。

2. 皮肤特征 随着气温逐渐降低,空气越来越干燥,皮肤新陈代谢减弱,皮脂分泌功能降低,皮肤变得较敏感,需加强皮肤的养护。夏日被灼伤而缺乏养护的皮肤,在秋季会变得更加粗糙干燥,易产生色素沉着和皱纹。

3. 秋季化妆品的选择

(1)应尽量选用温和,含有天然成分的护肤品。

(2)秋季是皮肤美白的重要时机,应选用去角质及滋润、保湿及美白功效产品以恢复皮肤生机。

(3)仍需注意防晒,仍需辅以防晒护肤品。

(四)冬季

1. 季节特征 随着气温的降低天气变得寒冷、干燥。

2. 皮肤特征 皮肤皮脂腺分泌减少,皮肤干燥、皲裂,天气寒冷导致毛孔收缩,易引起污垢阻塞。

3. 冬季化妆品的选择

(1)应选用较温和的洁面乳清洁皮肤,洗脸水温不要过高,以防油脂丢失。

(2)宜选用含有较高油性、营养成分丰富的面霜。

(3)仍需注意防晒,继续辅以防晒措施。

六、根据人体不同部位皮肤的特性进行选择

人体不同部位皮肤具有不同的生理特点,应有针对性地选择化妆品。

皮脂腺丰富的部位(如鼻部、前额):皮脂腺含量明显高于皮脂分布少的部位,因此,不同部位的皮肤需要区别对待,尤其对于混合性皮肤来说,油脂分泌旺盛的部位应使用油脂含量少,能控油的化妆品。由于光老化的影响,对于光暴露部位(如面、颈部)更应注意防晒和保湿。

(一)额头

额部皮肤容易被面部表情所牵扯,由于受到过度拉伸,极易产生皱纹,也可导致皮肤失去弹性、硬化、干燥,应选择含油脂较少的保湿霜进行护肤。

（二）鼻翼

鼻翼两侧皮肤的角质层较厚，皮脂腺分泌旺盛，毛孔相对粗大，是最容易长粉刺的部位。日常除了要仔细清洁鼻翼两侧以外，还需要选用控油的化妆品。需要特别提醒的是，不能使用鼻贴，因为牵拉会使鼻翼两侧更易产生细纹。

（三）嘴部

皮肤菲薄，并且没有黑色素细胞的保护，非常容易受到外界的伤害而发生老化，所以无论任何季节都应选择具有防晒作用的护肤品。

（四）眼部

此处为人体皮肤最薄的部位，皮下疏松结缔组织中分布着丰富的毛细血管和神经末梢。眼部皮肤由于缺乏汗腺和皮脂腺，缺乏自我滋润的能力，加上眨眼频率高（平均每人每天眨眼1万次），所以眼周皮肤极易产生皱纹、水肿、黑眼圈、眼袋等现象。可选用眼部精华液、眼霜和眼胶等。滋润性和营养性较强的眼霜适用于眼部有皱纹者；眼胶为植物性物质，易吸收、不油腻且成分温和，适合于有黑眼圈者。如眼周松弛，宜选用具有紧致皮肤和滋润作用的护肤品。眼部也是阳光照射多的部位，应注意使用防晒品。

（五）手

手部经常暴露在外，风吹日晒，且常接触到洗涤用品、污物和化学物质对手部皮肤损害较大，容易发生粗糙、干裂及老化。日常生活中应选择具有滋润功能的手部护肤品，尤其是对于经常洗手及接触碱性洗涤剂行业的从业人员及家庭主妇。

（六）膝部

膝部是全身利用度最大的关节，此部位的皮肤每时每刻都受到骨和韧带的牵扯，极易产生细纹，加上经常和衣物摩擦而导致角质层增厚，皮肤容易变得粗糙。可选择具有去角质且高效保湿功效的护肤霜。

（七）足部

足部的角质层是机体最厚的部位，掌跖部位没有皮脂腺分布，足部汗腺丰富但皮脂腺不发达。足部支撑着整个身体，走路过多或站立过久都易导致足部疲劳。选择护肤品时应注意以下几点：①所选择的洁肤产品，在清洁的同时还可以去除角质；②冬天应选择具有保湿功能的护肤品，以防皲裂；③穿鞋前使用喷雾剂，减少出汗及足部产生异味，使足部保持干爽，可选择舒缓的除臭防菌溶盐、足浴露、清凉薄荷爽脚粉、止汗除臭足部喷雾、除臭防菌喷雾等；④夏季在室外穿拖鞋或凉鞋也会使足部受到紫外线的伤害，可涂擦一些防护品保护足部皮肤。

七、根据不同类型的皮肤进行选择

（一）干性皮肤

缺乏水分和油的干性皮肤，尽量少用清洁剂，选用弱酸性的化妆品，涂抹含油脂较多的面霜。

（二）中性皮肤

此为最理想的皮肤类型，水分和皮脂适中，对外界的刺激耐受性好，此类皮肤对化妆品的选择范围较大，一般的膏霜类化妆品都可以使用。

（三）油性皮肤

此类皮肤皮脂分泌多，较为油腻，可根据皮脂的分泌情况，每日洁面 2～3 次，最好选用弱酸性洗面奶，不宜涂抹油性化妆品。

（四）混合性皮肤

该类皮肤化妆品的选择可参考干性、油性及中性皮肤的方法，进行分区域护理。

第四章　影响皮肤衰老及美容的因素

第一节　美容抗衰老的美学及心理学基础

一、美容抗衰老的美学基础

（一）医学美学概述

1. 医学美学的概念和研究对象　医学美学是一门新兴的医学交叉学科，一开始就立足于科学的新医学模式基础上，并明确了自身学科定义、学科性质、学科任务、学科对象和学科体系等基本理论问题。1995 年英国《社会科学与医学》的第 8 期发表了《医学美学的兴起与展望》一文，澄清了西方学术界对医学美学的认识。针对什么是医学美学，研究对象是什么，我国学者针对以上问题各抒己见。这里仅仅列举了我国当代学者具有代表性的三种提法。

其一，医学美学是一门以医学和美学原理为指导，将医学手段和美学方式相结合来研究、修复、维护和再塑人的健康之美，以达到增强人的生命活力美感及提高生命质量为目的的一门新兴学科。它是研究和实施医学领域中美和审美的一般规律和创造美的科学。它既具有医学人文科学的性质，又具有医学技术学科的特性。它把传统的医学升华为一门"医学的艺术"。

其二，医学美学是一门应用美学一般原理来研究医学审美、医学美感、医学人体美，以及在医学审美活动过程中所呈现出来的一切医学美的现象及规律的人文学科。

其三，把美学的一般原理应用到医学学科研究和医疗卫生实践当中，探索医学中美的规律，运用美的因素对人的生理及心理的影响来解决医学科学和医疗卫生发展中某些问题的交叉学科。

上述三种提法都具有一定的共同点，即以医学审美为核心，将医学和美学相结合的理论为基础，运用医学与美学相结合的手段来研究医学领域中的审美实施和美学现象及其规律。这三种提法都是为了调整人的健与美的关系，都认为医学和美学的结合点是人的生命活力美和健康美，其基本目标都是要求医疗卫生事业对人的健康进行全面的关怀，从而保证自身与环境协调一致。

2. 医学美学学科的体系结构　针对医学美学学科的体系结构，国内学者已作出许多有益探讨，并形成了初步框架。综合各方的见解，可将医学美学的学科结构分成四个组成部分：医学艺术美学系列、医学职业审美活动系列、医学美学应用（医学技术美）系列和医学美学基础理论系列。

3. 医学美学的基本任务　医学美学的基本任务是研究医学领域中的医学审美规律和各种医学美。在学科发展的进程里，对医学审美心理、医学人体美、医学审美关系、医学审美观、医学审美评价、医学审美教育、医学审美创新、医学审美思维等方面应进行完整的论述与研究。从医学发展及人类对健美的需求来看，医学美学应有以下基本任务。

第一，医学美学可以为维护和增进现代人类的健美素质提供系统、科学、坚实的理论基础及指导。随着科技进步，社会不断发展，人们生活水平大幅度提高，按照马斯洛的需求层次理论，人们对于美的追求，特别是对自身美的向往与渴望，可谓是极限追求、勇往直前、义无反顾。这种求美的趋势不以人的意志为转移，医学美学就是顺应时代要求的必然结果和产物。医学美学为维护和增进人类的健美素质提供了科学、系统和坚实的理论基础。

第二，医学美学可为健美医学提供理论支持。传统的生物医学模式已不适应社会的发展和整体医学、系统医学及综合医学的需要，必须建立一个全新的生物-心理-社会医学模式。随着健康观念的树立和疾病谱变化，健美医学也呼之欲出、势在必行，这也是时代的一个进步。医学美学与医学心理学、社会学医学和伦理学等领域渗透，并在医疗工作中起着重要作用。

第三，医学美学可为医学审美提供科学的指导方法。审美是指主体对客观事物的能动反映，是人们在社会实践中逐渐形成和积累的审美情感、认识和能力的总和，它是人区别于动物的重要特征之一。医学工作者必须在牢固掌握美学和医学美学，以及正确的医学审美方法理论的基础上，才可树立起正确的审美观，形成科学的审美标准，培养出对美和医学美的鉴赏力、感知力和创造力，塑造出完美人格。也只有这样，才能有效提高医务人员的审美素质，培养医务人员的高尚美德，建立和谐的医患关系。

（二）医学美感

1. 医学美感及其特征　医学美感是指人们在医学审美活动中产生的情感，是一种有利于身心健康的乐趣。医学美感具有不同于一般美感的特点：医学美感是以理性认识为主导，对医学理论的研究、药物和医疗器材的应用及医学相关法律法规等诸多领域的研究和应用，所有这些实践活动都是直接或间接地围绕着促进和保障人的身心健康，以及提高人的生命质量这一最终目的而展开，它需要实事求是的科学态度，并且医学审美还需遵循医学规律的特殊要求。在医学审美中，无论是医方还是患方，审美主体所持医学审美的态度需要强调客观公正，以一种平和的态度去面对每一个审美客体，如果做不到这点，将会严重影响到美感的正常判断。医学实践活动直接指向人的身心健康，特别是机体的健康，医学美感的产生取决于医学活动是否能保障机体的健全与功能的实现，因此，审美不能忽视对象是否满足功利的要求。例如，治疗是否促进患者机体功能和健康的恢复，药物是否存有过大的副作用等。医学审美只有在充分考虑医学功利之后，对形式外观的审美才能显出其意义。

2. 医学美感以"生命活力美"为核心　医学美感是在医学理论和医学实践整体发展的基础上产生的人类的审美感受，医学审美对象的范围包括医疗活动所涉及的一切对象，如医院建筑与医疗环境、患者自身及医疗技术设备等，但医学审美感受的主要对象是医学人体美。区别于日常一般人体美和艺术的理想人体美，医学人体美的对象是现实的、健康的、活生生的机体，健康是医学人体美的前提条件和存在基础，它的评价以人体测量学、体质人类学及人体解剖学等为基础。"健康"是个概括性的概念，健康的表征是人生命活力的状态。由于人生命的内容和形式不同于其他的生命，审美主体在对客体作出审美判断时，不是局限在对他们形体外观直观的美感判断，在面对一个病入膏肓的人时，无论他（她）的外形特征如何符合比例，都不可能产生审美意义上医学的美感，身心是否健康、机体功能是否健全等方面是医学美感产生的基础。医学人体美的核心是力求从生物、心理和社会状态等多个角度来维护机体的和谐与统一，从而使每个生命体都成为"和谐统一的机体"，使一个地区、一个民族、一个国家乃至全人类成为"和谐统一的整体"。

3. 医学美感的作用　医学美感产生于医学实践活动，是医学实践发展到一定阶段的产物，它对医学实践具有能动的作用力，良好的医学美感对医学实践活动具有重要意义。

（1）医学美感可以促进医学模式的转变：医学模式是医学发展中的一个重要概念，是指人们用什么观点和方法去研究和处理健康和疾病的问题，是对健康和疾病总体的看法，其直接影响到人们对人的生理、生命、病理、预防和治疗等问题的基本观点，指导着人们的医疗实践活动。医学模式也可称之为"医学观"。医学美感虽然是当代社会医学模式从生物医学模式向生物-心理-社会医学模式转变的产物，但是它一旦形成，又可反过来促进医学模式的转变。20世纪70年代，西方学者根据社会发展和医学发展的状况提出了医学模式转变的问题。近代医学时期，占据绝对统治地位的医学模式是生物医学模式。生物医学模式有两个重要特点：一是立足于科学实验基础之上，二是立足于生物科学的成就之上。生物医学模式是人类在生物科学领域取得巨大进步的产物。由于组织学、生理学、解剖学、胚胎学、药理学、遗传学、病理学、病原生物学、生物化学、免疫学等学科的迅速发展，许多医学上的难题逐渐被解决。人们直接感受到生物科学对医学的重要性，并创用了"生物医学"这一术语，以表达医学与生物科学之间存在着紧密的关系，而这种研究医学的方法和形式也称之为"生物医学模式"。生物医学模式立足于生物科学基础之上，认为每种疾病都必须并且可在细胞、器官或生物大分子上找到可测量的形态或化学改变，都可确定出生物的或理化的特定原因，都可能找到治疗手段。这实际上只是单纯地把人看作生物意义上的人。但人不仅具有生物属性，还有心理属性和社会属性。人的心理属性、生物属性和社会属性在个体生命活动中是以整体方式相互依存的。因此，人的生命活动不仅与人的血肉之身躯相联系，而且与人的心理活动、社会状态有着联系。

随着社会学、心理学和整个社会的进步，生物-心理-社会医学模式被提出来。生物-心理-社会医学模式的最基本的观点是：把人看作是具有生物属性、心理属性和社会属性的系统存在，医疗实践活动不仅仅要满足人的生理需求，也要满足人的心理需要和社会需要，包括审美需求。医学美学和美容医学成为满足人们审美需求而发展起来的一门新兴的医学整体学科，这一学科的发展加速了对医学美感的研究进程，培养出一批又一批重视医学美学问题的专家和医务人员。这些接受医学美学思想的医务人员在医学实践中将自觉地融入审美元素，从而有效地促进生物-心理-社会医学模式从理论层面到实践层面的转变。

（2）医学美感有利于审美医学环境的形成：美感一旦产生就具有调节的功能，主要包括两个方面：审美主体自身的调节活动和审美主体与审美客体之间的调节活动。在审美活动中，人与社会、人与自身、人与自然会出现许多失调、失衡、失谐等状态。审美调节就是通过一定的审美诱导、转移、宣泄等心理过程，调理审美主体与客体之间的关系，使之趋于缓和、平衡、和谐。随着现代文明的发展，环境美成为人们对社会生活的普遍需求。医疗环境就是指对医疗场所的外部环境和内部环境所产生的心理、生理及社会意识的总和。现代医学把环境列为具有治疗意义的重要因素。审美医学环境包括医疗卫生单位的环境状况、自然地理、建筑设备及人际关系等，其中人际关系居于核心地位。一个良好的审美医学环境，特别是和谐的人际关系可使人心旷神怡、心悦诚服、舒适快慰，有助于增进身心健康。然而，现实生活中的医学审美环境并不尽如人意，因此，不仅要维护和创造出有利于人身心健康的医学审美环境，而且还要在此基础上能动地提高和改善医学审美环境，使医学审美环境真正起到增强人类医学美感和促进人类身心健康的作用。医学美感的发展要求在医疗环境的建设中加入审美元素，从审美的视角来设置医院环境，因为与一般环境的医院建设相比，审美医学环境建设对治疗疾病及促进健康具有更为直接的意义，审美医学环境建设的任务也由此而被提出。1988 年，我国学者邱琳枝、彭庆星所主编的《医学美学》专著中，曾系统提出医院审美环境建设理论。认为可将审美医学环境划分为心理（伦理）学、社会（表现自身）学和生理（生化）学三种类别（也称三个层次）。审美医学环境的建设主要从两个层面着手：一个层面是心理学审美环境建设。在医学技术实施的具体环境中，首先要为就医者创造出一个视觉上赏心悦目、听觉上动听悦耳、嗅觉上具备芳香气息的舒适环境，这是建设审美环境所需要的基本条件。医务工作者必须加强审美素养，对室内装饰色彩、采光科学化方面加以考虑，放置一些季节性鲜花，选择一些让人轻松的音乐。对医务人员的职业形象加强塑造，在态度上做到彬彬有礼、和蔼可亲，讲究职业道德。另一个层面是社会学审美环境的建设，要充分体现以人为本的理念，为医疗实施营造出优良环境，使每位就医者获得美的熏陶和享受，使医务人员不忘使命。

（3）医学美感是提高医护人员综合素质的催化剂：强调人的综合素质是现代社会发展的要求。人的素质可简单地分为科学技术素质和人文素质，提高医护人员的综合素质是现代医学发展的要求。医务人员在高中阶段大多学习理科，又经过系统学习医学专业知识和技能，科学技术素质相对较高。但在我国现有的医学生课程中，医学人文课程的开设尚不规范；受医学领域、生物医学模式的影响较深，所以很多医务人员在人文素质方面尚有不足。一般来说，人的知识通过内化形成主体素质，人的素质经由实践外显为主体的能力。人能力的大小与人素质的高低关系密切。过去，我们对综合素质的理解是片面的，更多是强调政治素质和业务素质，而不注重医务人员的审美素质，这显然与现代医学模式的发展要求是有差距的。审美素质是人的素质的重要组成部分，医学美感的形成可以培养医护人员健康、正确的审美观点和审美情趣，提高医护人员创造和欣赏美的能力，在提高医务人员的综合素质中起着催化作用。

（4）医学美感可提升医学技术的服务质量：医学美感的形成和发展对提升医学技术的服务质量具有重要作用。主要体现在以下三个方面。

第一，医学美感的形成和发展使医务工作者在医疗技术服务活动中自觉融入审美要素，提高医学技术服务质量，尤其是美容医学技术的服务质量。人体美是形成生命美感的重要方面，求医者把对人体美的要求渗透到各种求医行为当中。但在目前的医学实践中，有些医师没有较好的审美素养，对求医者的审美需求不能进行较高水平的沟通和引导，影响了医学实践活动的审美质量，甚至引起医疗纠纷。医务工作者需要拥有良好的医学美感，在医疗实践活动中才可自如地把握求医者的审美需求，并融入整个医疗活动的过程，从而提高服务质量。

第二，医学美感的形成和发展对医学技术服务的评价提出了审美要求，推动医学服务质量提升。例如，评价手术是否成功，虽然仍要以科学性为基础，先要确保求医者在机体上的完整和功能上的健全，但同时也要求在机体完整、功能健全的基础上达到健美的效果，这样自然会提升医学技术的服务质量。

第三，医学美感可激发医务人员内在的潜能，促进医务人员和求医者的审美追求，从而增强医务人员创造美的愿望，激发医务人员的内在审美创造能力，使医务人员不断去认识、探索、鉴别和追求医学实践活动中的真善美，不断地提高医学技术的服务质量。

（三）医学审美需要及其特点

1. 医学审美需要　需要是机体内部一种的不平衡状态，又称为匮乏状态。当体系内物质的种类或量失去平衡，就产生了需要。需要使人体被激活，促使生命产生以满足这种需求为目的的行为，从而达到恢复个体的平衡。审美需要处于人需要的最高层次，是人全面发展的重要组成部分。医学审美的需要是在医学实践中伴随着人对健康需求的变化而产生的，是医学审美实践过程中所产生的不平衡状态或者审美缺乏，是个体对恢复、维护及创造人体健美要求的心理反应。医学审美可使人们由审美缺乏状态，逐渐步入健康、和谐的平衡状态，从而达到人体健美和健康的目的。

2. 医学审美需要的特点

（1）多样性：社会发展与进步使人们形成了不同的医学审美需求。人们不但需要培养内在的审美趣味和修养，也需要外在的形象设计；不但要求恢复人体的结构和功能，也需要注重人体肌肤显现出来的外在美；不但要求整体的健康和完美，也越来越要求创造出人体形态美，以达到生命"尽善尽美"的目标。

（2）差异性：由于年龄、阶层、职业、理想追求、个人修养、价值取向、民族、经济收入等的差异，人们对人体的审美价值和需求也不尽相同，使医患双方对医学审美产生了不同的要求和愿望。

（3）历史性：不同的历史时代，使人们产生出不同的需要。审美需要也具有历史性。例如我国在秦朝之前，女性以凸腹、乳大、巨臀为美；唐代更是以肥为美；到了宋代以后，女性以"三寸金莲"为美。不同时代的文化产生出了不同的审美标准。

（4）矛盾性：矛盾性是指在满足人们医学审美需要时所产生的这样或那样的差异性和对立性。例如一个面部烧伤的患者，提出隆鼻的要求，这就面临消除疾病、抢救生命、恢复功能及美容整形两种不同的目的，两者有时一致，但同时存在差异和对立。同时还反映在医学审美过程中，如审美需求是合理的，但个体所处的医学审美环境无法满足个体需求，作为医务人员，应客观地分析个体需求，劝导审美客体面对现实，待条件成熟后再满足其审美需要。

二、美容抗衰老的心理学基础

（一）求美者的需要

1. 需要的概念　在社会中生存需要保持着良好的人际关系，如同人饿了要吃饭、渴了要喝水、累了要休息一样，这些条件都是不可缺少的，缺少了就会导致机体不平衡。机体的不平衡状态使人对缺少的东西产生要求和欲望，这种要求和欲望就是需要。也就是说，需要是一种机体不平衡的状态，表现为机体对内外环境的欲望和渴求。需要不断发展，不会总停留在一个水平上。当前的一个需要得到满足后，新的需要又会产生，人们又会为了满足新的需要而去努力。所以，人的一切活动都是为了满足需要而发生的，而需要是永远不可能全部被满足的。一旦需要消失，生命亦将结束。正因如此，需要也是促进机体活动的动力和源泉。

2. 需要的层次　心理学家对需要进行了长期研究，关于需要的理论很多。比较有影响的是美国心理学家马斯洛提出来的需要层次理论。马斯洛认为人的需要分为五个层次：生理需要、安全的需要、爱和归属的需要、尊重的需要和自我实现的需要。

（1）生理需要：是维持个体生存和种系发展的需要，如对食物、水、空气、休息和性的需要。在一切需要中，它是最原始的，最基本的，也最有力量的。这些需要如果得不到满足，人类的生存就会成为问题。从这个意义上说，生理需要是促进人们行动最强大的动力，只有这些最基本的需要得到满足，其他的需要才能成为新的激励因素。

（2）安全的需要：安全的需要是人对生命财产的秩序、稳定、安全的需要，是在生理需要得到满足的基础上产生的。这种需要如果得不到满足，人就会感到恐惧和威胁。表现在每个人都需要有稳定的工作，有丰厚的收入，做自己熟悉的工作，喜欢生活在安全、熟悉、有秩序的环境中。婴儿面对外部世界时，由于能力有限而无法应付不安定的因素，他们对安全的需要表现得更为强烈。

（3）爱和归属的需要：爱和归属的需要是在满足生理需要和安全需要的基础上产生的。爱的需要指的是能与他人保持一定的友谊和交往，即能爱别人、能接受别人的爱，同时还保持适度的自爱。归属需要是指被某一群体所接受或依附于某个团体或个人的需要。每个人都希望和他人接触，渴望加入某一组织或团体，并在其中获得某一地位，也希望同他人建立起关怀、亲密的关系，如追求爱情、结交朋友的需要。爱的需要与性需要有关，但并不等同，性是生理需要，而爱的需要是人与人之间的彼此关心、信任和尊重。如果爱的需要不能被满足，人就会感到孤独和空虚。

（4）尊重的需要：尊重的需要有两种，自我尊重和来源于别人的尊重。来源于别人的尊重是基本需要，它以人的地位、名誉、社会成就或社会名望为基础，同时也包括别人如何评价自己、如何反映自己的特点。自我尊重则是指个人对自信、力量、独立、成就等方面的渴求。尊重需要是一种较高层次的需要，尤其是自我尊重。满足自我尊重需要会使人相信自己的价值和力量，使人在生活中更富于创造性，更有力量；反之，如果缺乏自尊则会使人感到自卑，认为自己缺乏价值、无能，没有足够的信心去处理所面临的问题。

（5）自我实现的需要：自我实现是人类最高层次的需要，是指人们希望能最大限度地发挥自己的能力和潜能，完成与自己能力相称的事，从而实现自己的理想。但不同的人，其自我实现需要的内容有明显差异，科学家的科学研究、作家的创作、以及工人包括司机等都在尽善尽美地完成好自己所喜欢和擅长的工作，都是为了能把自己的潜能发挥到最高境界，以满足自我实现的需要。

以上五个层次的需要，是由低级到高级逐渐形成并逐级得以满足的。马斯洛认为，无论是种族发展还是个体发展，层次越低的需要，出现越早且力量越强，因为它们的满足与否直接关系到个体的生存，因此也被称为缺失性需要，如生理需要和安全需要。层次越高的需要出现得越晚，是在低层次的需要被满足之后才出现，是有助于个体健康和发展的需要，如尊重的需要、爱和归属的需要及自我实现的需要。一个人可以有自我实现的愿望，但却不是每个人都能成为自我实现之人，能够达到自我实现的人只是少数。

3. 需要的种类

（1）自然需要和社会需要：从需要产生的角度看，分为社会需要和自然需要。社会需要指人在社会活动中由社会需求而产生的高级需要，如求知、交往方面的需要。社会需要不由人的生物本能所决定，而是通过学习得来的，又称为获得性需要。人的社会需要由社会发展条件决定。自然需要与种族的延续和机体的生存相关，由生理的不平衡引起的需要称为生理需要或生物需要，如对空气、食物、休息等的需要。

（2）物质需要和精神需要：从满足需要的对象上看，需要分成物质需要及精神需要。物质需要是对社会物质产品的需要，如对工作条件、生活用品等方面的需要。精神需要指的是对各种社会精神产品的需要，如审美需要、与人交往、读书看报、欣赏艺术作品等。精神需要是人类所特有的需要，物质需要与精神需要之间存在着密切的关系。人对物质的要求不仅要满足人的生理需求，还需要满足人的精神需求。比如人穿衣服不仅是为了保暖，还需要能体现出自己的品位和身份。

4. 需要的内含

（1）心理需要与美欲："爱美之心，人皆有之。"这是一句人人皆知的俗语，但却说明了爱美实际上是每个人的心理需求。美欲是美容心理学一个重要的课题，也是美容心理学的核心问题之一。

与生俱来、无需进行后天学习、天生就会的行为称为本能行为，或天生行为。心理学家认为，本能是纯粹被遗传因素所决定的行为倾向，需符合以下两个条件：第一，它不是一种学而能的行为；第二，凡是属于同一种属的个体，其行为的表现模式完全一致。对人类而言，本能是人与生俱来的需要或能力，如饥渴需要、安全需要及性需要等。

美欲为社会性需求，即人在社会活动过程中逐步学习并得到的高级需求，但不是由人的生理本能所决定。总体上来说，美欲是人类的精神需要。所以，从严格意义上说，美欲是本能，但是，与人的生物性本能有着间接的关系。

美欲与心理需要的层次关系：美欲作为一种社会性、精神性的需要，还表现在与其他社会性心理需要的关系上。很大程度上，美的需要伴随人的社会性需要而存在，而且几乎人的所有精神需要都与美有着一定关系。

（2）美欲与爱和被爱的需要：爱与被爱是一个社会人的心理需要。人们通常喜欢漂亮的人，也希望别人喜欢自己。于是，为了获得别人的爱，就会采取美化自身的行为，即美容。研究发现，个体内化的吸引力标准受朋友、父母等亲密关系影响，一个女性，如果其朋友和父母都很关注身体外貌，则她更倾向于去做美容手术。可以看出，美欲与爱有着内在联系。

（3）美欲与尊重、自尊的需要：一个人在社会上受尊重的程度或多或少与容貌有关。面部缺陷比其他部位的缺陷更难让人接受，受到尊重的机会比美貌的人要少。每个人都有把自己变得更美丽的愿望，即"爱美之心，人皆有之"，但并不是所有人都有着明显的求美行为。求美者是具有强烈求美欲望的人群，并以具体的求美行为来满足求美需要。求美行为往往是在满足安全需要（即求美行为是安全的）和一定的物质需要（即具有一定的经济实力）为前提去实现的。

（4）美欲与交往的需要：容貌在社会交往中具有重要作用。容貌在第一印象中所起的作用，决定着一个人在社交活动中的吸引力。许多因素决定着人的吸引力，如富有个性或幽默的性格、受人尊重的品格、人的能力等，外貌是人具有吸引力的直观因素。国外的社会心理学研究证明，外貌与吸引力呈正相关关系。外貌对人际交往有着很大影响。

（5）美欲与赞许、自我表现的需要：人有着自我表现和获得赞许的需要。人类的许多行为是为了取悦他人，如果做某件事得到了别人的赞许，便会感到满足。这类需要称之为赞许需要。赞许需要是通过学习而来，可以说孩子的成长总是伴随着赞许需要。孩子的智力和容貌是社会及学校对儿童评价最多的方面，即容貌从一开始就成为获得赞许的必要条件。因此，赞许需要可成为人的求美动机。

（6）美欲与性需要：性的需要和美的需要有时交织在一起，美与性之间存在着内在联系。有些美容手术表现得更为明显。例如，隆乳术和性及婚姻有着密切关系，隆乳术的实际效果对夫妻生活产生着积极影响。Sarwer 等（2007 年）发现，隆乳术者在术后反馈其婚姻及性满意度均有所提高，很多女性认为隆乳术使她们对现在或潜在的恋人更具有吸引力。

（二）求美动机与从属求美行为

1. 动机　动机可以根据个体的外部行为所表现。动机以需要为基础，被外界刺激而产生。当人感到缺乏某种东西时，如冷了、饿了、累了的时候，就会引起机体内部不平衡的状态，此时，需要转化为人的行为活动的动机。这种由生理需要所引起，推动着个体恢复机体内部平衡状态的动力叫作内驱力。动机也可以由地位、名誉、金钱等外部因素引起，这种外部因素叫诱因。动机在心理活动中具有重要地位，动机可反映出一个人内在的、主观的精神境界和心理状态。人的动机以需要为基础，同时又受到人的理想、信念、人格特征及世界观等因素的制约；另外，动机还受到外界环境影响，即外界环境的刺激可引发某种相应的动机。

2. 动机分类

（1）内在的需求与内部动机：求美动机除来源于爱美需要外，还可从属于其他心理需要。这种由人的内在需要引发的求美动机称为"内部求美动机"。

（2）外在诱因与外部动机：求美行为一方面来自求美需要，另一方面还来自社会有关美的刺激或诱因，如受社会环境的影响而萌发出美容的愿望。诱因是指凡能够引起个体动机外在刺激的情景、事物、人等。凡是能引起个体接受或趋近，并由此获得满足的刺激（如食物），称为正诱因；凡是能引起个体逃离或躲避，并因逃避而感到满足者，称负诱因。导致求美动机的通常是正诱因，如一个女性看到同事做重睑术后，面容焕然一新，于是也到医疗机构做该手术，美化面容后得到了心理满足。这种由外部诱因或刺激引出的求美动机，称为"外部求美动机"。在美容医学实践中，有时很难区分出内部或外部动机。

3. 求美动机的性质与层次　爱美或求美行为显然是一种动机行为。求美动机是指驱使个体求美的动力或内部动因，是激励着人们去实施医学美容的主观原因，是促使其朝向某个目标进行活动的一种心理倾向和内在动力。这种动力和倾向的基础则是人的爱美需求。一般的观点会把求美动机归为社会动机，如马斯洛把美的需要产生的动机归属于高级动机，是一种复合性心理动机。

（1）求美行为的生理动机：作为一级心理需要的生理欲望，往往不是求美者的行为动机，为满足生理需要而美容的患者少见，但也不能否定他们的存在。因为在医学美容的过程中，有时可或多或少地改善患者的生理功能。一些与性感有关的美容手术，有相当大的部分是直接与性满足有关。

（2）求美行为的心理性动机：求美行为的主要动机是心理性动机，是为了尊重、交往、被爱的需要。我们将为了美而美容的动机称为"单纯性美容动机";将为了满足其他心理需要而进行美容的动机称为"从属性美容动机"。

（3）求美动机的特点

1）求美动机的层次性：美欲具有层次性，与美欲相关的求美动机同样也具有层次性。求美动机与人的各种心理需求有关联，使得求美动机具有不同的层次。求美动机的层次由审美观的差异所决定，某些求美者要求很低，而有的求美者对美则有很高的要求。

2）求美动机的多样性：求美动机的多样性表现为求美者的个体差异，不同的个体具有不同的动机，例如，非容貌畸形者与容貌畸形者的求美动机不同，轻度与重度容貌缺陷者的求美动机不一样；此外，不同年龄的受术者、不同的美容手术，以及不同文化程度、社会地位及不同性别的美容受术者都会有着不同的求美动机。

3）求美动机的复杂性：人的动机是复杂的，求美动机也具有复杂性。最重要的复杂性是除了正常求美动机以外，还有病态的求美动机。某些明显的病态求美动机容易鉴别，但某些则不容易被发现。例如，某些"体象障碍"的求美者，常常会希望通过美容手术的方式来解决他们自己认为"丑陋"的心理。

第二节 内分泌与美容

一、概 述

内分泌系统是由内分泌腺及散在于某些组织器官中的内分泌细胞所组成的特殊的体内信息传递系统。它与神经系统相互作用、紧密联系，共同调节着机体功能，维持内环境相对稳定。

人体有许多组织细胞和腺体能分泌一种或多种生物活性物质，这些物质进入血液循环，作用于身体其他部位组织及器官，起着调节其代谢与功能的作用，这种现象称为内分泌，具有内分泌功能的腺体称为内分泌腺。内分泌腺体的共同特点为没有导管，分泌物由腺细胞分泌后直接进入血液，并随着血循环运送到全身各个部位的靶器官和靶细胞。

人体内最重要的内分泌腺有：松果体、肾上腺（包括皮质和髓质）、胰岛、垂体（包括腺垂体和神经垂体）、性腺（包括睾丸和卵巢）、甲状腺、甲状旁腺及胸腺等。内分泌现象不仅仅见于内分泌腺，人体内还有一些组织细胞虽不具有典型腺体结构，但它们也能分泌具有生物活性的物质，如胃肠道黏膜及呼吸道黏膜内分泌细胞能够分泌相应激素、甲状腺滤泡旁散在的细胞能分泌降钙素、肾脏的球旁细胞能分泌肾素等。这些虽没有典型的腺体结构，但有着内分泌功能的组织细胞被称为 APUD（amine precursor uptake and decarboxylation）系统。

内分泌腺或组织所分泌的生物活性物质称为激素。激素本身既不是营养物质，也不产生能量。激素的功能是通过调节各种组织细胞代谢活动来影响人体的生理活动，调节人体的生长发育、脏器功能、生殖衰老、代谢等生命现象，维持着机体内环境的相对稳定，从而适应机体内外环境的变化。激素在血中含量甚微，其在体内的浓度取决于内分泌腺或组织的分泌量，并随生理需要的变化而变化，其含量须与人体组织器官的生理需要相适应。如果某些激素分泌不足，在血中的浓度过低，则会引起某些组织或器官的功能失调，这种现象称为内分泌功能低下，严重者可危及生命；反之，如激素分泌量超出正常需要水平，也可因过度作用而产生病态，称为内分泌功能亢进。因此，内分泌系统对于体内调节十分重要，内分泌腺功能既不能过高，也不可过低，必须与生理需要相平衡。任何一种内分泌腺或组织功能异常（过低或过高），都会导致激素功能失衡（过少或过多），从而引发各种内分泌的疾病。目前发现，各种内分泌激素对美容也起着重要作用。

二、几种影响美容的激素

（一）生长激素

1. 生长激素对骨骼、软组织生长的影响 生长激素的促生长作用通过生长激素介质所介导，当血液中的生长激素水平升高时可诱导靶细胞，使生长激素产生的介质增多。生长激素介质可以促进软骨生长，它除了可促进钙、钾、硫、磷、钠等元素进入组织内部之外，还能促进氨基酸进入软骨细胞，增强 RNA、DNA 及蛋白质合成，促进软骨组织的骨化和增殖，使骨加长，全身软组织生长增加，在青春期前如果生长激素分泌过多可致巨人症，这是由于软组织和骨骼过度生长，使身高和体积明显增加所致。此症常开始于出生不久的幼婴，到 10 岁左右体型已和成人一般高大，手足粗大，身高可达 2m 以上。如生长激素分泌过多发生在青春期以后，则会表现为肢端肥大症，表现为软组织及骨骼增生肥大，头部骨骼增生，上颌、前额眉弓、颅骨、枕骨粗隆增大，手指、足趾粗短，手、足背厚宽，脊椎增宽，同时伴腰椎前凸，骨质疏松。

2. 生长激素对皮肤的影响 生长激素对皮肤的影响也是通过生长激素介质来实现的。过多的生长激素作用于皮肤，最为突出的表现是真皮结缔组织增生和细胞间物质积聚，同时表皮和皮肤附属器也出现增生，表现出丑陋的容貌。可表现为：面颊、头皮的皱纹因皮肤的增厚而加深，口唇增厚，眼睑、鼻子因软组织的生长速度超过软骨的生长而肥大，呈三角形，脸型拉长，耳朵肥大，舌大而厚。身体其他部位的皮肤也变得粗糙厚实，伴色素沉着。患者的毛发可增多变粗。皮肤油腻，皮脂腺、汗腺分泌旺盛，指甲变得厚而硬。

（二）糖皮质激素

1. 对脂肪代谢的影响 糖皮质激素可促进脂肪分解，增强脂肪酸在肝内氧化的过程，有利于糖异生。当血中糖皮质激素升高时，对身体各部位脂肪的作用也不同，可使面、颈、肩、背和腹部脂肪合成增加，使四肢脂肪分解增强。一方面，皮质醇动员脂肪，使三酰甘油分解为脂肪酸和甘油，同时还可阻碍葡萄糖进入脂肪细胞，抑制脂肪合成；另一方面，糖皮质激素可通过促进糖异生，使血糖升高，从而刺激胰岛素的分泌而促进脂肪的合成。皮质醇对脂肪代谢的不同影响，导致了体内脂肪的重新分布。

2. 对皮肤的影响 血液中的糖皮质激素升高，可抑制蛋白质合成，促进蛋白质分解，从而导致蛋白质的过度消耗，可表现为：皮肤表皮、真皮变薄而显得皮肤平滑细嫩，皮下血管显露。在腋窝、大腿、下腹部、臀部等部位，由于脂肪沉积过多，皮肤受到机械性伸张，弹力纤维变脆、断裂。同时，由于毛细血管及小静脉壁变薄，血液颜色在皮肤表面显露，可形成特征性的紫纹。由于血管易破裂、毛细血管脆性增加，皮肤极易发生紫癜和瘀血。此外，面和背部常常出现激素性痤疮。另外，可出现非垂体性的慢性肾上腺皮质功能低下症，由于血液中的皮质醇减少，对垂体反馈抑制作用减弱，使垂体分泌促肾上腺皮质激素增加，ACTH（促肾上腺皮质激素）与黑色素细胞刺激激素的分子结构部分相同，故具有刺激色素沉着的作用。因此，皮肤色素沉着是该症的早期表现。其色素沉着为全身性，早期表现为在曝光部位或经常受压或受摩擦部位，如面、颈、手臂、指（趾）甲根部、关节屈伸面、皮肤皱襞处、坐骨粗隆等部位的色素沉着。

（三）胰岛素

1. 对脂肪代谢的影响　胰岛素具有抑制脂肪分解、促进脂肪合成的作用，当血液中的胰岛素基值偏高，可刺激脂肪合成，引起肥胖。肥大的脂肪细胞，其膜上的胰岛素受体不敏感，从而导致胰岛 B 细胞分泌胰岛素增多加重肥胖，形成恶性循环。

2. 对皮肤的影响　在皮肤中，胰岛素对葡萄糖有直接利用的作用，可选择性地增强皮肤的糖酵解及脂肪合成。当胰岛素分泌相对或绝对不足时，可见毛细血管脆性增加，以致皮下出血和瘀斑，皮肤小动脉病变局部皮肤出现发绀或缺血性溃疡；也可出现脂质渐进性坏死，可出现皮疹，一开始为红色，逐渐形成斑块，最后中央凹陷呈棕黄色，边界略红，可溃破或自行消退。此外，还可出现环状肉芽肿、糖尿病性的大疱疹、皮肤硬肿病等。

（四）性激素

1. 雄激素

（1）对肌肉、骨骼的作用：雄激素可促进蛋白质合成，可使骨骼、肌肉和生殖器官的蛋白质积累。睾酮可促进骨蛋白质的合成，使骨基质重量增加，基质增加有利于钙化，因此可促进骨生长，使骨骼增厚，同时还可促进钙的保留，使钙盐沉积。雄激素对骨骼肌的影响因不同的肌肉而异，假如切除睾丸，某些肌肉则立即停止生长，某些肌肉的生长速率明显减慢，而某些肌肉则不受影响。由于雄激素的这一作用，使成年男性比女性具有更发达的肌肉和骨骼。

（2）对皮肤的影响：雄激素对皮肤具有营养的作用，尤其是对皮脂腺和顶泌汗腺。它可使皮脂腺发生功能性的肥大，促使顶泌汗腺发育，引起发际线后退，男性阴毛呈菱形分布，还可刺激表皮的细胞分裂，增加皮肤血流量，刺激黑色素和成纤维细胞增生。如果雄激素分泌过多，可使皮肤油腻、变厚，出现弥漫性色素沉着、脱皮、痤疮等。反之，青春期前如果缺乏雄激素，则会使男性的皮肤不显油腻，细、薄，无痤疮，无胡须及胸毛，随着年龄的增长，眼周、口周出现细微皱纹，皮下脂肪、肌肉和外生殖器的形态呈少年型。

2. 雌激素

（1）对脂质代谢的影响：雌激素可影响体脂分布，对肩部、胸部和髋部皮下脂肪含量增加更为明显，形成女性特有的体型。

（2）对皮肤的影响：雌激素可加速上皮细胞成熟率，使真皮的水分和黏多糖增加，皮肤色素增加，并可对头发、阴毛和腋毛的生长有着刺激作用，对胸毛、胡须及体毛具有抑制作用。女性如果雌激素增多，对儿童可引起性早熟；对成人则可表现为血管和色素的改变，如毛细血管扩张所致的蜘蛛痣、掌斑、色素沉着和黄褐斑等。雌激素减少的常见皮肤症状为血管舒缩不稳定，生殖器上皮组织萎缩，乳房变小，表皮和真皮变薄，并且失去弹性。

第三节　饮食与美容

一、概　述

营养是指生物从外界摄入食物，在体内经过消化、吸收及代谢以满足自身的生理功能以及从事各种活动所需要的生物学过程。合理饮食是供给机体营养物质的源泉，也是维持人体生命活动的必要条件，同时对美容也具有重要影响。

二、饮食对美容的影响

（一）蛋白质对美容的影响

蛋白质可以维护皮肤的弹性，如果长时间缺乏蛋白质可导致皮肤生理功能减退，使皮肤的弹性降低，失去光泽，导致出现皱纹。机体也可因缺乏蛋白质而引起水肿、消瘦、毛发无光泽或变色等，直接损害容貌美、体型美和精神气质美。

（二）脂类对美容的影响

皮下适量的脂肪储存可滋润皮肤，使皮肤丰润、富有光泽和弹性，增添容貌的光彩及身体曲线美，但皮下脂肪储存过多或过少将会导致肥胖或者消瘦。另外，脂肪对美容的影响还体现在必需脂肪酸的特殊作用上，必需脂肪酸缺乏将会影响机体的代谢，表现为上皮细胞的功能异常、创伤愈合不良、皮肤角化不全、湿疹样皮炎等。组织损伤修复和新生组织的生长都需要必需脂肪酸，因此必需脂肪酸对 X 射线、紫外线等引起的皮肤损害有保护作用。

（三）糖对美容的影响

健美的体态是每一个人都追求的，但好体型的前提是机体维持在一个标准的体重范围以内。糖类是供给机体热能的主要来源，人体活动的热能 70% 由糖供应。一方面，如果过多摄入糖类，超过了机体的需要，多余的糖就会在肝脏中转化成为中性脂肪进入血液循环，血液中的中性脂肪大部分将转变为皮下脂肪，贮存于体内，使体重增加，导致肥胖从而影响形体美；另一方面，糖类还可帮助体内合成蛋白质，缺乏糖类会使人体内的蛋白质作为热源而被消耗，致使蛋白质缺乏，引起头发干枯脱落，皮肤弹性减退、憔悴、消瘦、皱纹等。

（四）维生素对美容的影响

1. 维生素 A 对美容的影响　维生素 A 又称"美容维生素"。它在上皮组织分化方面起重要的保护和调控作用，是保持上皮细胞功能和结构正常必需的维生素，可以润泽肌肤，使皮肤光泽细嫩，防止皮肤干燥老化。当其缺乏时，由于皮脂腺、汗腺萎缩、功能降低，皮脂和汗液分泌受抑制而导致皮肤粗糙、干燥、产生皱纹；另外，由于表皮角化过程异常而导致皮肤增厚、变硬或角化，毛发变得干燥，易折断或脱落，指（趾）甲呈现出凹凸不平或破碎；皮肤和黏膜对微生物抵抗力降低，容易发生化脓性感染或痤疮，溃疡愈合缓慢，维生素 A 瘢痕形成等。同时，维生素 A 在体内还可从不同的环节对抗自由基对细胞的氧化损害，加强身体抗氧化能力，减轻自由基的危害，因此维护皮肤的弹性，减少色素的形成，使皮肤保持柔软和丰满的年轻状态。另外，维生素 A 还是视网膜杆状细胞合成视紫质所必需的维生素，当其不足或缺乏时可发生角膜干燥症、夜盲等，使眼睛受到损害。

2. 维生素 D 对美容的影响　维生素 D 可改善皮肤的血液循环，使皮肤的血管反应趋向正常，可增强汗液及皮脂的分泌，对毛发生长及皮肤含水量具有良好的调节作用。如果维生素 D 缺乏，可使人的皮肤对日光产生敏感，日晒部位可能干燥脱屑，发生皮炎，口唇和舌也可能发炎。

3. 维生素 E 对美容的影响　维生素 E 为抗氧化剂，能使色素减退，对必需脂肪酸具有抗氧化的作用，可减少脂褐质的形成，改善末梢血液循环，参与肾上腺皮质激素分泌，有助于维持机体的正常功能。维生素 E 可减少痤疮和色素的产生，延缓皱纹的发生，改善皮肤弹性，使面部保持洁白、光滑、富有弹性，同时还可以防止毛发暗淡、干燥或脱落。当维生素 E 缺乏时可导致过早衰老，生殖能力下降。因此，维生素 E 在预防衰老中的作用持续受到重视。

4. 维生素 C 对美容的影响　维生素 C 一向被视为重要的"美容维生素"。它是一种卓越的抗氧化剂，可抑制自由基对皮肤的伤害；同时它也是还原剂，在黑色素代谢中可使深色氧化型醌式产物还原，从而减退色素，可用于预防和治疗病理性的色素沉着，如黄褐斑、雀斑等；增强皮肤对光的耐受性，预防晒斑和晒伤；可降低皮肤的敏感性。维生素 C 可促进激素分泌，促进皮肤结缔组织尤其是胶原的合成，实验证明，向皮肤细胞培养基中加入适量的维生素 C，胶原合成能力大大增加，维生素 C 可使皮肤具有光泽而有弹性，表现青春美。

5. 维生素 B_1 对美容的影响　维生素 B_1 可帮助消化，增进食欲，润泽皮肤，防止皮肤老化。维生素 B_1 参与糖代谢，在维持神经、心脏、消化系统正常功能上具有重要的作用。当维生素 B_1 缺乏时，糖代谢的中间产物（乳酸、丙酮酸）在神经组织中堆积，能量不能充分供给神经系统，可出现不安、健忘、忧郁、易怒或面容憔悴等症状。缺乏维生素 B_1 还会影响心脏功能和水代谢，可导致皮肤颜色暗淡、发黄、皮肤敏感性增强，易发生脱发、皮炎等。

6. 维生素 B_2 对美容的影响　维生素 B_2 参与体内的许多氧化还原过程，并参与三大代谢途径，可促进皮肤新陈代谢，有利于保持毛发、皮肤黏膜和指甲的正常状态，防止皮肤干燥、口唇干裂，故有"美容维生素"之称。缺乏时，容易患皮肤粗糙、脂溢性皮炎、多皱纹，嘴唇干裂、出血、红肿、溃疡等。

7. 烟酸对美容的影响　由于烟酸（曾称尼克酸）主要以辅酶的形式参与糖、脂类和氨基酸的合成与分解，并涉及某些激素的代谢，对保护皮肤正常结构和功能具有重要作用。在人体缺乏时可出现色素沉着、皮肤粗糙、脱屑等。

8. 维生素 B_6 对美容的影响　维生素 B_6 是人体脂肪和糖代谢的必需物质，女性的雌激素代谢也需要维生素 B_6，许多女性会因服用避孕药导致情绪悲观、脾气急躁、自感乏力等，而每日补充 60 毫克维生素 B_6 就可以缓解症状，还可以缓解月经前眼睑、手足水肿、失眠、健忘等。

维生素 B_6 的生理效用：①参与蛋白质合成与分解代谢，参与所有氨基酸代谢，如与血红素的代谢有关，与色氨酸合成烟酸有关。②参与糖异生、UFA 代谢。与糖原、神经鞘磷脂和类固醇的代谢有关。③参与某些神经介质（5- 羟色胺、牛磺酸、多巴胺、去甲肾上腺素和 γ- 氨基丁酸）合成。④维生素 B_6 与一碳单位、维生素 B_{12} 和叶酸盐的代谢，代谢障碍可造成巨幼红细胞性贫血。⑤参与核酸和 DNA 合成，如缺乏则损害 DNA 的合成，这个过程对维持适宜的免疫功能是非常重要的。⑥维生素 B_6 与维生素 B_2 的关系十分密切，维生素 B_6 缺乏常伴有维生素 B_2 缺乏的症状。⑦参与同型半胱氨酸向甲硫氨酸的转化，具有降低慢性病的作用，轻度高同型半胱氨酸血症被认为是血管疾病的一种潜在危险因素，维生素 B_6 的干预可降低血浆中的同型半胱氨酸含量。

（五）无机盐对美容的影响

1. 钙对美容的影响　因为钙、磷是构成牙齿和骨骼的主要成分，充足的钙、磷可使身体挺拔、牙齿洁白、坚固。儿童钙缺乏会影响骨骼生长，引起生长迟缓，导致软骨症和骨骼发育异常等，影响形体和牙齿美。

2. 磷对美容的影响　含钙、磷较多的食物称之为"牙齿食物"，因为钙、磷是构成牙齿和骨骼的主要成分，充足的钙、磷能使身体挺拔、牙齿坚固；若缺乏会影响骨骼的生长和牙齿的美容。

3. 钠、钾对美容的影响　钠、钾在人体内被氧化以后生成碱性物质，可中和体内的酸性物质，有利于皮肤健美。钠、钾还可减少外界对皮肤表层的损害，使皮肤光滑细腻、柔润洁白、富有弹性，并可延缓皮肤衰老。老年人皮肤干燥、皱缩与钠、钾等微量元素缺乏所导致的组织脱水有关。

4. 铁对美容的影响　铁可促进红细胞的生成，使头发乌黑光亮、肤色红润、指甲健康。铁是碱性物质，可中和体内酸性物质，保持体液酸碱平衡，保持皮肤的健美，延缓皮肤的衰老。

5. 锌对美容的影响　锌可促进皮肤的新陈代谢和皮肤组织修复，调整皮肤的角化过程；使皮肤富有弹性和具有光泽。锌可防止毛发脱落，有益于胶原形成，防止皱纹出现。如果锌缺乏会导致头皮屑增多、上皮角化、皮肤粗糙、皮肤病愈合迟缓等。另外，锌离子还参与黑色素形成，若锌缺乏可导致毛发变白。婴幼儿如果缺锌则容易发生畸形或生长发育停滞。

6. 硒对美容的影响　硒元素有抗脂质过氧化的作用，可清除体内的自由基，使皮肤免受脂质过氧化的损伤，从而有助于保持光泽和弹性，使皮肤柔软，延缓衰老。

7. 碘对美容的影响　胎儿在脑发育的关键时期（受孕 6 个月至出生后 1 年），如果发生碘缺乏，则影响智力发育，并可导致身体及性发育障碍；如果发生在儿童及成人，则可发生甲状腺肿。

（六）水对美容的影响

人体中由于皮肤的含水量比较高，所以在皮肤水分充足时会给人以滋润的感觉。因此，要注意为机体补充足够水分，尤其是秋天，气候比较干燥，水分容易丢失，更需注意补充水分。水是一种没有副作用的持久的减肥剂，由于水具有蒸发量大、比热大的特性，可散发体内大量的热能，同时水也是人体排泄废物的主要媒介，可以减少油脂积累，因此人体内具有足够的水分对延缓衰老、防止肥胖起着重要的作用。

（七）膳食纤维对美容的影响

膳食纤维具有持水性，食用后可增加饱腹感，降低对其他营养物质的吸收，从而可减少食物和热能的摄入，有利于体重控制。另外，由于膳食纤维吸水，可促进排便，增加粪便的体积和重量，能及时清除体内的毒素，有利于人体健康和皮肤美。

第二篇　光电皮肤美容

第五章　光电皮肤美容概述

第一节　光电技术的发展历程与现状

一、光电治疗技术发展史

像半导体、核能和计算机一样，激光是 20 世纪人类科学进步的里程碑。尽管激光医学仅发展了短短几十年，但它已成为一门新兴的前沿学科。经过几十年对激光生物学领域的不断深入研究和激光医疗设备日新月异的发展，激光逐渐渗透到医学临床治疗的各个领域，并取得了前所未有的发展。

激光的概念可以追溯到 20 世纪初。1905 年，爱因斯坦首先提出了基于广义相对论的光学量子假设，并提出了激光的概念。1917 年，爱因斯坦提出了受激辐射和光放大的可能性，并奠定了激光的基本理论。1960 年，美国休斯公司实验室基于爱因斯坦的理论，梅曼工程师成功研制出全世界第一台红宝石激光，并首先应用于医学领域，从此诞生了一门新兴的学科——激光医学，在接下来的几十年中，激光的应用发展非常迅速，特别是在医疗领域，激光已广泛应用于临床多个学科。

在激光医学临床应用的众多分支中，激光美容医学的发展最为引人注目。回顾激光美容医学发展史，可分为以下几个阶段：20 世纪 60 年代的基础研究阶段，70 年代的初步应用阶段，80 年代的学科形成阶段，以及 90 年代的成熟发展阶段。

（一）20 世纪 60 年代：基础研究阶段

激光医学的大部分基础理论研究于 20 世纪 60 年代完成，自全球第一台激光器问世以来，众所周知的"激光医学的奠基人"Goldman L.（著名的皮肤科医生）等就开始致力于研究激光器与生物组织之间的相互作用。1961 年，有学者尝试将红宝石激光应用于焊接被剥离的视网膜；1963 年，Goldman L. 成功地将红宝石激光应用于皮肤表面良性损害和祛除文身的治疗，从此开创了激光医学应用领域。在 20 世纪 60 年代中期到后期，相继开发了氩离子（Ar^+）激光器，低功率 CO_2 激光器和 Nd: YAG 激光器，但并未广泛应用于临床。在激光研究的早期，我国的激光研究处于世界前列，1961 年，我国第一台红宝石激光器由长春光学精密机械研究所研制成功；1965 年，北京同仁医院将红宝石激光用于动物视网膜凝结实验；1968 年，在上海研发出我国第一台 Nd: YAG（掺钕∶钇铝石榴石）激光器。

（二）20 世纪 70 年代：初步应用阶段

1970 年，Goldman L. 等人首次将连续性 CO_2 激光用于治疗基底细胞癌和皮肤血管瘤，连续性激光通过始终如一地提供有效的激光功率和能量密度，弥补了早期脉冲激光低功率和低效率的缺点，从而造就了国内外激光医学应用的首次热潮。连续性 CO_2 激光也首次广泛用于外科、妇科、耳鼻喉科、肿瘤科、眼科、皮肤科和理疗科，并取得了令人满意的效果。20 世纪 70 年代在皮肤美容治疗领域应用的连续性激光器还包括了 Ar^+，铜蒸气和 Nd: YAG 等激光器。但是，这些连续性激光对于组织的热损伤是非选择性的，并且常常伴随有副作用的发生，如治疗后皮肤瘢痕形成、色素过度沉着、色素减退等。因此，这阶段的激光还不能达到良好的美容效果。

（三）20 世纪 80 年代：学科形成阶段

激光美容的发展得益于对激光理论的不断深入研究，新的激光理论的提出和激光设备的不断发展。1983 年，《科学》杂志上发表了由 Anderson RR 和 Parrish JA 提出的选择性光热作用理论，即"光热分离"理论，该理论首次提出在进行激光操作时应根据不同组织的生物学特性选择合适的波长、能量和脉冲宽度等参数，从而确保更加有效地治疗病变组织以达到最佳疗效，与此同时，还能避免激光损伤病变组织周围的正常皮肤。该理论的应用使激光操作的安全性与有效性得到了完美的结合，在激光美容医学历史上具有划时代的意义。根据选择性光热作用设计的脉冲激光器在 20 世纪 80 年代取得了蓬勃的发展，出现了铒激光、准分子激光、新一代的 CO_2 激光和脉冲染料激光。至此，新的激光技术广泛应用于激光美容的各个领域，并逐步形成了日趋庞大、日益专业的研究团队，也成为激光医学学科形成的重要标志。

（四）20 世纪 90 年代及以后：发展成熟阶段

自 1990 年以来，随着科学技术日新月异的发展，激光技术也得到了长足的进步。医用激光不断与计算机、内窥镜、图像分析采集、视频记录、X 射线、荧光光谱分析、超声等领域相结合，医用激光已成为越来越流行的技术手段，越来越高效、智能、小型化、专业化。

各类新型的激光如雨后春笋般大量涌现，广泛应用于医疗美容领域，并取得了显著的成效。20 世纪 90 年代初期，应用激光治疗太田痣、文身等色素性病症取得了近乎完美的治疗效果；90 年代中后期，长脉宽倍频激光（Nd: YAG 532nm）、长脉宽激光（Nd: YAG 1064nm）在治疗血管性疾病方面也取得了良好的效果。同时，红宝石激光（694nm）、长脉宽翠绿宝石激光（755nm）、长脉宽 Nd: YAG 激光（1064nm）和半导体激光（800nm、810nm）的出现也使激光脱毛技术越来越成熟。高能超脉冲 CO_2 激光和铒激光的出现使欧美等地的激光磨削除皱治疗成为热门的美容治疗项目。

在 20 世纪 90 年代中后期，强脉冲光出现在美容激光领域。其本质是一种非相干性的、宽光谱的可见光，而不是激光。其基本设备是由计算机控制的能量输出闪光灯，该闪光灯经过滤光片过滤后形成特定波长的强光，发出与患者皮肤靶组织（如血红蛋白、黑色素、水）相匹配的光束，破坏靶组织后，去除色斑、闭塞毛细血管、脱毛、促进胶原蛋白合成和重排，可应用于多种皮肤美容相关性治疗，如治疗皮肤色素性疾病、血管性疾病、脱毛等。

2000 年，Bitter 研究发现强脉冲光（intensive pulsed light，IPL）可明显改善光老化皮肤的皱纹、皮肤粗糙、色素沉着、色素不均、毛孔粗大和毛细血管扩张，并提出了光子嫩肤的概念，从此，IPL 迅速成为高端美容市场炙手可热的治疗项目。

2002 年，皮肤重建的射频技术也已推出。射频（radio frequency，RF）是一种高频交流变化的电磁波，皮肤及皮下组织的带电粒子在电磁波的作用下通过磁场的振荡摩擦而产热，热能使真皮的胶原纤维收缩和变性，胶原重塑。

2003年，在哈佛大学威尔曼激光实验室又有了重大发现，那就是"局灶性光热理论"的诞生。研究发现，当CO_2激光束呈细小、微孔状、阵列模式排列照射正常组织甚至非正常组织如瘢痕时，使组织得以迅速地重建修复再生。这种"fractional"局灶性的激光照射模式"fractional laser"被称为点阵激光。2004年，当哈佛大学威尔曼激光实验室的专家Rox Anderson首次发文后，该局灶性光热刺激组织得以迅速修复再生的机制应用于瘢痕和嫩肤的治疗后，全球迅速推广并在近10余年被广泛地应用于临床。点阵激光微剥脱的微创治疗模式具有安全、有效、创伤小、恢复快的特点，深受医师、患者的喜欢，从此开启了激光美容的时代。同时，CO_2激光热弛豫时间精确地控制在0.8毫秒，热损伤得以控制，用于美容手术中的切割避免了切口瘢痕的产生；同一台CO_2超脉冲点阵激光有0.2mm直径的手具用于手术切割；1mm直径的超脉冲手具用于靶组织的气化；切换点阵模式手具可用于每1mm皮肤的嫩肤治疗，确保改善皮肤的质地，使皮肤年轻化，而且只需6天的时间皮肤已完全修复，实现这些指标，真正达到激光美容的要求。随着CO_2激光点阵的问世，ER激光点阵以及近红外波段的激光如1550nm、1540nm、1440nm、1410nm和1320nm等的点阵模式也投入使用，设备各有特点，都有不同的临床适应证和嫩肤美容效果。

纵观美容激光的发展历程，从20世纪80年代的"选择性光热作用理论"的诞生到21世纪初的"局灶性光热理论"，美容激光的应用已走过将近30年。激光设备的设计理念、技术创新、智能化的操作使美容激光能被广泛地应用于整形美容外科和皮肤科。医师们掌握了美容激光设备的使用让广大的病人享受激光美容成为可能。

经过几十年的不断完善发展，一系列新型激光技术和激光仪器相继研制成功，以激光、强光、射频、光电为代表的光电治疗技术日新月异，应用领域不断拓展，因其具有高效安全、方便快捷、痛苦小的优点，在医疗美容中发挥着越来越重要的作用，已成为当前医疗美容领域不可或缺的重要组成部分，开创了现代激光医学美容治疗的新纪元。

二、光电美容技术的现状

随着时代的发展与进步，光电技术也在不断地进行改革与创新，在过去的20年中，以激光为代表的光电物理治疗技术在全球医疗美容行业中得到了前所未有的快速发展。作为一项非手术治疗技术，激光技术的每一次革新都为皮肤美容的发展贡献了新的力量，光电技术已成为医学美容中必不可少的重要技术，因其具有不开刀、创面小、治疗时间短、恢复快、效果立竿见影等优点，迅速成为美容市场的热点和重点，成为医生及求美者都十分青睐的美容手段。从第一台激光美容仪发展至今，激光美容在整个激光治疗领域中处于领先地位，且仍有广阔的发展前景，现代激光美容已成为当下医疗美容行业中最具吸引力和最有前途的部分。

全球人口结构的变化导致了医疗美容市场日益增长，医学美容已被社会主流广泛接受，越来越多的人员投身于医疗美容行业，医疗美容新技术、新产品不断涌现、层出不穷，与此同时，激光医学美容的市场也得到了前所未有的发展。2006年，根据美国美容整形外科协会的数据，自1992年到2006年，美国整形外科的增长率为287%，而微创美容外科的增长率高达3477%，其中激光美容占据了非常重要的部分。2010年，美国的非手术美容治疗占整容治疗术总数的83%。ASAPS在2012年发布的微整形统计数据中显示：肉毒素注射、软组织填充剂注射、化学剥脱、激光脱毛和微晶换肤位居手术美容前五位，与 2011 年的统计数据相比均有大幅度的增长。根据澳大利亚美容整形外科学会（ASAPS）近 10 年的全球医疗美容增长统计数据结果显示，手术美容和非手术美容的增长率分别为 97％和 747％，非手术医疗美容远远超出手术美容。用 ASAPS 主席 Gregory Evans 的话来说，"客观数据表明，爱美人士的美容需求正逐渐在从外科整形向微整形转变"。这一客观事实也表明了无创或微创美容技术已逐渐成为医疗美容行业发展的主流趋势。自 20 世纪 90 年代以来，激光医学美容在我国一些城市的大型医院陆续开展。近年来，在国家政策的支持和鼓励下，越来越多的民营美容医院大量涌现。与公立医院相比，民营医院在医疗环境、服务理念、人才引进、设备采购、项目开发等方面都有诸多优势。卫生部令〔2001〕第 19 号仅对从事医疗美容的美容主诊医师和护士做出了相应的规定，而对激光操作人员的资格没有做出明确的规定，因此，医疗美容行业的人员仍有待进一步规范。

21 世纪，行业发展预测将继续对全球和国内医疗美容的前景保持乐观。以我国为例，据国家统计局最新数据显示（图 5-1），2018 年，我国 16～59 周岁年龄人口为 89729 万人，占总人口的比重为 64.3%，这一年龄层次的人群正是医疗美容行业潜在的消费群体，这一巨大的目标人群正在成为中国医疗美容行业发展的强大推动力。在未来的医疗美容领域中，激光美容具有更加广阔的市场和巨大的发展潜力，并将成为医疗美容最有吸引力和最有前途的重要组成部分。回顾近年来激光美容的

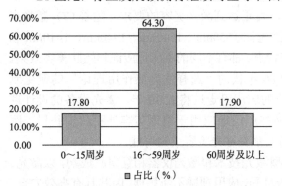

图 5-1　2018 年中国人口年龄结构图

发展历程，可以发现不同激光设备之间的联合应用或激光与其他医疗美容治疗手段的联合应用，大大地提高了临床疗效和患者满意度，这也是激光美容医学未来发展的必然趋势。

第二节　光电治疗的沟通和管理技巧

一、加强医患沟通、完善档案管理

（一）加强医患沟通

诊疗过程中应加强与求美者的沟通，保障求美者的"知情同意权"，充分尊重求美者的自主权，已成为现代医德医风建设的重要原则和构建和谐医患关系的基础。长期以来，医院外科医生在实行手术、麻醉等操作前均采用与求美者及（或）家属谈话告知、签字制度，术前的有效沟通对于预防医疗纠纷起到了积极的作用。因此，激光美容在治疗前后与求美者交谈沟通也非常重要，它既是医生履行告知义务、求美者了解自身状况的过程，也是求美者识别知晓激光治疗风险和痛苦的过程。须做到以下几个方面。

1. 合理宣传，全面告知　医疗美容机构应向求美者提供全面的、客观的宣传手册，包括医院的整体介绍、医生简介、开展的技术及设备等。

2. 提供方案及分析，告知风险　对前来咨询的求美者，接诊医生应根据其病情提供多种合理的可选择治疗方案，并充分告知该治疗项目可能存在的并发症和风险等，然后

帮助求美者制订个性化的治疗方案。全面告知可充分保障求美者（患者）的知情权和选择权，有利于减少医患矛盾，改善医患关系，从而增加求美者的依从性、提高疗效。

（二）建立完善的医疗档案

建立完善的、规范的医疗档案不仅可以反映出医疗机构的管理水平和服务质量，更重要的是医疗档案在发生医疗纠纷时往往具有重要的法律效力。因此，每一份医疗档案都必须按照标准的、规范的格式填写，并进行有序整理，妥善保存。一份完整的医疗档案应当包括患者的个人基本信息、皮肤状况、相关检查结果、知情同意书、治疗记录、回访记录、治疗前后照片等。治疗前后均须对求美者的治疗部位进行拍照存档，完整的照片档案既可以作为治疗前后的效果对比，又可在发生医疗纠纷时作为有力的依据。拍照须规范：治疗前后的照片应以相同角度、相同光线、相同背景、相同颜色等相同环境条件下拍摄。当患者复诊时，将医疗档案取出，并作为后续诊疗的参考依据，待本次治疗完成后，需及时将治疗档案归回存档处。

二、规范治疗流程和措施

（一）治疗前应严格把握适应证

医疗美容的疗效评价往往缺乏客观的评价标准，因此，在进行光电治疗前我们必须严格把握治疗的适应证、禁忌证，并非每位求美者都需要进行光电治疗，也并非所有皮肤问题都适合进行光电治疗。严格掌握治疗适应证，制订适宜的治疗方案，合理筛选求美者人群是防范医疗纠纷的有效措施。激光美容治疗不适用于以下人群：不信任医生者，过分挑剔、对治疗效果期望值过高者，审美心理异常者，审美素养过低者，有精神或心理疾病者，特异性体质者，治疗医生对求美者要求达到的效果无把握者等。

（二）复杂病例应先行试验性治疗

当激光治疗医师遇到患者皮肤问题较为复杂，或是使用激光治疗效果不肯定，或是激光治疗后有可能出现严重副作用时，建议先进行局部试验性治疗。所谓试验性治疗，就是选取病变区域的局部皮损，采用预定的治疗方案进行治疗，在治疗过程中逐步调整光电设备的能量、参数，直到摸索出最有效的治疗参数后，再进行大范围治疗。通过实验性治疗可以减少副作用的发生，从而减少医患纠纷。

（三）治疗中严格执行操作规范

当接诊医生为求美者制订合理的治疗方案后，操作人员应严格执行医嘱，尤其要注意操作流程规范，以防因操作不当引起的并发症。在治疗过程中，治疗师应仔细观察求美者的表情，适时询问其治疗时的感受，以评估其对治疗的耐受性。如患者在治疗过程中疼痛难忍，应及时调整治疗参数并严密观察患者对治疗的反应。治疗结束后，操作人员应向求美者详细交代注意事项，并将治疗时间、部位、治疗参数，以及患者在治疗过程中的反应等内容记录在治疗档案中。

（四）治疗后做好宣教和回访

尽管激光治疗的安全性高、疗效肯定，但如果在治疗后缺乏正确的防护措施仍有可能出现一系列并发症，造成不必要的医患纠纷。因此，在激光治疗后应仔细告知求美者治疗后的注意事项，如外出时严格防晒、打遮阳伞、戴遮阳帽及太阳镜等，治疗区域使用医用修复敷料，治疗部位如出现结痂不可用手强行脱痂，并嘱咐求美者如治疗部位出现任何不适应及时复诊。治疗次日，操作人员应对求美者进行回访，询问治疗后的反应，如有不良反应需及时处理。

三、培养过硬的职业道德素质

（一）衣着得体，塑造良好外在形象

良好的仪容仪表能够反映一个人的外在形象，这一点对于激光美容从业人员尤为重要。医疗美容人员良好的专业形象就是自身的名片，因此需要更加注意个人专业形象的塑造。工作中衣着整齐，干净规范，举止端庄，言语得体。塑造良好的专业形象既是对求美者的尊重，也是对医疗美容行业的尊重。

（二）提升自身道德修养和内在素质

医疗机构从业人员必须热爱本职工作，时刻把患者（求美者）的利益放在首位，工作中认真负责，对患者有关爱意识。诊疗过程中对待求美者必须一视同仁，不应区别对待。工作中需具备高度的责任感，激光美容治疗工作常常患者多，工作量大，需加班加点，同时激光操作需谨慎仔细，更加要求激光从业人员有高度的责任心和奉献精神。

（三）培养良好沟通、交流技巧

面对形形色色的求美者，目前尚无统一的审美标准，这要求激光美容从业人员与求美者进行良好的、合理的、有效的沟通，了解求美者的切实需要和目标要求，有效的沟通既可以降低部分求美者不切实际的期望值，又可以提升患者对医生的信任，增强其对治疗的信心。总之，良好的沟通交流，可建立积极融洽的医患关系，从而提高医疗服务质量。

（四）精益求精，不断提升业务水平

激光美容行业发展迅速，各种新理论、新技术、新设备不断改进，日新月异。同时，人们对美容的需求越来越高，要求医疗美容从业人员不断提升自己的专业技术水平。专业技术水平是一名医生执业的基础条件，也是医美从业人员赢得求美者和同行尊重与信赖的必备条件。只有通过精湛的技术水平、优质的服务才能赢得求美者的认可。

四、建立良好的反馈制度

（一）制订复诊及回访制度

治疗结束后，需根据每位患者的不同病情、治疗项目、治疗反应制订个性化复诊及回访制度，如复诊时间：治疗后次日、一周、一个月、三个月、半年等。对于病情严重的或治疗反应较重的患者应在治疗后次日电话回访，了解患者的恢复状况，并嘱咐患者有问题随时复诊；对于病情较为稳定和治疗效果好的可仅通过电话回访；对于通过电话咨询不能解决的问题，应预约其到院门诊。电话定期回访可以了解患者对医护人员技术操作、服务态度的满意度，对于进一步改善服务态度，提高技术水平均有重要意义。

（二）重视投诉、及时处理

患者满意度是反映医疗行为最直接的指标，也是评价整个诊疗过程和服务过程的标准之一。医疗纠纷的前奏通常是投诉；重视投诉，积极、合理地处理投诉往往能化解医患纠纷，提高患者的满意度。这一点对于医疗纠纷频发的医疗美容行业尤为重要。为此，医疗美容机构应设立专门的投诉部门，专人接待、专人处理。及时发现医疗纠纷的潜在风险，找准问题的矛头，及时有效地给予解决。处理流程通常如下：先由接诊医师或治疗操作人员检查操作及流程是否规范，确定无误后再给予专业的解释与处理，如患者对解决方案不满意，则再由投诉办公室专人进一步调解，积极与患者沟通，充分做好安抚与解释工作，消除误会，争取患者的谅解。

（三）定期总结、积累经验

每次处理纠纷或投诉后，应及时进行分析、总结，吸取经验教训。从投诉、纠纷发生的原因、应对措施、解决方案、最终处理结果等各个环节深入分析，从中发现问题，解决问题，避免类似情况再次发生。同时，还可通过对其他医院医疗纠纷的案例和处理措施的分析，从他人的错误中吸取经验教训，不断提高医疗服务质量，提升患者的满意度，在最大程度上降低医疗纠纷的发生。

第三节　光电治疗前后的皮肤管理

一、激光对正常皮肤结构的破坏

（一）激光对皮脂膜的破坏

激光的热效应和光化学效应对皮脂膜的破坏主要表现为两个方面：一方面激光可影响糖基化神经酰胺合成酶的活性，使神经酰胺的生成减少，降低其保湿功能，造成皮肤干燥、脱皮和皮肤敏感性增加；另一方面，激光还可以破坏皮脂膜中的亚麻酸、亚油酸、脂质成分，使皮肤的抗感染作用降低，因此，激光手术治疗后容易造成感染。

（二）激光对角质层的破坏

激光的热效应会造成角质层中的角蛋白变性，从而破坏角质层的正常结构。使角质层对皮肤失去保护和防晒作用，日晒会直接导致黑色素细胞产生更多的黑色素，更容易造成色素沉着。激光造成角质层的吸收和保湿功能下降，皮肤容易变得敏感和干燥。激光还可破坏角质层特有的"三明治"结构——脂质和晶状体结构，从而影响皮肤的正常生理代谢，使皮肤含水量下降、屏障功能降低，导致干燥、色素沉着。

（三）激光对皮肤"砖墙结构"的破坏

激光的热效应可导致酶蛋白的变性，影响酶促反应，导致皮肤保湿因子和脂质代谢紊乱，破坏了皮肤的"砖墙结构"。皮肤的"砖墙结构"具有屏障、保湿、调节炎症反应、防晒四大功能。一旦"砖墙结构"遭到破坏，皮肤就丧失了屏障作用，皮肤对外界刺激的抵抗力大大下降，皮肤容易受到紫外线、微生物等环境因素的影响，导致色素沉着和感染。

（四）激光对水通道蛋白的破坏

维持水通道蛋白分子空间构象的次级键，其键能较低、性能不稳定，容易受到理化因素的影响。激光的热效应可造成水通道蛋白变性，使皮肤失去水合作用，导致皮肤干燥和敏感。

（五）激光对基底层的破坏

当激光光束到达皮肤的基底层时，如基底层的损伤程度超过了自身的修复能力，会造成瘢痕的形成。

（六）激光对皮肤微循环的影响

皮肤经激光照射后，由于激光能量被皮肤所吸收，被照射部位的局部皮肤温度会升高。激光可造成皮肤不同结构的损伤，降低皮肤的防护屏障功能、降低黑色素细胞的防晒功能、影响皮脂膜的保湿功能和某些脂类的抗感染功能。从而导致局部皮肤出现红斑、水肿、色沉反应，甚至形成瘢痕。也可使皮肤在激光治疗后出现干燥、脱屑，易受感染。

二、激光治疗前的综合管理

（一）心理护理

激光治疗前，针对患者关注疗效、不良反应（是否留下瘢痕）、疼痛三大问题，应主动与患者沟通，耐心细致地向患者讲解激光的治疗原理、过程及术后反应，必要时给患者看一些成功病例治疗的照片，增强患者的治疗信心、消除紧张心理，并指导患者学会正确的皮肤护理方法。同时，说明术后有可能出现的局部反应，包括水肿、炎症、色素沉着等，消除患者恐惧心理，提高心理痛阈。术前摄影留取资料，以便进行前后对比。

（二）皮肤管理

1. 防晒 治疗前应"严格"防晒至少半个月。求美者如在治疗前暴晒，此时的色素细胞进入了细胞活跃期，如进行光电治疗，会诱发黑色素产生色素沉着或色素斑。

2. 保湿 治疗前，如角质层的水分含量过低，将会影响光和电的导入；皮肤缺水还可导致皮肤的新陈代谢和自我修复能力减慢，造成皮肤敏感，降低治疗效果。因此，治疗前应加强皮肤日常保湿护理，如贴补水面膜，进行紧急补水，可迅速增加皮肤水合度，增加角质层的含水量。

3. 美白 如果光电治疗前求美者皮肤较黑，可根据其皮肤情况选择，先进行美白治疗，采用果酸换肤、美白导入等，在一定程度上可降低术后色素沉着的风险。

4. 清洁 光电治疗前对皮肤进行深层清洁，如使用无针水光冲洗，可有助于光电穿透，从而提高治疗效果。

5. 止痛 对疼痛敏感的患者可使用表面麻醉剂，根据不同病种的皮肤类型采用个性化的治疗参数。

三、激光治疗后的皮肤护理

（一）减轻术后皮肤反应

光电治疗后，应根据局部治疗区域的皮肤即刻反应进行冷敷或冰敷，可采用面膜冷湿敷或用无菌纱布包裹冰块冰敷，皮肤冷敷后可减轻患者术后不适，提高舒适度，减少激光对皮肤的热刺激、热损伤。激光治疗后皮肤冷敷时间通常为 20 ～ 30 分钟，在此过程中应避免摩擦治疗区域皮肤，并叮嘱患者正确的冷敷办法，切勿冻伤皮肤。如红斑、肿胀、渗血明显者，可用 3% 硼酸溶液湿敷，湿敷后可外涂湿润烧伤膏。光电治疗后 7 天可每日进行面膜冷敷一次，以提高患者的舒适度，减少不良反应的发生。

（二）防晒

1. 血管性或色素性疾病治疗后的护理 治疗后，如治疗区域有结痂，需保持皮损处干燥，可外涂 3 天抗生素软膏预防感染，必要时可外用弱效糖皮质激素软膏 3 ～ 5 天以避免炎症后色素沉着的发生。同时，叮嘱患者治疗区域严格物理防晒 1 个月，并对求美者进行健康宣教：①尽量避开紫外线高峰期外出，如避开上午 10：00 至下午 3：00 的外出；②外出时必须严格防晒，穿防晒衣、戴口罩、戴太阳镜、打遮阳伞或戴遮阳帽等；③尽量避免接触路面、雪地、沙漠、水等反射的紫外线；④不口服光敏性药物、不吃光敏性食物等。

2. 光老化治疗后的防晒护理 强脉冲光治疗光老化皮肤、紫外线照射皮肤后，可刺激基底层黑色素细胞产生大量的黑色素，从而诱发治疗区域色素沉着，且治疗后新生皮肤更易发生光老化。强脉冲光治疗后需要严格防晒，由于治疗后皮肤几乎没有创伤，因此，治疗后患者可物理防晒同时结合使用防晒霜，增强防晒效果。

3. 防晒产品的选择 光电治疗后，单用打伞、戴帽、戴口罩等物理防晒方法并不能完全阻止紫外线对新生皮肤的伤害，尤其是对于皮肤敏感的患者来说紫外线造成的损伤更为严重。因此，光电治疗恢复期除使用物理防晒外，还应根据患者的皮肤耐受情况指导其选择安全、有效的医用防晒产品。防晒产品可分为物理防晒剂和化学防晒剂。物理防晒剂也叫作紫外线"防护屏""反射剂"，物理防晒剂就如同一面镜子，它是通过反射、折射和散射紫外线，把紫外线阻挡在皮肤的外面，避免紫外线直接接触皮肤，从而达到良好的防晒效果，对皮肤的刺激性小，使用安全。化学防晒剂也叫紫外线"吸收剂""过滤器"，作用原理是通过吸收不同波长的紫外线，避免了紫外线对皮肤的直接损伤。由于化学防晒剂有一定的刺激性，因此，对化学防晒剂过敏者、对光敏感者、敏感性皮肤患者建议使用物理防晒剂，可减少光毒反应和过敏反应的发生。

4. 防晒剂指数的选择 防护 UVB 需参考 SPF 值，SPF 值是指皮肤抵挡紫外线的时间倍数，不同的 SPF 值表示有效防晒的时间也不同。例如：SPF15 =15×10 分钟 =150 分钟，即 SPF15 的防晒霜可防晒 150 分钟。防护 UVA 需参考防护指数（PA）值，通常以 PA+ ～ PA+++ 表示。光电治疗后，应指导患者根据自己所处地区、工作性质选用适宜的 SPF 值及 PA 值的防晒剂。

5. 正确使用防晒剂 涂抹防晒霜后，防晒霜被皮肤吸收的时间大约需要 30 分钟，因此，建议患者在日晒前 30 分钟涂抹防晒霜，且不论物理防晒还是化学防晒都要注意补擦，通常应 2 小时补涂 1 次。并且应在游泳、大量出汗后重复补涂，尤其是易晒伤的暴露部位。补涂防晒霜前，需对皮肤进行清洁，擦干汗水或污垢，以达到最佳的防晒效果。涂抹时轻轻用手掌抹开，再在皮肤上涂擦均匀。不论是物理防晒剂还是化学防晒剂都会对皮肤产生一定的负担，因此夜间需要对防晒剂进行卸妆，及时清洁，以免堵塞毛孔、诱发闭合性粉刺等问题。

（三）促进创面愈合

目前，常用的有碱性成纤维细胞生长因子、表皮生长因子等，主要作用为：促进创伤愈合，组织修复；促进新生血管形成；促进组织再生和参与神经再生。因此，有创激光术后，可外用生长因子等促进创面修复的药物加快创面愈合，并叮嘱患者结痂脱落前切勿人为刮除痂皮，应让痂皮自行脱落。

（四）促进皮肤屏障修复

激光对皮脂膜、角质层、基底层、砖墙结构、水通道蛋白等皮肤结构均可造成不同程度损伤，因此，激光术后应加强皮肤屏障的修复，叮嘱患者在激光治疗后 3 ～ 6 个月合理选择医学护肤品，指导其进行保湿、防晒等科学合理的护肤，对于激光术后修复受损的皮肤屏障达到最佳的治疗效果有重要意义。

（五）预防感染、减轻炎症反应

为了预防激光术后皮肤感染，必要时可外用抗生素软膏涂于创面，如果出现感染或疼痛症状，应立即就医。某些疾病（如鲜红斑痣）可能会出现暂时性的小水疱或大疱，不要将水疱弄破，等待自然干涸。如水疱＞ 3mm，可用无菌注射器刺破，将水抽出或从一侧轻柔地挤出。水疱一旦破裂，应定期消毒（碘伏每日消毒 1 ～ 3 次），不要封闭包扎、外涂抗菌软膏等。如治疗面积较大，反应较重，可酌情口服泼尼松 20 ～ 30mg/ 天。

（六）预防、减轻色素沉着

有些患者，特别是肤色较深的患者，在接受光电治疗后可能出现暂时性色素脱失或色素沉着（返黑），这往往与皮肤的类型有关，大部分患者可以逐渐恢复正常，但恢复时间的快慢因人而异，一般 3 ～ 6 个月色素沉着或加重部位色斑会自然消退。对于激光治疗后色素沉着的患者，在加强防晒的同时应与其进行良好的沟通，耐心地解释和安抚，可遵医嘱口服氨甲环酸、维生素 C 等药物，外用左旋维生素 C、熊果苷等，加速色素沉着的消退。

（七）饮食

饮食对皮肤修复有非常重要的作用，激光术后应少吃辛辣刺激及光敏性食物，如香菜、芹菜等。某些微量元素和维生素可影响皮肤正常代谢及生理功能，造成色素增加，因此，激光术后应避免进食含铜、B 族维生素的食物，而应多进食富含维生素 C、维生素 A 的水果、蔬菜，以及含铁、锌等微量元素较多的优质蛋白，以促进皮肤的修复。

综上所述，激光光电治疗后，需要减轻术后反应、防晒、促进创面愈合及屏障修复、预防感染等措施。光电治疗后，正确、合理、及时、有效地进行术后皮肤护理，能够提高患者舒适度，减轻术后并发症，避免色素沉着，提高疗效。

第六章　激光的基本原理

第一节　激光的物理学基础

电磁波的辐射可通过激发来实现。当受激的电子再吸收一个相同的光子能量后，再恢复到基态轨道时可释放出两个光子的光，这两个光子的方向、波长和相位均一致，这一过程称为受激辐射（也称受激释放）。这些因受激辐射释放出来的光子能进一步激发受激态的相同类型原子，使其释放更多光子。这一过程所需的能量由外部能源提供（图6-1）。

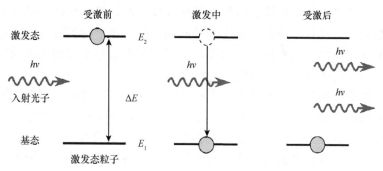

图 6-1　原子基态、激发态、受激辐射示意图

当外部的能量源给激光腔内的激光介质提供能量时，使基态的原子受到激励，电子从低能级跃迁到高能级的轨道。进入这种不稳定的高能态的原子越来越多，数量远远超过基态的原子数时称为"粒子数反转"，这时可明显提高光子激发受激状态电子的可能性。

各种激光器均由激光介质、光学谐振腔、激励源或"泵"和传送系统4个主要部分组成。

1. 激光介质　其中激光介质是产生激光的物质，它提供了产生光子时受激辐射的电子，通常是固态、液态或气态介质。常见固体介质有红宝石、绿宝石、钕：钇铝石榴石（Nd:YAG）、铒等；液态介质有脉冲染料，其中有罗丹明液体染料；气态介质常见的有CO_2、氦、氖等。

2. 光学谐振腔　谐振腔是一个在两端有两个反光镜封闭的腔，激光在两端反射镜之间来回反射很多次被不断放大，其中一个是几乎完全反射，另一个是大部分反射、少部分透射出去，透射出去的少部分即为输出的激光。

3. 激励源　也称为"泵系统"，是为了给激光的产生提供能量，激励介质原子产生反转；这些能量可以是电、光、微波，甚至是化学反应。

4. 传送系统　是将激光准确传递到终点的设备，通常是光纤或关节臂。光纤优点在于轻便，利于操作，但过度扭曲易折断，且不足以传输CO_2、Er: YAG 或短脉冲 Q-开关激光中的光（图6-2）。

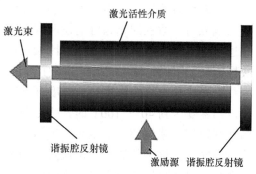

图 6-2　激光的各组成部分示意图

5. 激光的三个特性　单色性、相干性和单向平行性。单色性是指激光是单一波长的单色光源，波长是由激光介质决定的。相干性是指同一激光在时间、空间上是高度统一的，即某一时间节点上，激光光波的频率、振幅、传播方向是完全一致的。单向平行性是指激光是平行地发射的，即使传播很远也几乎不发生弥散。

第二节　激光与组织的相互作用

一、光照射到皮肤上会发生四种结果：反射、吸收、散射和透射

1. 反射　大概有 4%～6% 的激光在角质层就会被反射掉，反射的激光对皮肤组织不起作用，但是可能进入激光操作者的眼睛，所以操作者需要佩戴相应的防护眼镜。

2. 吸收　吸收是指激光与机体组织之间相互作用时，将辐射能（光能）转化成不同形式的能（热能）的过程，是激光起生物效应的前提。光子的吸收遵守比尔定律，通过组织（理想的均匀介质）的特定波长的光，其强度状态依赖于它的初始的光强度、穿透深度和消失距离（超过 90% 的光被吸收的距离）。

3. 散射　光穿过皮肤，主要是由于真皮胶原的原因产生散射。因为胶原分子的尺寸和近红外线的可见光的波长相似。散射主要是向前的，在某些部位大量的反散光，使真皮上部的能量密度增加，超过了入射位置的强度。在皮肤上还发生另外两种类型的散射，也就是由分子线度比入射光的波长小的分子引起的向各个方向的微弱散射和由分子线度比照射光波长大的物质引起的向前的散射。散射很重要，因为它迅速减少能量密度，使靶色基的吸收成为可能，作用在组织上产生临床效果。波长增加，散射减弱，使其成为理想的媒介指向深层的皮肤结构，如毛囊。600～1200nm 的波长是通向皮肤的光窗，因为它们不仅散射低，而且在这个波长范围内限制了被生物体内的色基吸收。

4. 透射　透射光是入射光穿过物体后的出射的光。光入射皮肤等组织大部分被吸收，残余的光传输到皮下组织，这主要依赖于波长，波长短的光（300～400nm）被散射，穿透不超过 0.1mm。600～1200nm 波长的光穿透得更深一点，因为它们散射得少。

二、光可以通过以下途径影响组织：光刺激、光动力反应、光热和光机械作用

1. 光刺激　有一些实验证据表明低能量激光加速伤口愈合，尤其是低能量密度的激光，其机制的假说是通过改善血液循环或者是通过刺激胶原合成来实现的。

2. 光动力反应　它构成了光动力疗法的基础，包括一种光敏性药物或其前体的局部或系统应用。适宜的光源可诱发两种反应，光氧化反应和即刻细胞毒素反应。光动力疗法也可以用于生物体内的色基，比如在痤疮丙酸杆菌中发现的色基，用蓝光杀灭痤疮丙酸杆菌时，痤疮的临床症状也得到了改善。

3. 光热和光机械作用　当温度升高时，生命赖以生存的大分子的特异结构会发生变化，当温度达到 40～100℃时，大多数蛋白质分子、DNA、RNA、细胞膜，以及它们的结构开始解旋或溶解。在激光与组织间相互作用中，在一定温度和加热时间的作用下，热凝固能导致细胞的坏死、止血及细胞外基质的改变。当组织吸收激光或光子能量后，大多数情况下可以转变为热，导致靶组织的变性或坏死，如果在短时间内吸收巨能量的

光子，则可能导致物理性的组织变性。

4. 机械性损伤　是在短脉冲激光照射下，在高能量密度时靶位的瞬间加热所造成的。靶位的局限部位的快速加热可以非常猛烈，这样靶位的结构可被冲击波（一个极具破坏性的、超音速的压力波）撕裂开，或形成洞穴（气泡的突然扩张和塌陷）或急速地热膨胀。在使用高能量、亚微秒级激光治疗文身和色素性疾病时，机械性损伤在选择性光热作用中起着重要的作用。

第三节　选择性光热作用原理

1. 热弛豫和热弛豫时间　当靶组织吸收激光能量后温度升高，同时会向周围组织进行热传导，这种向周围组织的热传导过程就是热弛豫。而衡量热弛豫速度的快慢就是热弛豫时间，热弛豫时间就是显微靶目标显著地冷却（温度降低一半时）所需要的时间。只有能量聚集速度超过组织冷却的速度时，也就是当激光照射的时间短于靶组织的热弛豫时间时，热量将被最大限度地局限在靶组织上，特异性最强的靶组织才能完成加热，在热量开始扩散并损坏相邻结构之前停止能量的输入，从而减少对周围组织的损伤。

组织的热弛豫时间与它的大小有关，与靶组织的大小的平方成正比，换句话说，就是小的物体冷却比大的物体冷却要快。因此，不同大小的血管拥有不同的热弛豫时间，毛细血管热弛豫时间为 10 微秒（μs），静脉可能为几百微秒，而成人的鲜红斑痣的较大血管热弛豫时间可达数十毫秒。

2. 波长　激光的波长是由激光介质决定的，波长越长，穿透深度越深，单位一般为纳米（nm），不同波长的激光可被不同的组织优先吸收。在为治疗靶目标选择波长时，首先需要考虑穿透深度，能否达到靶目标的层次；其次需要考虑波长，能否被靶目标特异性吸收。

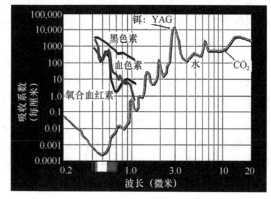

图 6-3　各种靶组织对光的吸收曲线示意图

我们要先学会怎么选波长，激光要对皮肤产生作用，它必须被组织的某个成分（靶组织）所吸收。（图 6-3）常见色基的光谱吸收特点如下。

（1）蛋白质和核酸：在中波紫外线和短波紫外线波段强烈吸收。

（2）黑色素：在紫外线波段强烈吸收，在可见光和红外线区域吸收降低。

（3）水：是吸收中远红外线波段的主要色基。

（4）血红蛋白：吸收峰在长波紫外线的蓝色（400nm）、绿色（541nm）和黄色（577nm）。最理想的吸收效果是激光输出可以与靶组织的吸收峰值相吻合。

3. 脉宽　即激光照射时间，也就是靶组织被加热的时间。脉宽≤靶组织热弛豫时间，就是靶组织在明显冷却之前就吸收了激光照射所传递给它的足够能量，靶组织就能实现理想的热效应。

4. 能量密度　是指激光单个脉冲传递的能量，单位是 J/cm²，能量密度数值越大，治疗强度越高。计算公式为：能量密度（EF）＝能量（J）/ 光斑面积（cm²）。

5. 选择性光热作用基本条件 发生选择性光热作用必须具备以下三个基本的条件。

（1）激光波长必须是能被靶组织优先地吸收（例如，靶组织对光的吸收高于周围组织最少 10 倍），并且能作用到靶组织所在的深度。

（2）激光的照射时间必须短于或等同于靶组织明显冷却所需要的时间（即脉宽≤靶组织的热弛豫时间）。

（3）能量密度要足够引起靶组织达到损伤的温度。

当激光满足这三个条件后便可对特定的靶目标进行特异性作用。在选择性光热作用中可能会有几种热介导的损害机制发生，包括热变性、机械性损害，以及热分解。靶组织的吸收可以通过选择设置波长、功率、光斑大小、脉宽等参数，对不同求美者的需求进行个性化的治疗。

第四节 皮肤重建作用原理

激光皮肤重建是指重新形成一个皮肤表面，达到一个皮肤年轻化的改变。在了解激光皮肤重建的机制之前，我们得先了解胶原蛋白约占人体皮肤真皮层的 80%，是组成真皮层的主要成分，可起到支撑和保持水分的作用，同时也决定了皮肤质地和皮肤的年轻状态程度。当适宜波长（> 400nm）的激光照射皮肤时可被胶原纤维部分吸收，皮肤中血红蛋白、黑色素及水分吸收的热量中的一部分可传导至真皮，从而在皮肤深层组织中产生光热作用。热作用可破坏胶原纤维中的氢键，使其三级螺旋结构发生改变，从而导致胶原分子发生热收缩，产生即刻的紧缩效果。

激光创面和其他创面一样，经过炎症期、增生期和重塑期。在炎症期，血小板分泌生长因子，用以吸引巨噬细胞和中性白细胞清除细胞碎片，巨噬细胞分泌转化生长因子 -β（TGF-β）吸引成纤维细胞。成纤维细胞分泌胶原和细胞外基质，这是增生期的开始。毛囊和汗腺的生发细胞开始上皮化，由于受刺激的成纤维细胞仍会继续产生新的胶原使真皮胶原沉积增加，在皮肤重建治疗术后 3 个月内皮肤都会有持续紧致的效果。

激光皮肤重建需要选用透入皮肤的激光波长必须能被靶目标"水"优先吸收，皮肤中含有大量的水分，水就是一个天然的理想色基。由于 CO_2 激光和铒激光能很好地被水吸收，所以成为激光皮肤重建的理想工具。

其中需要特别注意的是，胶原蛋白发生收缩所需要的温度在 57 ～ 61℃，过高的温度可能导致胶原蛋白不可逆的蛋白变性甚至是凝固坏死，从而失去活性。临床上要精确地去掉表皮和部分真皮启动皮肤重建的过程，激光的治疗就必须符合选择性光热作用原理，否则过多的热损伤会导致瘢痕形成。

第五节 局灶性光热作用原理

局灶性光热作用原理，也称作点阵作用原理，它将激光光束排列成点阵状（图 6-4），以点阵方式均匀进入皮肤后，形成不连续的小柱状光热损伤区，即"微治疗区（microscopic treatment zone，MTZ）"，不同于其他激光对靶组织大面积的加热，微治疗区周围仍留有正常的皮肤可帮助创口快速愈合（图 6-5）。局灶性光热作用原理是激光换肤治疗的新进展，它使激光对皮肤的损伤减少，使创面修复的炎症反应减轻，缩短了愈合时间，同时降低了炎症后的色素沉着、瘢痕等副作用的风险。常见的激光器为点阵 CO_2 激光、点阵 Er：YAG 激光等。

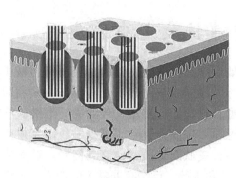

图 6-4　点阵激光示意图

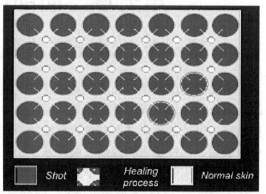

图 6-5　点阵激光 MTZ 周围的正常皮肤可快速向周围愈合

（Shot：激光照射区域；Healing process：愈合进展过程；

Normal skin：正常皮肤区域）

当点阵激光作用于组织时，有三个明显的与组织加热程度相关的组织变化层：

1. 气化剥脱层　温度大于 100℃，激光直接作用的组织层，将使细胞间的水分发生气化并使组织去除。

2. 凝固层　温度大于 58.85℃，在激光直接作用的组织层下面，是不可逆的凝固变性层，产生组织坏死。

3. 加热层　也称为蛋白变性层，在组织的最下面，是可逆的非坏死的加热层，加热层使真皮的温度达到 55 ～ 62℃时即能引起胶原收缩、再生和重塑。

第七章　面部抗衰老激光技术

第一节　激光在皮肤重建抗衰老中的应用

皱纹的逐渐出现并加重，是皮肤衰老的主要表现之一，也是伴随着表皮脂肪减少、缺乏水分、弹性下降的必然结果。用激光除皱称为激光表皮重建，是基于在皮肤利用热损伤产生可控的创伤并引发愈合反应的原理。愈合过程胶原重塑，伴随成纤维细胞产生新的胶原、弹性蛋白和其他细胞外基质使真皮增厚。皮肤重建除了减少皱纹，真皮重塑也能够改善皮肤粗糙纹理、毛孔粗大和瘢痕等多种皮肤质地改变的衰老问题。针对皮肤老化的特定治疗目标基质是黑色素、氧合血红蛋白和水等，已经有非常多的激光设备可以满足患者个体化、年轻化的治疗需求，为老化的皮肤改变提供了快速、安全、有效的治疗方法。

激光设备的选择需要综合多方面因素，包括皱纹的严重程度、需要治疗的次数、患者的期望值、能接受治疗后的恢复期、并发症风险等。激光用于表皮重建主要选择剥脱性激光与非剥脱性激光。剥脱性激光重建术延长了恢复时间和较高的并发症风险，这就促进了非剥脱性激光及点阵激光的发展。非剥脱性激光诱导重建术，诱导真皮的热损伤来改善皱纹和轻微光损伤，但却不损伤表皮。点阵激光在一个规则的空间点阵内通过热作用造成表皮和真皮组织的损伤。不管是非剥脱性激光或者点阵激光重建术，其效果都不能达到剥脱性激光重建术的疗效，但是前两种方法由于最小的风险和可接受的改善效果而较后者更为广泛地流行。

皮肤老化的激光治疗选择没有对与错之分，总的原则是需要使治疗效果最优而恢复时间和风险最小化。采用的方法很大程度上取决于现有的设备，以及患者的期望值与能接受的恢复期和风险间的权衡。一般的原则建议，开始用最小侵入性和疼痛感最轻的激光，若治疗达不到想要的疗效，再使用侵入性更强的激光设备。

皮肤光老化治疗通常需要处理的包括色素性改变、血管扩张、肤质和皱纹等多个问题。建议治疗先从色素性改变和血管扩张入手，再到肤质及皱纹，逐步治疗其他多个问题。因为在肤色和血管问题改善后，肤质的改善会更加明显。

第二节　激光在皮肤老化色素性皮损中的应用

激光治疗皮肤老化色素性皮损的原理仍是选择性光热作用原理，将皮肤中的黑色素作为激光治疗的靶目标，黑色素吸收的波长 250～1200nm。选择性光热作用下可发生各种热损伤，包括热变性、快速热膨胀后的机械性损伤或形态改变（气化）或热化学反应（化学结构的改变）。亚微秒激光高能量在治疗色素性皮肤问题中，选择性光热作用造成的机械性损伤具有重要价值。局部加热后组织迅速膨胀，以至于加上光波的反复激荡形成空洞，化学结构也发生改变。

当使用近紫外线或者近红外线的亚微秒激光治疗色素性皮肤病可见到即刻发白的现象，此时用电子显微镜观察可发现黑色素小体发生破裂。由此推断出激光术后即刻发白的表现是黑色素小体破裂的临床表征。因为激光术后黑色素小体破裂时可产生气泡，这些气泡在强光线下折射，会使皮肤看起来发白。这些气泡在接下来几分钟到几十分钟后可被溶解，此时肤色恢复或接近正常。这种即刻发白的表现为激光医师提供了治疗终点的一个直观指标。

起初是采用连续性激光对皮肤色素性问题进行治疗，但由于其穿透深度有限、瘢痕和色素改变等风险非常高。Q开关激光的发明是激光治疗色素性皮肤病的里程碑。Q开关激光仪是一类脉宽极短、功率高、高能量的激光仪器。激光治疗色素性皮肤病的靶组织是黑色素小体（热弛豫时间大约为1μs），而Q开关激光的脉宽极短，是纳秒级别（1μs=1000ns），故各类Q开关激光能满足各种表皮性、真皮性及混合性皮肤色素问题。Q开关激光在光学谐振腔里加入一个由偏振器和普克尔盒组成的快门。普克尔盒是一种透明晶体电光元件。当加入外电场时，普克尔盒能使激光经过的偏振器旋转。普克尔盒和偏光镜结合起来即"Q开关"。当普克尔盒被加上外电场时，激光在光学谐振腔内停留。当电源关闭时，高能量的激光在瞬间内释放出来。目前，常用的Q开关激光包括红宝石激光、Nd: YAG激光和翠绿宝石激光。Q开关激光特有的性能使其可有效地治疗良性色素性皮肤病，瞬间释放的激光能量被局限在皮肤组织内，对黑色素加热。黑色素的细胞被加热后，细胞内产生空泡，随后破裂成为碎片最终由巨噬细胞吞噬并清除。Q开关激光能准确加热细胞内亚细胞结构和色素颗粒，减少了对其他非靶组织的损伤，降低了瘢痕等其他副作用的发生率。

常见的Q开关激光有：倍频Q开关Nd: YAG 532nm激光、红宝石694nm激光、翠绿宝石755nm激光和Nd: YAG 1064nm激光。激光波长穿透深度越深，其治疗表皮色素性皮肤病越好，可以选择倍频Q开关Nd: YAG 532nm激光、红宝石694nm激光、翠绿宝石755nm激光；而Q开关Nd: YAG 1064nm激光可以用来治疗更深的色素性问题。下文将对面部衰老的色素性皮肤病包括脂溢性角化病、黄褐斑的激光治疗进行一一介绍。

（一）脂溢性角化病

脂溢性角化病又称老年斑，若有增生也称老年疣，是角质形成细胞成熟迟缓所致的一种良性表皮内肿瘤，大多数发生于40岁以上的人，好发于面部，是面部衰老色素性皮肤病的最常见改变，还可随年纪增长而逐渐增多。皮损为淡黄色、浅褐色、褐色甚至黑色的扁平丘疹、疣状丘疹或斑块，表面略呈乳头瘤状，渐渐增大，疣状变得明显，可形成一层油脂性厚痂，色素沉着均匀，可以非常显著，甚至呈黑色。通常多发，大小不一，直径多在1cm以内，也可更大，无自愈倾向。脂溢性角化病的发病率很高，几乎不发生恶变。

脂溢性角化病可选用Q开关694nm红宝石激光、Q开关/长脉宽755nm翠绿宝石激光、倍频/可调脉宽/Q开关Nd: YAG 532nm激光治疗，治疗终点是皮肤立刻呈灰白色或者暗灰色改变，但不会出现紫癜、水疱。

但针对有增生的脂溢性角化病，上述激光临床疗效欠佳。这时，可选用超脉冲CO_2激光直接进行气化治疗。一旦治疗深度过深可因伤及真皮而引起瘢痕、色素沉着等副作用。所以可先将突出的增生组织气化，再逐层气化，用0.9%氯化钠溶液棉签将气化后的焦痂轻轻擦去，利于看清楚层次来决定下一步的治疗或者终止治疗。如若脂溢性角化病增生较厚，可采取分次治疗，间隔时间为 3 个月，外用抗生素药膏，创面无需包扎覆盖，创面一般于术后 1 周愈合。

（二）黄褐斑

黄褐斑是一种好发于面部的继发性色素性皮肤病，典型临床表现为对称性的浅黄色至深褐色的色素沉着斑。黄褐斑对称分布于面颊部，以面部、颞部、鼻部及前额为主，大小不一，边缘清楚或呈现弥散性，有时呈现蝶翼状，一般无主观症状。本病女性多见，但也可发生于男性。病因尚不清楚，目前认为黄褐斑可能与妊娠、内分泌、化妆品、遗传、口服避孕药、紫外线和肝脏疾病等有关。

黄褐斑根据色素沉着斑的深浅分为表皮型、真皮型和混合型。表皮型的黑色素主要沉积在基底层及上面，表皮黑色素细胞活跃，但无黑色素细胞增殖；真皮型真皮中上部血管周围有噬黑色素细胞存在，真皮吞噬细胞中色素增加。自然光线下，表皮型呈淡褐色，真皮型呈蓝灰色，混合型呈深褐色。而在 Wood 灯照射下，表皮型黄褐斑色素沉着加重，真皮型黄褐斑无明显加深，混合型黄褐斑上述表现均有可能出现。

黄褐斑是色素细胞功能紊乱，任何创伤性治疗均可能使色素异常加重。为了避免炎症后色素沉着（复发），尤其是那些有肤色的人（Fitzpatrick 皮肤分型 IV～VI），在使用激光治疗黄褐斑时要十分谨慎，只有在其他治疗方法经过充分试验总结和失败经验后才能使用，但激光治疗黄褐斑仍是目前学者乐于研究的方向。常规的 Q 开关 532nm、755nm 激光治疗黄褐斑后，仅能获得一过性的色素减淡，但最终均会发生色素加深，临床上不推荐使用。表皮型黄褐斑使用激光的治疗效果与外用药物和化学剥脱术治疗的疗效均类似，但是激光治疗后可能迅速复发甚至颜色更深，复发与黑色素细胞的过度活动和激光治疗后的炎症色素沉着有关。真皮型和混合型的黄褐斑效果不佳。但是激光治疗黄褐斑的努力从来就没有停止过，多种激光被尝试进行黄褐斑的治疗。

1.Q 开关 Nd: YAG 532nm 激光 近些年临床上很多医师使用 Q 开关 Nd: YAG 532nm 激光采用低能量，具有大光斑尺寸的准直光束进行治疗。激光调节的优点包括有效改善黄褐斑，最大限度地减少不良事件的风险，而不影响患者的日常生活，使表皮保持完整。Q 开关 Nd: YAG 1064nm 激光的低能量仅选择性地破坏黑色素细胞中的黑色素，同时使含黑色素的细胞保持完整。可以每周 1 次治疗，临床上的确显示出明显的疗效，但是停止治疗后，皮损很快复发，而且部分患者出现色素沉着。

2. 大光斑、低能量长脉宽 Nd: YAG 1064nm 激光 也有案例采用大光斑、低能量长脉宽 Nd: YAG 1064nm 激光治疗黄褐斑，取得了不错的疗效，韩国学者实验组采用低能量 Q 开关 Nd: YAG 1064nm 激光联合长脉宽 Nd: YAG 1064nm 激光与对照组单独低采用能量 Q 开关 Nd: YAG 1064nm 激光进行治疗黄褐斑的对比临床研究，实验组和对照组的黄褐斑面积及严重程度指数评分均明显下降（3.6∶3.0），实验组的激光术后色素减退、反跳色素沉着斑的不良反应明显低于对照组，提示低能量 Q 开关 Nd: YAG 1064nm 激光联合长脉宽 Nd: YAG 1064nm 激光可能是治疗亚洲人种黄褐斑的新思路，但目前仍缺乏大量临床研究。

3. Er: YAG 激光 早年有学者采用 Er: YAG 激光治疗难治性黄褐斑有良好的疗效，但术后的不良反应包括持续性红斑、感染和炎症后色素沉着症等。

4. 非剥脱性点阵激光　对于部分常规治疗抵抗的黄褐斑患者，有国内学者使用1540nm非剥脱性点阵激光联合氢醌乳膏治疗获得了良好疗效，且1年后随访复发率较低（仅7.5%）。其治疗机制可能是点阵激光治疗后真表皮连接处的色素可随着MENDs经表皮脱落。但有研究表明，1550nm非剥脱性点阵激光治疗黄褐斑的疗效仅与化学剥脱剂相似。

总之，黄褐斑因为病因复杂且容易复发，临床治疗上比较困难，我们不能仅仅依靠光电手段来进行治疗，常常需要联合口服药物（如氨甲环酸）、外用药物（如氢醌霜、左旋维生素C）进行治疗，同时需要兼顾患者的内分泌、激素水平、睡眠和情绪进行多方位调节和改善。

第三节　激光在皮肤老化血管性皮损中的应用

面部的衰老除了皮肤松弛、皱纹、色素斑增多，还包含毛细血管的扩张，可以是动脉或者静脉，常常肉眼可见，也可能表现为弥漫性红斑。本病可由自然老化或者光老化引起。目前，激光治疗血管性皮肤病已经取得了不错的疗效，血管性激光在对血管进行热刺激的同时，还可以使其释放大量的炎症介质，从而启动皮肤的修复机制，对皮肤的质地包括皱纹均有改善。

其中，脉冲染料激光（PDL）是目前治疗面部毛细血管扩张最有效的方法，脉冲染料激光波长585nm/595nm，接近血红蛋白的吸收高峰577nm，脉冲染料激光利用选择性光热作用原理，对血红蛋白发挥特异性选择作用，使毛细血管内血液凝固、内皮细胞坏死、血管壁塌陷等，造成毛细血管特异性破坏，PDL疗效满意且副作用较少。治疗时常需要冷却装置，以降低表皮温度来起到保护的作用。可根据血管大小及位置来调整参数，其中光斑可调（3mm、5mm、7mm或10mm），光斑可重叠10%～20%，脉宽根据血管大小选择，直径大于0.4nm时，脉宽选择为20～40ms，治疗终点是靶血管立刻凝固或消失，照射后1分钟内产生紫癜，以不产生水疱或结痂为度。有研究发现术后适度的紫癜可能使疗效更佳，术后恢复需要5～7天。大多数面部毛细血管扩张能被PDL明显改善，但由于PDL穿透深度有限，对真皮下较深、管径粗的血管疗效欠佳。长脉宽1064nmNd：YAG激光穿透较深，可减少表皮黑色素对其的吸收，故针对管径较粗和肤色较深的毛细血管扩张症可获得不错的疗效。而针对仅表现为弥漫性红斑或者细小的面部毛细血管扩张症，选用强脉冲光进行治疗也可获得良好改善。

第四节　非剥脱性激光表皮重建抗衰的应用

用于皮肤重建的非剥脱性激光，使用非点阵或点阵模式将激光能量传送至皮肤。非点阵激光成片温和加热真皮，穿透至真皮层，100～300μm引起胶原损伤后的重塑反应。点阵激光在真表皮组织内产生微小柱状热损伤区，加热皮肤的一部分，深度可至真皮网状层，大约1500μm。MTZ的组织被凝固而角质层完好。MTZ之间未被治疗的组织作为新生细胞储备迁延至治疗区域，促进创伤愈合及胶原新生和重塑，达到治疗的除皱嫩肤效果。点阵非剥脱性激光比其他的非剥脱性激光引发的创伤愈合反应更强，真皮胶原重塑作用更强，皱纹、瘢痕、细纹、皮肤松弛的改善效果更明显，同时也可以治疗色素性的皮损，如日光性色斑、雀斑，以及光线性角化病等。

　　大多数用于皮肤重建的非剥脱性激光将水作为靶组织来加热真皮，也有部分靶组织为黑色素和氧合血红蛋白。水吸收 950 ～ 11000nm 的光，当靶组织为水的皮肤被激光照射时，依据激光能量释放方式的不同使真皮被温和地加热（采用非点阵激光），也可以被更剧烈地加热和凝固（采用点阵激光）。靶色基是黑色素和氧合血红蛋白的激光，由于靶色基有特异性，主要用于色素性皮损或血管性皮损的治疗，也可用于皮肤的重建。通过水、黑色素或氧合血红蛋白吸收的激光能量加热真皮，激活成纤维细胞，刺激胶原重塑反应，使真皮增厚，皱纹减少。

　　以水为靶组织的非点阵激光（1064nm、1320nm、1450nm）的穿透深度取决于它们与水的亲和力，短波长（如 1320nm）被水吸收少，穿透较深，而长波长（如 1450nm）被水吸收较多，穿透较浅。1064nm（Nd: YAG）激光是最常用的非点阵皮肤重建激光之一。长脉宽 1064nm（Nd: YAG）激光对靶色基黑色素选择性吸收少，波长在红外线范围，与水的亲和力差而吸收少，则穿透深，能够更加安全地用于嫩肤及血管疾病的治疗，适用于各种皮肤类型。另外，Q 开关 1064nm（Nd: YAG）激光主要应用于真皮的色素性疾病。较长波长的红外线激光对于真皮的中层治疗效果肯定，对于皱纹能达到温和而持续的改善。如 Hong 等应用长脉宽 1064nm（Nd: YAG）激光治疗 Fitzpatrick 分型中皮肤Ⅲ、Ⅳ型的 22 例受试者，1 个疗程共 3 次，4 周 1 次的治疗，前后自身半脸的对照，3 次治疗完成后用免疫组化技术检测显示，治疗侧面部胶原纤维含量为 45.4%，对照侧为 25.9%，治疗后皮肤弹性明显改善。皱纹评分采用 WSS 评分，统计学分析显示治疗侧皱纹改善有统计学意义，且与未治疗侧相比明显改善。

　　以水为靶组织的点阵激光（1410nm、1440nm、1540nm、1550nm、1565nm、1927nm），比非点阵激光显效更快，改善更明显。这些激光的穿透深度也取决于它们与水的亲和力，短波长（如 1550nm）与水亲和力低，穿透较深，与之相关的是对真皮的作用效果更明显，如胶原重塑和减少真皮色素性改变。长波长（如 1927nm）与水亲和力较高，穿透更表浅，用于治疗表皮的色素性皮损（如色素和雀斑）。有研究报道，点阵激光治疗后，临床改善比非点阵非剥脱性激光更确切、更明显。Manstein 等使用 Fraxel SR750 铒玻璃点阵激光治疗眶周皱纹和前臂光老化皮肤的研究表明，1 个月后皱纹改善 54%，3 个月后改善 34%，质地改善 47%。Fournier N 等使用 1540nm 铒玻璃激光对 Fitzpatrick 皮肤类型Ⅰ～Ⅳ的 60 名患者（平均年龄 47 岁）进行面部皮肤重建，间隔为 6 周，共 4 次治疗，治疗后 6 周，使用患者照片、组织学、超声成像和具有硅胶印迹的轮廓测定等方法对患者临床疗效进行评估。所有受试者肤质和皮肤外观方面均有主观改善，超声成像也显示真皮厚度增加 17%（$P < 0.005$），活检标本提示有新生胶原形成，增加了真皮的厚度，且无明显不良反应。也有研究报道，使用 1440nm Nd: YAG 点阵激光治疗颈部皱纹，有改善颈部轮廓和皮肤收紧的作用，使真皮上层的纤维增生。

　　以黑色素和氧合血红蛋白为靶组织的激光（532nm、585nm、595nm、755nm、1064nm）均为非点阵方式，可有轻度除皱效果，皮肤重建效果较不明显，一般在治疗后 2 ～ 3 个月后显现，主要用于治疗血管性疾病和色素性皮损。Rostan 等报道 15 名光老化的女性受试者，在 4 个月内接受长脉宽 595nm PDL 每月 1 次的治疗，临床评分改善 18%，组织病理学分析示成纤维细胞数目增加。总的来说，血管性治疗用的激光如 PDL 和脉冲 532nm 激光被运用于嫩肤但疗效相对较差。

　　患者选择非剥脱性激光表皮重建治疗需基于皱纹的严重程度，患者对效果的期望值，以及能接受的恢复期（表 7-1）。

表 7-1　非剥脱性激光皮肤重建患者选择及效果

设备（色基）	皱纹严重程度	效果	不适感	恢复期
非点阵（黑色素和氧合血红蛋白）	+	+	+	+
非点阵（水）	+	+	+	+
点阵（水）	++	++	++	++

注：非点阵（黑色素和氧合血红蛋白）=532nm、585nm、595nm、755nm、1064nm
非点阵（水）=1064nm、1320nm、1450nm
点阵（水）=1410nm、1440nm、1540nm、1550nm、1565nm、1927nm
+ 轻度；++ 中度

综上所述，非剥脱性激光表皮重建治疗适合应用轻中度皱纹，改善肤质，也应用于深肤色人种，它的恢复期短，可与其他激光联合治疗色素和血管，也可与其他微创治疗如肉毒素和真皮填充剂联合。与剥脱性激光相比，除皱的效果温和；对于寻求逐步美容改善，要求较小地影响日常生活的患者是一个不错的选择。随着能够传送更高能量和更深皮肤穿透的点阵设备出现和治疗技术完善，非剥脱性激光已成为用于光损伤皮肤年轻化治疗的主要手段之一。由于求美者对非剥脱性激光治疗耐受性较好，多次累积治疗效果肯定，临床上可以选择非剥脱性激光治疗作为每月或每季度皮肤保养，用以改善肤质或消除老化皮肤或减轻皱纹。

第五节　剥脱性激光表皮重建抗衰的应用

20 世纪 90 年代发展起来的以超脉冲 CO_2 激光和铒激光为代表的剥脱性激光除皱技术，在效果上至今仍然被认为是"金标准"。这种基于浅色人种的治疗显示，术中术后均可见明显的皮肤收紧及细密皱纹的减少，疗效肯定；但是对于色素较多的人，热损伤、瘢痕及色素沉着形成的风险高得令人无法接受。为了改善激光重建术的安全性，诞生了一种新的模式——点阵模式的激光治疗，也是基于激光局灶性光热原理的革命性的拓展和进步，通过点阵激光产生阵列样排列的微小光束，作用于皮肤后形成多个三维立体柱形结构的微小热损伤区，称为微治疗区（microscopic treatment zone，MTZ），直径为 50～150μm，深达 500～1000μm。剥脱性点阵激光修复老化皮肤通过剥脱表皮和部分真皮，致邻近上皮和附属器结构迁移生长，激活成纤维细胞，形成新的胶原蛋白和弹性蛋白纤维，重塑皮肤，转化成稳固的紧致皮肤。与传统的剥脱性激光产生片状热损伤不同，因每一个 MTZ 周围都有未损伤的正常组织，其角质细胞可以迅速爬行，使 MTZ 很快愈合，可以减少剥脱性激光治疗后的不良作用，从而使表皮重建恢复期更短，与传统深层、连续性激光相比风险更小，它已经成为皮肤年轻化治疗的主要手段。目前，国内最常使用的是点阵 Er: YAG 激光（2940nm）和 CO_2 激光（10600nm），因其具有较好的疗效、风险相对较低而广泛地被应用。

一、CO_2 激光表皮重建

CO_2 激光波长为 10600nm，该波长可被水强烈吸收。CO_2 激光的基本原理是基于选择性光热作用理论，皮肤组织中的水分吸收 CO_2 激光光能，大量的细胞受热损伤发生剥脱、气化，以去除光老化的表皮和部分真皮。

点阵 CO_2 激光利用局灶性光热作用原理，通过点阵模式在保证治疗效果的同时，大大降低了激光术后发生瘢痕、色素沉着等风险，尤其是为深肤色人群带来了福音。点阵 CO_2 激光可分为 Deep 与 Superficial 模式，光束释放通过脉冲式或扫描式被设计成具有高峰值能量，并具有短脉冲和（或）于皮肤表面的快速移动的特点。Deep 模式是对局部皮损进行高能量治疗，深度可达真皮层以刺激胶原的增生，但其覆盖率低，对表皮浅层改善欠佳。而 Superficial 模式是对表皮进行浅层磨削，促进表皮更新，同时刺激角质形成细胞分泌生长因子，可修复激光后的热损伤。Gold 和 Biron 使用点阵 CO_2 激光的 Superficial 联合 Deep 的模式来治疗皱纹，获得了良好的面部年轻化效果，患者在色素沉着和皮肤纹理方面均有显著改善，且具有较好的安全性。Kohl 等应用 CO_2 点阵激光治疗 25 例皮肤光老化患者，患者在 1～6 个月内完成 3 次面部的治疗，治疗前后使用 3D 成像系统测量皱纹的面积及深度评分。在治疗 3 个月后面部的皱纹均得到有效改善，特别是在面颊部、眶周的皱纹面积较之前分别减小 58.3% 和 35.1%，深度较之前分别减少 51.3% 和 31.1%，该差异具有统计学的意义。栾迎春分析 326 例使用 CO_2 点阵激光治疗面部年轻化患者的临床资料，发现色素沉着、毛细血管扩张、皮肤质地、毛孔粗大等指标均有显著改善，尤其是毛细血管扩张总有效率达 94.2%，其他指标的改善总有效率也高于 80%。

上述的 CO_2 激光系统可以使表皮的光老化得到明显的改善，多数患者的皱纹获得达 50%～90% 的改善。这种改善对于细纹更显著，尤其是眼周或唇周的（图 7-1、图 7-2）。

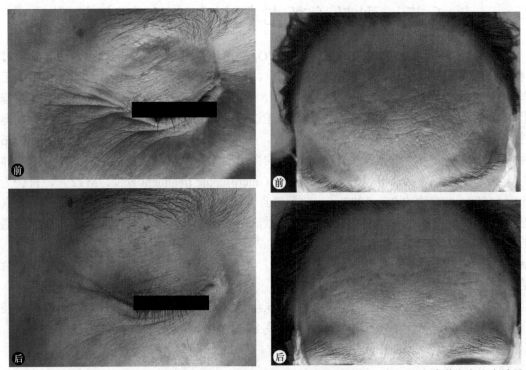

图 7-1　眶周皱纹行 2 次 CO_2 点阵激光术治疗效果（能量 60J/cm²，间距 0.6～1.2mm）　图 7-2　额头皱纹行 1 次 CO_2 点阵激光术治疗效果（能量 50 J/cm²，间距 1.2mm）

采用激光进行皮肤重建时，同一个部位一般需要多次照射，一般为 2～4 次，照射次数、能量密度需要根据皮肤厚度、部位及光老化程度来决定。其中较厚的皮肤或光老化损伤明显的皮肤与较薄无损伤的皮肤，需要更多的照射次数或者更高的能量密度。另外，皱纹肩部比皱纹底部及周围区域需要更多的照射次数及能量密度,一般皱纹肩部需要2～4次照射,而周围区域仅需1～2次照射。较多的照射次数可使凝固区域扩大,较高能量密度(尤其是第一次照射时)可增加激光气化的深度,但需要注意的是,治疗次数及能量密度增加的同时,热损伤也在增加,创面愈合将随着时间延长,激光术后红斑、炎症后色素沉着、瘢痕的风险也随之增加。

1. 治疗终点　当出现以下情况之一时,即表示到了治疗终点,应立即停止此区域的治疗,转换下一个区域。

(1)皱纹及不正常的皮肤肌理消失。

(2)皮肤出现麂皮样颜色,即皮肤呈棕黄色样,此时已提示治疗作用已达真皮网状层,如再继续治疗可能导致瘢痕产生。

(3)组织干燥,没有观察到进一步的皮肤紧缩。

每一次治疗后,需要用0.9%氯化钠溶液浸湿的棉签/纱布来擦拭治疗区域以去除组织碎片。一般情况下,第一次激光照射一般已将大部分表皮去除,第二次激光照射常常达真皮乳头层,第三次激光照射可达到真皮乳头层中部。

2. 特殊部位要点　在进行激光皮肤重建时,特殊部位治疗要点如下。

(1)眶周皱纹:一般不超过2次照射,除非是对仍存在皱纹的部位增加个别的光斑。第一次激光照射后,擦去残损组织,在皱纹肩部做点状治疗。

(2)眼睑皱纹:目前在眼睑上进行激光皮肤重建术存在争议,一部分人认为可使眼睑皱纹变平坦,另一部分人则认为眼睑皮肤较薄,治疗后与治疗前区别不大。而且一旦治疗能量过高,眼睑皮肤过度地收缩可能会导致睑外翻、巩膜外露。故在治疗前可行"眼睑皮肤回缩试验",若回缩缓慢提示术后可能出现眼睑外翻。曾做过眼睑手术的患者也有眼睑外翻的风险,应避免行眼睑激光皮肤重建术。

(3)口唇周围皱纹:治疗应止于唇红缘,不应超过交界部位,否则可能破坏唇红线,影响美感而使患者满意度下降。

(4)颈部皱纹:颈部的皮肤薄、皮脂腺较少,表皮再生较差,所以颈部被认为是激光皮肤重建的危险区域,CO_2激光治疗后瘢痕发生率较高,故不用于颈部皮肤。

二、铒(Er:YAG)激光表皮重建

Er:YAG激光的所有治疗效果都类似于CO_2激光,尽管大部分对照研究发现CO_2激光更为优秀。相比于CO_2激光,铒激光由于其穿透组织的较浅,对周围组织的热损伤小,治疗的安全性提高,缩短了恢复时间,更容易护理,患者术后炎症反应和色素沉着更轻,因此较适合于黄种人的皮肤。闫洁等报道采用Er:YAG 2940nm像素激光(中、长脉宽,能量密度500～1400mJ/cm²)治疗颜面部色素性病变及皱纹明显的患者559例,治疗2个疗程。结果为轻度改善103例(18.4%),中度改善378例(67.6%),显著改善78例(14%),总有效率为100%,满意率为81.6%,无色素沉着、色素减退、增生性瘢痕等并发症发生。6个月有效维持率为67%。Domyati报道Er:YAG激光波长2940nm(能量密度3～5J/cm²、光斑5mm、脉冲宽度350μs、1个疗程3～4次)面部表皮重建方面的作用,组织病理显示:剥脱性铒激光能诱导表皮厚度增加、胶原形成,Ⅰ、Ⅲ、Ⅶ型胶原蛋白和弹性蛋白、弹性蛋白原显著增加,激光热效应能诱导生成胶原蛋白、原骨胶原、弹性蛋白,且在修复表皮和组织弹性上的功效较为显著。

鉴于剥脱性点阵激光在表皮年轻化中对肤质改善的客观疗效，以及能够安全应用于各种皮肤类型及人种，可将其作为目前激光除皱的一线治疗方法。其中 CO_2 激光比铒激光作用更深、更强，组织学研究显示可产生深达剥脱组织的、清晰的热损伤带，产生更多的组织收缩，达到更好的皮肤紧致的效果，比铒激光皮肤重建术的临床改善和紧肤的疗效更确切一些。但同时也更容易引起色素沉着、色素减退、瘢痕等副作用。

第六节　激光治疗禁忌证和并发症

一、激光治疗的禁忌证

对于患者，需要追问是否有手术史或外伤史、伤口的愈合情况如何、是否遗留增生性瘢痕或瘢痕疙瘩。如果瘢痕体质，那么应避免进行有创治疗，微创或无创治疗也应慎重；若患者有光过敏病史，或近期曾服用光敏性药物、维A酸类药物等，就会增加治疗中光毒性反应或色素改变的风险，要避免大面积的激光治疗；如果患者患有系统性疾病，如糖尿病等，其皮肤愈合就会延迟并且容易发生感染；对有心脏病、高血压的老年患者在进行有疼痛性的治疗时也应谨慎。激光治疗禁忌证如下。

（1）拒绝签订知情同意书的患者或未满18周岁而家属反对其治疗的患者。

（2）对治疗期望值过高、过分挑剔的患者。

（3）拒绝进行术前照相的患者。

（4）有瘢痕体质、色素异常体质或精神类特殊体质的患者。

（5）妊娠或哺乳期女性。

（6）严重的系统性疾病或免疫性疾病的患者。

（7）光敏性皮肤病、系统性红斑狼疮、卟啉病患者，或服用维A酸、碳胺类等光敏性药物的患者。

（8）免疫缺陷患者，包括艾滋病患者及HIV抗体感染患者，或使用免疫抑制剂患者。

（9）有凝血功能障碍或使用抗凝药物患者。

（10）活动期银屑病、天疱疮和白癜风等疾病患者。

（11）有任何的活动性感染（包括细菌、真菌及病毒等）的患者。

（12）治疗前1个月内有日光暴晒史或人工晒黑史的患者。

（13）皮肤肿瘤患者，尤其是恶性黑色素瘤、复发性皮肤非黑色素性肿瘤或癌前病变患者，如多发性发育不良痣患者。

二、激光治疗的并发症

虽然这些早期的激光治疗可以破坏组织中的色基，但由于其能量不仅被靶目标吸收，还可以传导到周围组织，使附近周围组织产生非特异性热损伤，从而导致明显的副作用和并发症发生，限制了它们的应用。根据选择性光热作用理论原理设计的脉冲激光和Q开关激光作用更明显，风险更低，当靶目标暴露激光的时间短于它的热弛豫时间时，特异的色基或靶目标能在组织热损伤最小的情况下被选择性地破坏。但是这些激光也有它们独特的并发症，有引起色素改变、表皮损伤、皮肤纹理改变的可能。任何激光在使用不当的时候都可以引起明显的组织损伤。激光的频率过高、光斑间的过多重叠、过高的能量设置及患者的特殊体质都可能使治疗产生副作用，以下将对使用各类激光后出现的并发症进行详细的介绍。

（一）激光皮肤重建术相关并发症

铒激光和超脉冲 CO_2 激光的适应证，除了除皱嫩肤外，还可以用于皮肤赘生物的去除和瘢痕的修复改善。皮肤重建术后 1～10 天内均会出现皮肤局部红肿、结痂、疼痛、渗出等不适。红斑是伤口愈合及创面修复过程中必然出现的，延迟性红斑通常可持续 6～12 周。色素沉着在夏季和日照充分的地区更常见一些，有色人种的色素沉着更为严重，通常会在数月内消退，个别可持续 2 年以上。用剥脱性皮肤重建治疗光老化主要适用于白色人种，因为他们的皮肤很少发生色素沉着。一些患者治疗后可出现痤疮样损害，尤其是有痤疮病史的患者。在皮表重建术后上皮再生期间外用保湿剂可能会导致毛囊口的堵塞，导致出现粟丘疹，使用油性药膏、纱条，以及使皮肤封闭可加重腺管的堵塞。皮表重建术后感染一般较少发生，当出现创面明显疼痛，尤其是跳痛、点状疼痛或延迟愈合提示伤口可能发生感染，感染可能的致病原为细菌和病毒（主要是疱疹病毒），很少见真菌感染。瘢痕形成常见于剥脱较深、术后感染、较早强行将创面痂皮去除引起新生表皮再损伤，口周、颊部、下颌和颈部更易形成瘢痕。

（二）色素性疾病激光治疗相关并发症

用于治疗皮肤色素性疾病的大多为 Q 开关激光，其中波长较短的激光治疗时出现水肿、起泡、紫癜是其共同特点，引起暂时性色素减退、色素沉着的可能性大；而波长较长的激光治疗时容易出现疼痛、点状渗血等，引起皮肤质地改变及浅表瘢痕的可能性大些。

（三）血管性疾病激光治疗相关并发症

脉冲染料激光根据选择性光热作用原理，特异性地针对皮肤血管性病变，其所伴随的热损伤及瘢痕形成的风险最小，因此被证实是目前为止最安全的血管特异性激光，术后即刻副反应包括紫癜、水肿等，继发性副反应包括色素沉着、暂时性色素减退、增生性及萎缩性瘢痕。分析发现其副反应发生与治疗次数关系不大，与治疗能量及疾病种类有一定关系。多脉冲重叠造成萎缩性瘢痕的概率也大大增加。

第七节　激光治疗术后的护理

一、减轻术后的即刻不良反应

激光术后靶组织吸收了大量的激光能量，稽留了大量的热量，立即进行冷敷可促进这部分热量的释放，避免对周围组织或者表皮造成进一步的热损伤。冷敷的温度不能太低以免冻伤皮肤，温度选择 4℃ 左右。冷敷的时间取决于治疗的强度、即刻反应的表现及医师的个人经验，一般为 15～30 分钟。冷敷过程中避免摩擦皮肤防止二次损伤。另外，冷敷也能缓解治疗所带来的不适，如红斑、肿胀、渗血明显，可用 3% 硼酸溶液湿敷。但是，一旦皮肤真正被灼伤，任何冷敷都无法挽回其损伤。

二、恢复皮肤生理功能

由于激光术后皮肤的角质层、水通道蛋白、皮脂膜、砖墙结构、基底层均在不同程度受到了损伤，所以在激光术后 3～6 个月的时间使用合适的医学护肤品进行有效的皮肤护理来促进皮肤的再生与修复，包括保湿、润肤、抗感染、修复、防晒。医学护肤品选用不含有任何防腐剂、香料、色素等容易引起皮肤敏感的添加剂且采用天然原料制成的护肤品，根据情况可添加具有明确舒缓、抗刺激和抗炎症作用的有效成分，对皮肤的修复具有辅助治疗作用。因此，医学护肤品比传统的化妆品更具有安全性及有效性。很多医学护肤品均有专门针对激光术后受损的皮肤设计的面贴膜，可快速有效缓解激光造成的皮肤即时反应及迟缓反应，同时促进皮肤生理功能的修复。因此，激光术后根据患者情况，选用适合的医学护肤品可加快皮肤生理功能的修复。

三、预防感染、减轻炎症反应、促进创面愈合

为了防止创面感染，可以外用莫匹罗星软膏或者复方多黏菌素 B 乳膏等抗生素药膏薄涂于创面，如激光治疗面积大，炎症反应重，可短期内口服小剂量激素（醋酸泼尼松片：每次 10mg，每天 3 次，连服 3 天），以加强非特异性的抗感染作用。若有表皮破损，应外用重组牛（或人）成纤维细胞生长因子外用制剂促进伤口愈合。临床上，液体外用制剂效果优于固体制剂。

四、避免日晒

激光术后容易引起色素沉着，一定要作好医嘱，要求患者在激光术后加强防晒。其中最重要的是要做好户外防晒工作，包括户外时戴宽帽檐的遮阳帽、戴口罩、戴墨镜、打遮阳伞，甚至穿棉质长袖上衣及长裤，这些措施比防晒剂的使用更为直接有效。每天日光照射最强烈的时间为 10：00～16：00，应避免这段时间出门，以减少色素沉着产生的风险。同时，在激光术后还应避免去光反射较强有暴晒危险的地方，如海边、湖边、沙漠等。

在激光术后皮肤已经恢复，可以使用防晒剂的阶段时，需要增加防晒霜 / 乳的使用。一定要选用防晒效果佳且安全性高的防晒产品。市场上可以购买到的防晒剂大致分为化学性防晒剂、物理性防晒剂。化学防晒剂又称紫外线吸收剂，通过吸收有害的紫外线而实现防晒。主要成分：水杨酸盐类、桂皮酸盐类与邻氨基苯甲酸盐类等。物理防晒剂主要是利用反光粒子阻挡、反射或散射掉紫外线来防晒，其主要成分：二氧化钛、氧化锌。物理防晒剂的特点为：对皮肤作用比较温和，不易被皮肤吸收，且不易引起皮肤过敏，故物理防晒剂比化学性防晒剂更适用于激光术后。在选用防晒剂时常常要碰到几个术语：SPF、PFA 和 PA。SPF（sun protection factor）值是防晒剂保护皮肤防止发生日晒红斑的指标，而日晒红斑主要是 UVB 诱发，故 SPF 值即是对 UVB 的防护效果指标。PFA（protection factor UVA）值指对受到防晒产品保护的表面引起最小晒斑所需紫外线能力与没有防护皮肤造成相同红斑所需紫外线能量之比。比如，不涂防晒霜的皮肤可能晒 1 分钟就会出现日晒红斑，在涂了 SPF25 的防晒霜后，皮肤晒 25 分钟才会出现日晒红斑。PA（protection grade of UVA）值是防晒剂保护皮肤防止发生日晒黑化的指标，指引起受到产品保护的最低皮肤色素沉着所需能量与未经保护而产生相同色素能量之比，由于日晒黑化主要是 UVA 诱发的皮肤光氧化反应，所以 PA 值代表了对 UVA 的防护效果指标。激光术后所选择的防晒剂指标应该是：SPF＞30；PA＞++ 的医学护肤品的防晒剂。

五、饮　食

激光术后很多患者会比较关心饮食需要注意什么，由于激光术后患者皮肤屏障受到不同程度的损伤，且容易产生色素沉着，此时患者因避免食用含有光敏性的食物，如菠菜、灰菜、芹菜、茴香、柠檬、菠萝等。同时还应避免服用光敏性的药物，如四环素类、磺胺类药物。

在激光术后正确的饮食可起到促进皮肤修复的作用，应多吃水果、蔬菜，以及含铁、锌等微量元素较多的食品。同时，要保证蛋白质、脂肪和糖类等皮肤所必需的营养成分的摄入，并注意多饮水，以增进皮肤的修复过程。

第八章 美容抗衰老的强脉冲光技术

第一节 强脉冲光概述

一、概 述

强脉冲光（intensive pulsed light，IPL）简称强光，又称光子，是由高能氙气闪光灯发射的一种波长为400～1200nm的高强度的脉冲光（图8-1）。强脉冲光是一种复合光，和日光非常相似，部分为可见光，部分为近红外线，因此并不是严格意义上的激光。强脉冲光主要用于治疗皮肤老化，同时也用于治疗多种色素性皮肤病、血管性皮肤病等。

强脉冲光的作用机制也遵循选择性光热作用原理。强脉冲光作用于皮肤组织时，色素基团和血红蛋白等靶组织选择性吸收光子能量，温度升高。高温使靶组织里的蛋白质发生凝固或破坏；同时热量传导至细胞周围，引起细胞的热损伤；靶组织细胞被破坏，分解成碎屑或颗粒，最后被免疫系统巨噬细胞吞噬排出体外而清除。因此，病灶逐渐变淡至消失，正常组织得到最大限度的保护；同时，恰当的热刺激（真皮的温度达50～55℃）使得胶原蛋白得以重塑。随着强脉冲光治疗次数的增加，病灶中色素不断被消除，扩张的毛细血管不断收缩，胶原蛋白不断得到热的刺激而重塑，如此重复多次的治疗使得皮肤皱纹消除或减轻、毛孔缩小，从而起到治疗皮肤光老化的作用。

强脉冲光和激光不同，是一种宽谱光，具有多色性、非相干性的特点，波长范围较宽，基本覆盖了色素、血红蛋白等靶色基的主要吸收峰，因此能针对色素、血管等多种损伤进行治疗，对于复杂的皮肤问题具有优势。依据色素、血管等不同的治疗需求，在临床治疗时可以使用不同波长的滤光片或滤光镜（即治疗机头或手具），滤掉短波长的光源，从而获得不同波段的光进行治疗（图8-2）。强脉冲光对皮肤光老化、色素沉着、色斑、雀斑及面部毛细血管扩张、酒渣鼻等具有良好的治疗效果，同时具有无创伤性、不误工期、并发症轻微、疗效可靠等特点，深受广大求美者的喜爱。

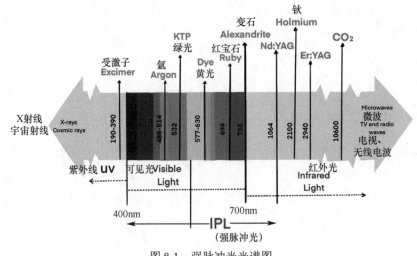

图 8-1 强脉冲光光谱图

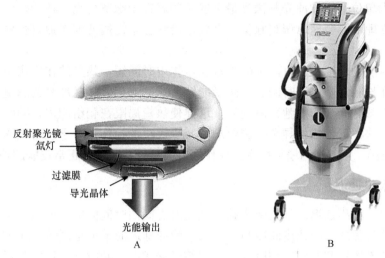

图 8-2　强脉冲光设备及手具示意图
A. 手具；B. 设备

2003 年出现的优化脉冲技术是对 IPL 能量输出控制的一项突破性的进展。经过这种技术的优化，IPL 释放的脉冲形态从一开始的尖峰状（图 8-3）变成砖块形（图 8-4），能量的释放更均匀，使得治疗更安全，较低的能量就能获得较好的疗效。

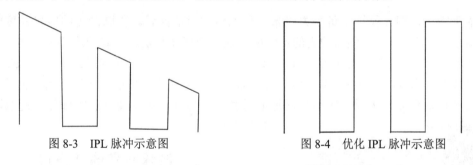

图 8-3　IPL 脉冲示意图　　　　　图 8-4　优化 IPL 脉冲示意图

二、强脉冲光的相关参数

（一）波长

波长在激光的应用中通常是指激光的固有波段，它具有单色性，如 CO_2 激光波长是 10600nm，Er 激光波长是 2940nm，Nd: YAG 激光 1064nm 等。强脉冲光的波长不是单一的，而是 400 ～ 1200nm 的宽光谱，可以使用滤光片去除标定波长以下的光。临床使用的滤光片主要包括 515nm、560nm、590nm、640nm、695nm 和 755nm 等。如使用 560nm 滤光片，就是把 500 ～ 560nm 的光过滤掉，而保留 560 ～ 1200nm 范围的光进行治疗。不同的波长对皮肤的穿透深度是不一样的，在可见光范围内，波长越长，穿透越深。滤光片的选择要根据患者的肤色和需要治疗的皮损种类及深度来决定。对肤色较深的患者或皮损颜色较深、深度较深时，应选择波长较长的滤光片，以避免灼伤皮肤或产生炎症后色素沉着。

（二）脉冲宽度

脉冲宽度，简称脉宽，是指光作用于皮肤组织的时间，在强脉冲光的治疗中通常以毫秒（ms）为单位。强脉冲光与激光最大的不同就在于脉宽可调。在治疗中根据选择性光热作用的原理，能合理地调整脉宽、有效地治疗色素性病变或者血管性病变，具有明显优势。

当选择的能量密度一定时，短的脉宽表示作用时间短，热量的作用集中释放在表皮的浅层；选择长脉宽则作用时间长，热量能够渗透到深层。强脉冲光的脉宽，应小于或等于色基的冷却时间（即热弛豫时间），这样使热量局限在靶组织内，同时应大于表皮的冷却时间，这样可使热传导至周围组织，减少表皮的损伤。对于肤色较深的患者，或颜色较深的皮损，可以适当增加脉宽，使作用时间延长，减少对正常皮肤的损伤。

（三）脉冲延迟

脉冲延迟，简称延迟，是指两个脉冲光发射之间的时间间隔，即两个脉冲之间的停顿时间，也就是脉冲之间让皮肤冷却的时间。脉冲延迟的单位是毫秒（ms）。脉冲延迟时间要小于色基的冷却时间，同时要大于或等于表皮的冷却时间，这样就保证了靶组织能够保持高热量的同时表皮又有足够的时间冷却。对肤色较深、Fitzpatrick 分型Ⅲ型皮肤或Ⅳ型皮肤的患者，或皮损颜色较深、深度较大时，应适当延长脉冲延迟，避免各脉冲的能量叠加造成的热损伤。

（四）能量密度

能量密度，即光作用于每平方厘米面积的组织时的能量。强脉冲光的能量密度的单位通常以 J/cm^2 表示。在强脉冲光的治疗中，能量密度通常是最重要的治疗参数之一，它不仅决定了疗效，也在并发症的产生中起到关键性的作用。对肤色较深、Fitzpatrick 皮肤分型Ⅲ或Ⅳ的患者，或皮损颜色较深、深度较大时，应适当降低能量密度；当肤色较浅，皮损与肤色的色差较大时，应适当增加能量密度。另外，额头及下颌等部位应适当降低能量密度。

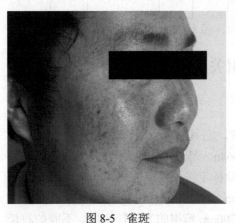

图 8-5　雀斑

毛细血管扩张性红斑。

三、强脉冲光的适应证

强脉冲光治疗适应证范围广，可进行全身皮肤治疗，具体包括：

（1）皮肤年轻化：皮肤粗糙、毛孔粗大、轻中度皱纹等。

（2）色素性病变（图 8-5、图 8-6）、表皮色素性病变：雀斑、脂溢性角化病（非增厚型）、黄褐斑、雀斑样痣等。

（3）血管性病变（图 8-7）皮肤毛细血管扩张、

四、强脉冲光的禁忌证

强脉冲光的治疗有相对禁忌证和绝对禁忌证。

1. 相对禁忌证

（1）口服或外用维 A 酸类药物者。

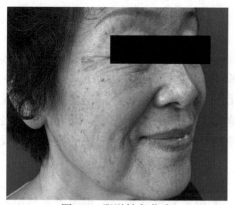

图 8-6　脂溢性角化病

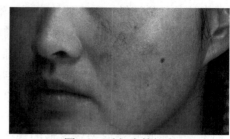

图 8-7　毛细血管扩张

（2）近 1 个月内有日光暴晒史。

（3）术后不能防晒者。

（4）妊娠期或哺乳期。

（5）瘢痕体质者。

（6）患有精神或心理疾病不能配合治疗者。

（7）其他严重系统性疾病者。

2. 绝对禁忌证

（1）患有光敏性疾病，如日光性皮炎、红斑狼疮等。

（2）治疗区域有皮肤恶性肿瘤或癌前病变，如鳞状细胞癌、增生活跃的痣细胞等。

（3）治疗区域有活动性感染或开放性伤口，如单纯疱疹等。

五、强脉冲光的治疗方法

（一）治疗前准备

1. 咨询　在患者首次就诊时，应详细询问病史及既往治疗史，检查皮损是否适合接受强脉冲光治疗，同时了解患者治疗的目的及期望值，并与其讨论具体治疗方案。患者首次就诊时，医生还应告知以下几点：

（1）术中及术后可能会出现不适或疼痛，治疗后可能会出现暂时性的红斑和水肿。

（2）通常需要多次治疗才能取得理想的疗效。

（3）可能会发生一些副作用，如水疱或色素沉着，但这些反应常常是暂时的。对于有过高期望值的患者应当非常慎重，甚至放弃治疗，以免产生不必要的纠纷。

2. 患者资料的准备与保存　治疗前应填写治疗病历，签署治疗同意书，并进行拍照。照相要求应先卸妆，正面和左右侧面的 45° 共三张。拍摄治疗前后的照片非常重要，因为许多患者往往不能客观地评估疗效，这些照片能提供详细的疗效证明。注意拍摄照片时应该使用相同的拍摄角度（正面、左右侧面 45°）和光线，使不同时间拍摄的照片能进行客观的比较。有条件时可以使用面部皮肤分析仪进行皮肤分析，以量化了解皮肤的色素、血管扩张情况、毛孔及皱纹等。妥善保管患者资料和照片以方便查询。

（二）操作步骤

1. 术前准备 治疗部位涂抹一层耦合凝胶，通常 1～2mm 厚。为患者戴好眼罩，并告知患者在治疗过程中不要睁开眼睛。将治疗机头（晶体部位已制冷）垂直放置于皮肤上，晶体紧贴治疗部位接触，但不要用力压。治疗部位适当重叠，但不要超过 10%。

2. 治疗程序 先从低能量开始在耳前区进行试验性光斑测试，根据皮肤反应调整治疗参数，然后进行全面部治疗。对于额部及下颌应适当降低能量密度，避开上眼睑及毛发覆盖区域及色素痣。治疗过程中应根据患者对疼痛的反应及治疗区域的皮肤反应及时调整脉宽、脉冲数及能量密度等治疗参数。

3. 术后处理

（1）治疗结束后清除治疗区域的耦合凝胶，并用流水清洗干净，根据患者情况选用合适的医用面膜冷敷并进行冷喷 15～20 分钟，直到皮肤红斑反应及灼热感减轻或消失。

（2）术后嘱患者一周内温水洁面，避免用力揉搓及化妆，应配合使用医学护肤品及面膜，并适当防晒。

4. 术后不良反应的处理

（1）治疗后的即刻反应

1）疼痛：治疗后 1～2 小时之内会有烧灼及刺痛感，术后及时进行冷湿敷可以有效缓解。

2）红斑和水肿：治疗后出现适度的红斑和轻微水肿是正常的，但是过度肿胀可能提示治疗过度。水肿往往在数小时至 3 日内消退，术后及时、充分地冷湿敷有助于缓解红斑和水肿。

（2）治疗后的皮肤不良反应

1）水疱：有些患者治疗后可能会形成水疱，多与治疗参数选择不当或患者近期皮肤暴晒史有关。形成水疱后需要 5～10 天才能愈合，嘱患者注意保持创面干燥，可以局部冷湿敷及外用抗生素乳膏及糖皮质激素乳膏，必要时可短期口服糖皮质激素。

2）炎症后色素沉着及色素减退：色素减退或色素沉着好发于皮肤颜色较深的患者、术前或术后有暴晒史、治疗后出现水疱及过度红斑肿胀的患者。这些色素改变往往在 3～6 个月内可逐渐消退。但在少数患者，主要是色素脱失的患者可持续存在。对于色素沉着患者，首先要防晒并根据情况进行化学剥脱术或外用祛斑药物可促进色素沉着消退。色素减退较为少见，必要时可进行窄波紫外线治疗。

3）瘢痕：较为少见，与患者瘢痕体质或术者经验不足使用过高能量密度有关。一旦出现应积极处理，萎缩性瘢痕可使用点阵激光早期干预；增生性瘢痕可局部注射糖皮质激素进行治疗。为了减少发生瘢痕的机会，应严格遵循治疗程序。

第二节 强脉冲光在皮肤老化色素性病变中的应用

（一）遗传性雀斑

1. 临床特点 是一种常染色体显性遗传性皮肤疾病。皮损呈斑点状，浅或深褐色，针尖至 3mm 大小，斑点孤立存在而不融合成片。好发于双颊部和鼻梁部，也可泛发至整个面部，甚至颈部、手部等暴露部位。遗传性雀斑发病年龄多在 5 ～ 6 岁，随着年龄增长皮损数量增多，颜色加深。有夏重冬轻、日晒后加重的特点（图 8-8）。

2. 治疗技巧 滤波片的选择应根据患者的皮肤颜色，如 Fitzpatrick Ⅱ ～ Ⅲ 型皮肤，可选用 515 ～ 560nm 滤波片；Fitzpatrick Ⅳ 型皮肤则使用 590 ～ 615nm 滤波片。雀斑颜色较浅，与肤色色差较小的时候，应适当延长时间（4 ～ 6ms），可使用单脉冲或双脉冲，并适当提高能量密度；颜色较深，与肤色色差较大时，则适当缩短时间（2 ～ 3ms），使用双脉冲或多脉冲，适当降低能量密度。

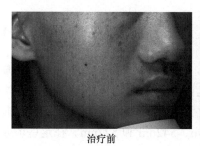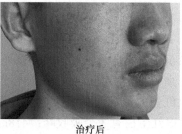

治疗前　　　　　　　　　　　　　治疗后

图 8-8　遗传性雀斑

（二）脂溢性角化病

1. 临床特点 脂溢性角化病，也称老年疣，是因角质形成细胞成熟迟缓所致的一种良性表皮内肿瘤，病因不明，与年龄、日光有一定关系。脂溢性角化病多发生于中老年人，30 ～ 40 岁以后常见，好发于面部、头部、躯干、上肢等部位。皮损为淡黄、浅褐色、褐色斑片，甚至黑色的扁平丘疹、疣状丘疹或斑块。其中，只有斑片型可以使用强脉冲光来治疗，其余类型由于皮损较厚，应使用激光来清除（图 8-9）。

2. 治疗技巧 治疗方法基本类似于雀斑。一些患者手背部也可出现脂溢性角化病的皮损，由于手背部皮下脂肪较少，在对该部位进行治疗时，为避免治疗过度出现灼伤，应适当增加脉冲数（2 ～ 3）、延长脉宽（4 ～ 8ms），并降低能量密度。

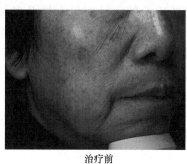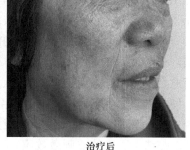

治疗前　　　　　　　　　　　　　治疗后

图 8-9　脂溢性角化病

（三）黄褐斑

1. 临床特点 黄褐斑，俗称蝴蝶斑、肝斑或妊娠斑，是一种面部获得性色素增加性皮肤病，多发生于频繁暴露于紫外线下肤色较深女性面部，有时男性也可发生。皮损为边界不清的淡褐色或深褐色斑片对称分布,以颧部、颊部、鼻、前额、颏部为主,发展缓慢,可持续多年。黄褐斑的原因不明,遗传易感性、紫外线照射及性激素水平变化是其重要的发病因素,妊娠、日晒及精神因素等可使本病加重。

2. 治疗技巧 由于强脉冲光在治疗时伴随着明显的热效应,有可能会导致黄褐斑的皮损加重,因此应谨慎单一使用强脉冲光来治疗本病。目前,黄褐斑多使用口服及外用药物、化学剥脱术、激光等进行联合治疗,强脉冲光可作为综合治疗的一部分,更安全的方法是使用长滤波片(590～640nm)、低能量进行治疗。

第三节　强脉冲光在皮肤老化血管性病变中的应用

光老化除了皮肤质地及色素的改变以外,还会出现血管的改变,如表皮血管扩张等。强脉冲光对于血管的治疗同样基于选择性光热作用。血红蛋白是强脉冲光治疗中的靶色基,当氧合血红蛋白从光能中吸收能量转化为热能时,血液温度升高引起血管内皮细胞的损伤。氧合血红蛋白有 3 个吸收峰:418nm、542nm 和 577nm。在这些波长范围内,表皮中的黑色素会竞争性吸收光能,为了治疗血管性皮损,应避开黑色素吸收高峰,选择易于被血红蛋白吸收的波段。强脉冲光作用深度比较表浅,临床上主要用于治疗浅层毛细血管的问题。

光老化的一个常见血管病变就是 Civatte 皮肤异色症,主要表现为在日光暴露部位,如颈、前额和上胸部出现弥散性红斑、色素沉着和微小皱纹。由于颈部和面颊下部的异色症区域表现为色素沉着和斑驳毛细血管扩张,因此采用 560～590nm 的滤波片治疗较为理想,此时黑色素和血红蛋白能同时吸收光能。治疗参数的选择应根据患者的肤色和血管扩张的程度,如肤色较深或血管扩张较严重,需从 590nm 波长开始治疗,在后续的治疗中,波长逐渐缩短。皮肤异色症是 IPL 技术治疗较为有效的血管病变之一。

第四节　强脉冲光在嫩肤、除皱中的应用

临床上把 IPL 嫩肤治疗分为两型:Ⅰ型光子嫩肤为针对色素性及血管性皮肤老化表现;Ⅱ型光子嫩肤针对质地粗糙、细小皱纹等真皮胶原结构改变性皮肤老化表现。正常皮肤本身具有修复功能,在受到外伤、刺激、发生炎症等情况下,会启动机体自身的创伤修复机制,引起真皮的重建。即使机体在并没有真正出现创伤的情况下,如亚损伤状态下,创伤愈合的关键阶段也会被启动从而达到使皮肤重塑的目的。当应用不同的方法刺激真皮,使之温度达到 60℃并持续一定时间时,真皮中的成纤维细胞会活跃起来,胶原蛋白的合成也会增加。目前,临床上应用的各种非创伤性嫩肤技术所出现的临床疗效基本上都可以归结于真皮的热刺激效应。

在设置治疗参数的时候应该根据不同的皮损性质和状态来确定。Ⅰ型光子嫩肤主要是解决一些色素斑和毛细血管扩张等问题,因此在设计参数时可参考 IPL 治疗色素斑或者毛细血管扩张时的情况,多采用波长较短的光,可选用 560nm、590nm 等滤光片。Ⅱ型光子嫩肤多用来解决皮肤质地欠佳、毛孔大、皮肤粗糙、瘢痕或细小皱纹等,因此要求对真皮有更强烈的刺激作用,此时应该选择波长较长的光,可选用 640nm 滤光片,或者波长更长的滤光片,而且采用高一些的能量及双脉冲或者多脉冲的模式进行治疗。

　　在治疗前，首先选择耳前区进行光斑测试，这是一个不能省略掉的重要步骤，只有仔细地进行光斑测试后，才能找到最佳的治疗参数，最佳的治疗参数是照射 15～30 分钟后皮肤出现合理的临床治疗终点：色素斑等皮损颜色不同程度加深，或者有轻微的水肿，但是周围的正常皮肤仅发生轻微的红斑反应，或者发生皮肤潮红，而且患者治疗时的疼痛感觉不是很剧烈。过度的红斑、水肿，或者患者主诉剧烈的疼痛，都有可能提示治疗的参数设置过高，应该降低一些；如果没有疼痛的感觉则提示治疗过于温和，需要提高治疗参数。要注意：皮肤颜色深的患者可能出现这些反应的时间较长，应该更仔细地观察。

第五节　强脉冲光技术新进展

　　2003 年问世的优化脉冲技术是对 IPL 能量输出控制的一项突破性的进展。最佳脉冲技术（optimal pulse technology，OPT）使得 IPL 脉冲能量实现均匀输出，改变了既往"尖峰状"的波形，使得治疗更加安全；同时又避免了能量随作用深度递减，应用较低的能量就可以取得较好的治疗效果。

　　OPT 的另一大特点是多个连续脉冲技术。多个连续脉冲技术使得 IPL 能有更深的穿透深度，即使是真皮层皮损也能显出 IPL 治疗优势。一系列的子脉冲不仅可以使 IPL 穿透更深，同时允许了更多的可调脉宽和脉冲延迟，从而降低风险，使表皮的热损伤降到最低。新一代的 OPT 在保留原有 OPT 全部优势的情况下，各个子脉冲的能量和脉宽都单独可调，在脉宽足够长条件下，能量密度可调高到极致，医师在正确判断病人的皮肤病变和治疗深度以后做出有针对性的治疗，可以快速达到治疗效果，同时一次治疗就能达到可见的疗效。

　　AOPT（advanced optimal pulse technology）在 OPT 设备 M22 上升级"AOPT"软件，选择"AOPT"键可选用原 OPT 的滤光片进行 AOPT 治疗；另外，AOPT 有 2 个专属的滤光片，血管治疗滤光片和痤疮治疗滤光片（图 8-10）。

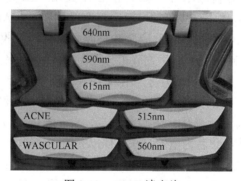

图 8-10　AOPT 滤光片

第九章 面部抗衰老的射频技术

第一节 射频治疗概述及基本原理

一、射频治疗的发展历程

射频是介于红外频谱与声频之间的高频交流变化电磁波的简称，频率范围为100kHz～30GHz。频率低于100kHz的电磁波称为低频电磁波，会被地表吸收，不能形成有效的空间传输，而频率高于100kHz的电磁波称为高频电磁波，可以在空中传播，并经大气层外缘的电离层反射，形成远距离传输能力，射频就属于高频电磁波（图9-1）。

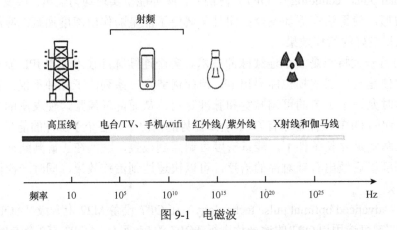

图 9-1　电磁波

电磁波在医学上的应用可追溯到18世纪。人们发现低频电流或直流电可使肌肉痉挛，可用于低强度生物刺激治疗，如纠正心律失常、除颤。Morton于1881年发现100kHz的射频电流通过人体不产生疼痛、肌肉痉挛或灼伤。D'Arsonval于1891年发现用10kHz射频电流作用于人体可产生热效应，并且能够影响氧吸收及CO_2清除。1897年，Nagelschmidt发现射频电流可用于治疗关节和脉管疾病，并将其命名为透热疗法。1900年，巴黎的Joseph River医生用此方法治疗了一位手部肿瘤溃疡患者。这一事件被认为是电流在外科的首例实际应用。此后的十年，电流在皮肤、口腔、膀胱疾病，以及血管性肿瘤的凝固、痔疮治疗等领域逐渐普及。20世纪初期，Simon Pozzi用高频、高压、低强度电流治疗皮肤癌，并将该技术命名为电灼疗法。Doyen增加了一个接地电极置于患者身下，从而改进了这项技术，他发现这样有助于电流穿透至更深层组织以增加疗效，并命名为电凝疗法。从此，电灼疗法和电凝疗法得到了广泛的应用，而透热疗法却沉寂了许多年。直至1995年美国Solta Medical公司推出Thermage单极射频用于紧肤治疗，并于2002年11月获美国FDA认证，才使射频透热治疗重放异彩。从此，越来越多的射频设备进入医疗美容市场，射频技术也开始应用于祛皱、改善皮肤松弛等美容领域，并迅速普及，现已被全球许多国家和地区广泛应用，为皮肤年轻化的治疗提供了新的手段。

二、射频的作用机制

（一）射频的透热原理

激光、强脉冲光治疗时，光进入人体组织后被目标靶色基吸收，光能转变为热能，从而达到治疗效果。而射频与激光的作用原理不同，射频是受电阻的影响而转化为热能的。当电流作用于人体时，真皮和皮下组织成为导电体，对通过的电流产生阻力，诱发组织细胞内水分子高速振荡摩擦产生热能，热能作用于靶组织从而达到治疗效果（图9-2）。由于射频治疗对深层目标组织的电热效应，不受组织散射影响，因此，不同皮肤类型的患者都可接受治疗。在一个单电极的情况下，电荷变化迅速（高达每秒 $1 \sim 40.68MHz$），由正极转为负极，交替吸引和排斥电子和带电离子，引发旋转的极化分子，并对这个运动阻力产生热量。双极电极功能由彼此比较接近的两个电极之间传递电流，从而加热皮肤。这种加热方式作用于真皮的胶原蛋白和皮下纤维，即刻可使胶原蛋白发生变性、收缩。此后的数月中，真皮加热后，胶原热损伤的修复反应会导致真皮及皮下组织的胶原蛋白和弹性纤维数量增加，取代以往由于暴露环境和老化的过程而损失的胶原蛋白。当射频治疗使深层组织温度升高时，使局部皮肤血液循环改善，有利于消除局部组织水肿。

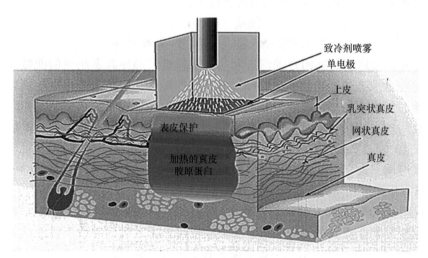

图9-2　射频透热原理

热能可以通过胶原蛋白变性机制，收紧松弛的皮肤。体内外实验研究表明，热变性组织具有一定的生物学和生物力学效应。当胶原蛋白受热时，热敏性化学键开始断裂。在转变过程中，蛋白质的结构从高度有序状态转变为无序的凝胶状态（变性）。由于热不稳定性，交叉分子复合物被破坏，而交叉分子复合物的残余张力维持热稳定性，胶原蛋白纤维在螺旋解开后立即收缩。胶原蛋白通常在65℃下变性。

热能对结缔组织的诱导作用和组织收缩的程度是由许多因素决定的，包括温度上限（最高温度）、射频暴露时间和加热过程中对组织的机械应力。组织热性能的其他决定因素还包括种族、年龄、pH、环境电解质浓度、胶原纤维浓度以及组织的水合程度。

热能作用于真皮深层组织，使胶原纤维迅速收缩，组织受热后会产生一系列的物理和化学效应，促进新陈代谢，使纤维细胞产生新的胶原纤维。

射频技术还可以增强脂肪组织的破坏性，也可以以非侵袭性、非坏死的方式促进脂肪组织的转移和清除。

（二）射频热效应和穿透深度的决定因素

1. 射频器类型 治疗电极的选择决定了热作用深度和范围。一般说来，双极射频治疗头的电流回路范围较小，因此热穿透作用较浅，加热作用局限，治疗更安全。常用于眼周、口周等重要部位和组织菲薄部位。单极射频的电流回路范围大，透热作用深，组织加热作用强。

2. 电流频率 生物组织是由极性分子组成的介质。电磁波对生物组织的作用有两种，一种是极性分子的极化旋转作用，另一种是自由离子的共振作用。这两种作用都会导致热量的形成。在 30kHz ～ 300MHz 的射频范围内，生物组织对电磁波的吸收更为复杂，极化旋转作用和离子共振作用都起着重要的作用。理论上工作频率低，穿透深度大。在高工作频率下，生物组织浅层的能量迅速下降，很难将热量输送到深层组织。在较低的工作频率下，电磁波几乎可以平稳地通过生物组织，且在整个生物组织中的损耗很小，无法实现有效的热疗。目前，对于哪个频率更能安全有效地进行透热治疗尚无定论。

3. 能量水平 射频电流的热效应可根据以下公式得出：

$$能量（E）=I^2Rt$$

$$（I= 电流，R= 组织电阻，t= 持续时间）$$

显而易见，欲达到足够治疗的深度和热损伤程度，必须具备相应的能量。而电流强度又是决定能量水平的主要条件。射频仪器标注的能量一般是电流强度的换算值。较大的能量可使组织迅速加热。但要注意的是，能量过大会导致组织热损伤，并增加患者的痛苦。建议用较小的起始能量缓慢加热组织，并随时监测皮肤温度。有证据显示，皮肤表面温度在 40 ～ 42℃ 时，真皮深部的温度可达 50 ～ 60℃。

4. 持续时间 大家都知道"火中取栗"的道理，组织的短瞬升温并不能导致有效的热损伤，只有组织被加热到一定温度并持续足够时间才能形成有效的热损伤。一般认为，皮肤表面温度在 40 ～ 42℃，持续 2 分钟以上才能达到有效热损伤。但必须提醒注意的是，如果治疗电极停留在皮肤某点时间过长将会使局部升温过高而导致不可逆的组织损伤，治疗中也会给患者带来更大痛苦。

表 9-1 部分组织器官的阻抗

组织	阻抗（Ω）
肌肉	110
心脏	32
皮肤	289
脂肪	2180

5. 组织电特性 组织的导电性能与组织的温度敏感性、水分含量相关。不同组织的阻抗不尽相同（表 9-1）。根据这一特性，我们可以有针对性地加热目标组织，并保护重要组织不受损伤。例如，皮肤组织中的纤维和脂肪导电性能类似真皮，选择性加热可延伸到更深的层次；肌肉及其他内脏器官阻抗低，不易造成热损伤。

（三）射频美容的生物机制

进入 21 世纪后，射频已被用于面部年轻化治疗领域。2000 年 11 月，美国 FDA 批准了单极射频设备用于治疗眶周皱纹。这是全球首个获得 FDA 批准的非手术年轻化射频治疗设备。随后，应用射频设备进行年轻化治疗开始广泛应用于面部和非面部的部位。目前，在医疗美容领域，射频主要应用于紧肤和减脂塑形领域，射频治疗的生物学机制主要有以下两方面。

1. 胶原变性与胶原新生　进行射频治疗时，当表皮温度升高至39～40℃时，真皮温度可达到60～75℃，此时，局部组织产生大量热能，产生容积性加热效果。真皮内的热沉积效应包括即刻的胶原收缩和后续的胶原增生效应（图9-3）。

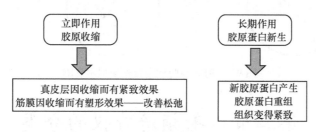

图9-3　射频技术特点

（1）当胶原纤维被加热到临界阈值温度并持续一段时间后，胶原蛋白分子螺旋结构中的氢键断裂，导致胶原蛋白收缩、增厚直至变性。胶原纤维在不同的温度作用下会产生不一样的反应：在52～55℃时开始弯曲，在65℃时收缩，在60～70℃时变性。此时，胶原蛋白的整体结构由原来有序的晶状体结构转变为无序的胶体结构。

（2）与此同时，射频会对真皮产生轻微的热损伤。治疗后2～4周可见胶原束的局灶性凝固变性，网状层大于乳头层。热损伤导致轻微的炎症反应，使巨噬细胞趋化至射频的作用区域，进一步诱导多种细胞因子和生长因子的分泌，从而刺激成纤维细胞产生新的胶原蛋白、弹力蛋白和其他物质来改善真皮的结构，使真皮的厚度最大增加49%。研究表明，经射频治疗后Ⅰ型和Ⅲ型胶原的合成量增加，且以真皮浅层增加为主。

12周后，真皮浅层原先的弹性组织被新生的、排列规则的弹性蛋白和胶原纤维所取代。另外，由于胶原蛋白的多方向性，导致治疗后会有多方向的收缩效应，这就是射频治疗效果在治疗后3～6个月达到顶峰的根本原因。在此需要指出的是，导致胶原蛋白产生这些变化的因素取决于温度和持续时间，如60～65℃持续作用10分钟或85℃持续作用几毫秒都会导致胶原蛋白的收缩，这里所说的温度指的是真皮及深层的温度。我们临床上检测的是皮肤的表皮温度，一般来说，如果温度在40～43℃持续10分钟，就会使胶原和成纤维细胞发生相应的反应。射频对胶原的影响是治疗皮肤老化、松弛的基础。

2. 脂肪代谢　研究证实，当射频电流作用于皮肤时会产生反向温度梯度（图9-4），使表皮下方组织的温度升高得比表皮更为明显，这种反向温度梯度既能保护表皮，防止表皮受到热损伤，又能使深层皮肤、皮下组织形成柱状加热（或容积性加热）。因此，射频治疗时能充分保证表皮和真皮的冷却，作用于脂肪组织，增加脂肪组织的局部循环和儿茶酚胺激素水平，从而影响脂肪细胞的代谢，使脂肪酶介导的三酰甘油降解增加。实验结果表明，在43℃时，RF（射频发射电极）热能可持续10分钟，导致脂肪细胞的延迟坏死和细胞凋亡。通过这种作用，可造成皮下脂肪减少，这是非手术治疗常用的减肥方法，从而达到塑形的目的。

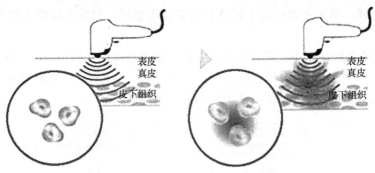

图 9-4　射频脂肪代谢技术原理示意图

第二节　射频治疗仪的分类

一、单极射频

单极射频指射频的发射电极和接收电极相距较远，形成较大范围的电磁场，以皮肤电磁辐射方式加热组织。大多数单极射频设备主要由三个部分组成：射频发射器、手持式治疗手具、冷却系统。这种射频的发射电极设计在治疗手具上，而接收电极固定在患者背部或肢体上。发射器可以建立一个不断变化的电场，频率最高可达 6×10^6 次 / 秒，手持治疗头包含电极和皮肤冷却保护装置。从治疗部位传输过来的温度和压力可被治疗头上的传感器精确测量。在电容性耦合过程中，电极可以使能量均匀地分散并通过皮肤表面，并使加热深度达到皮下 15 ～ 20mm，加热面积更大、更深，可满足较深组织的治疗。传统的单极射频装置可将真皮加热到 65 ～ 75℃，使胶原蛋白变性。另外，利用冷却装置使表皮温度保持在 35 ～ 45℃，以保护表皮不受损伤。单极射频可以获得高穿透性的发射电流，但这既是它的优点，也是它的缺点，因为高穿透性的发射电流会导致较为强烈的疼痛感，但由于其仍然是两个电极，故有人称其为准单极射频（图 9-5）。

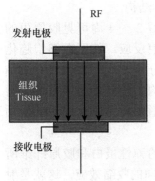

图 9-5　单极射频模式图

二、双极射频

双极射频指射频的同一个治疗手具上同时设计了发射电极和接收电极，两个电极通过电流在小范围内流动，加热皮肤组织（图 9-6）。与在皮肤上放置有一个活性电极和一个接地电极的单极射频装置相比，双极射频装置有两个活性电极，它们分别被短距离地覆盖在预定的治疗区域内。电流在两个电极间流动，其特点是功率不大，加热范围有限，且双极射频的结构限制了它的穿透深度，它的穿透深度约为两个电极间距离的 1/2，因此，双极射频的穿透

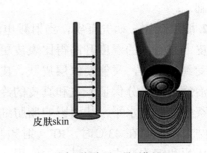

图 9-6　双极射频模式图

能力明显弱于单极射频，但治疗安全，患者无疼痛。尤其是在对眼周等重要器官和敏感部位进行治疗时使用双极射频相对更为安全（表9-2）。

表9-2　单极、双极射频差异对比表

	能量	穿透深度	疼痛
单极射频	能量大	穿透深	疼痛剧烈
双极射频	能量低	穿透相对较浅	无疼痛

三、多极射频

所谓多极射频是指在一个治疗头上放置了多个电极，形成多个局部电流回路，但每个回路并不同时工作，而是由电脑控制随机组成电流回路作用于组织，因此，实质上仍是双极射频。这样的设计既增加了治疗面积，又提高了治疗安全性。多极射频的能量被局限在多个极柱之间，聚集式的电流使治疗能量更精确、更集中、更可控，使用相对低的功率就能获得足够的能量，使治疗更感舒适、无痛，更安全（图9-7）。

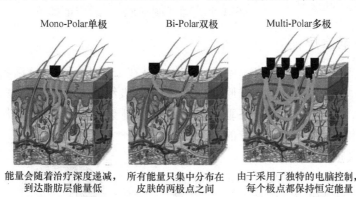

图9-7　单极、双极、多极射频技术作用特点对比示意图

四、点阵射频

点阵射频就是将数十个排列成点阵的微小电极制作成射频治疗头，每个微小的电极都会发出高功率的电磁波。当这些微小的电极与皮肤接触时，在接触的瞬间就会产生等离子放电，当它们完全接触时，产生射频电流，使得治疗局部表皮气化和剥脱，形成热损伤小孔，并且同时实现了射频加热深层组织的双重效应。点阵射频是近年来射频技术的新发展，其治疗电极有以下几种形式。

（1）单极点阵等离子射频：等离子射频仪，采用最小气化点阵技术，以单极等离子射频发射等离子流，利用等离子流的高导电性触发微火花，在治疗点上产生瞬间高温，使皮肤产生多个微孔，同时射频电流可加热深层组织。

（2）双极点阵射频：治疗头由点阵排列的数十个微小电极组成，电极之间构成回路。电极与皮肤接触时放电造成局部点状剥脱，同时射频能量作用于深层组织。

（3）点阵微针射频：双极射频能量通过微针直接传输到治疗靶点。它实现了射频透热作用和微针机械损伤双重功能的结合，且可根据不同的需要调节微针的穿透深度。

第三节　射频的适应证和禁忌证

一、射频治疗适应证

随着皮肤的老化，底层胶原蛋白支撑结构逐渐消耗，导致皮肤容易起皱纹和下垂，因为周围的支持结构的胶原蛋白较少，毛孔则变大，毛细血管变得更加明显。射频是通过其透热原理，使胶原蛋白的三级螺旋结构融化，随着皮肤的冷却，胶原蛋白再重组，形成更紧密、排列更整齐的结构；紧密的捆绑使皮肤恢复最初的紧实感。从长期效果来看，射频治疗产生的热量能刺激发生炎症反应和皮肤成纤维细胞增生的愈合反应，产生了新的胶原蛋白和弹力蛋白。治疗结束后的 3 个月内，新合成的 I 型胶原蛋白和成熟的 III 型胶原蛋白都增加，达到美容治疗的目的。

根据这一原理，我们可将射频治疗的功效归纳为以下 4 个方面（图 9-8），适应证如下。

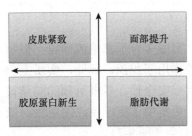

图 9-8　射频治疗适应证

（一）抗衰老治疗

由于内源性和外源性因素的共同作用，人体皮肤在 25 岁以后开始逐渐老化，皮肤中胶原蛋白等成分的含量会逐年降低。胶原蛋白是皮肤的重要组成成分，胶原蛋白含量的流失会降低皮肤的弹性，导致皮肤松弛、下垂、皱纹形成。由于射频治疗可以使胶原收缩，增加新的胶原蛋白的合成，因此，射频治疗的首要适应证就是皮肤抗衰老治疗。

射频具有恢复快、不受皮层表面竞争性生色团影响等优点。因此，任何皮肤类型都可进行治疗。现存的治疗记录显示，从治疗后第一周开始，皮肤的弹性就有所改善，并且伴有明显可见的效果，在治疗后 3 个月效果更加明显。在停止治疗后，皮肤仍会继续得到改善。

射频抗衰老治疗适应证广（图 9-9），可有效改善各类皱纹，包

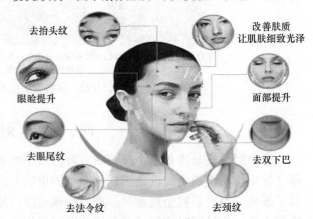

图 9-9　射频抗衰老治疗适应证

括鱼尾纹、眉间纹、额头纹、唇周纹、颈部皱纹等；并可改善皮肤弹性、紧致肌肤，包括面颈部、鼻唇沟、臂部、腰、腹部等部位皮肤松弛；射频治疗还有改善肤色的美白效果。

（二）塑形减肥

塑身（或称局部塑形）与减肥（或称局部瘦身）有着紧密的联系。这方面治疗包括两项内容：一是要改善由于皮肤老化导致的皮肤松弛下垂；二是要解决局部脂肪堆积形成橘皮样外观。射频透热治疗可同时改善上述两种情形。对于眼周、口周、颈部可采用双极射频治疗，而对于上臂、腹部、腰背部、大腿等大面积部位多采用单极射频治疗。

改善脂肪团症状主要通过以下四个机制来实现：①通过热损伤影响血管、纤维隔的

真皮收紧，随后启动创伤后的炎性反应，包括成纤维细胞的增生，胶原的明显增强（新胶原的形成／重组）；②增强了局部的血液循环（扩张血管和充血）及脂肪细胞通过淋巴系统的引流；③脂肪酸的分解和热导致的脂肪细胞的溶解；④射频能量可促进局部真皮的加热和胶原组织的收缩，皮肤的收紧。这方面的应用还可扩展到吸脂术后收紧、产后腹部收紧等，以获得更好的疗效，并有助于术后的恢复。

二、射频技术禁忌证

（1）体内埋有金属器件，如心脏起搏器、人工心脏等医疗电子器械的周围禁止使用。

（2）怀孕、哺乳期女性患者。

（3）严重高血压、冠心病、糖尿病、心脏病、甲状腺疾病、血液疾病等患者。

（4）治疗区有严重皮肤疾病的患者。

（5）儿童、癫痫患者。

（6）严重瘢痕疙瘩患者慎用。

第四节　射频在面部年轻化中的应用

一、射频美容的起源与发展

射频技术最早出现于 19 世纪 20 年代，最初主要应用于手术中电凝止血、心律失常、心脏消融治疗等领域。近 10 年来，射频技术开始在抗衰老领域得到了广泛的应用，特别是使用射频祛除面部皱纹方面取得了良好的疗效。2000 年 11 月，FDA（美国食品和药品管理局）首次批准将射频设备用于治疗眼周除皱。从此，射频技术正式进入美容行业。最初，用于治疗眼周皱纹的是单极射频设备。2004 年，开始用于面部除皱。射频除皱适用于大部分轻、中度面部皱纹，并于 2006 年正式批准使用，随后风靡北美和欧洲。此后，射频设备被广泛应用于面部、额头、鼻唇沟、嘴角、下颌、颈部等部位的面部年轻化治疗。此后，各式各样的射频设备大量进入美容市场，并开始与其他治疗方法相结合，通过联合治疗提高临床疗效。

二、射频美容的技术特点

射频治疗的最大特点是热能可直达真皮层，有效促进胶原蛋白新生，治疗后立竿见影，即刻见效，适用于面部皮肤的提升和紧致。一个完整的治疗需要做 3～5 次，每个部位每次需要治疗 15～20 分钟，治疗每 7～10 天 1 次，30 天后可以进行第 2 个疗程，通常连续治疗 3 个疗程后可以取得满意的疗效。在国外，射频美容也被称为电波拉皮，正常情况下，射频治疗时皮肤上的感觉应该是外冷内热的（同步出现），射频治疗时使用的凝胶没有特殊要求，也不需要使用特殊的冷凝胶。一般来说，射频美容治疗每次需要 15～20 分钟，如果患者对疼痛或热较为敏感，可在治疗部位涂上一层降温凝胶或使用具有镇痛成分的凝胶。治疗结束后，通常不需要特别护理，只需要叮嘱患者做好保湿和防晒即可。

三、单 极 射 频

自 2002 年美国 FDA 首次批准单极射频应用于治疗眼周皱纹以来，单极射频已在医学美容领域得到广泛应用，可对额部、颊部、鼻唇沟、下颌、颈部等皮肤部位进行抗老化、抗松弛治疗。2000 年，RC Grekin 等首次应用射频技术治疗面部皮肤老化松弛，治疗后恢复比激光快，除皱效果确切安全。据文献记载，ThermaCool™ 系统是 2007 年以前应用最广泛的射频治疗系统，该系统频率为 6MHz，治疗头的面积分别为 0.25cm²、1.5cm²、3.0cm²，可以满足不同部位皮肤的治疗需要。ThermaCool™ 系统可用于眶周、颊部、额部、鼻唇沟等部位的皮肤松弛治疗，效果显著，但当治疗能量高时疼痛较为明显。以色列 ALMA 公司的 Accent™ 系统是一种中等能量的单极射频，其工作频率为 40.68MHz，穿透深度可达 10 ～ 15mm，该设备具有独特的皮肤冷却系统，安全性、舒适性都较好，在治疗过程中，需要实时监测皮肤表面温度。当温度达到 40 ～ 43℃时，效果最好，需要多次处理可达到最佳的治疗效果。Dover 和 Zerlickson 对 5700 例患者的大样本随访显示，使用多疗程低能量的单极射频治疗面部皱纹，有 92% 的患者在 6 个月之后还有紧肤的效果；对于面部除皱和紧肤的有效率均在 50% 以上，单极射频单次治疗对眼周皮肤的收紧作用也能达到 80% 左右。El-Domyati 等人对 6 名轻度皱纹的志愿者进行单极射频治疗，治疗周期为 3 个月（每 2 周治疗 1 次，共 6 次），结果：①治疗后皮肤紧致度增加 35% ～ 40%，3 个月后紧致度改善程度达到 70% ～ 75%；②面部皱纹改善程度达 40% ～ 45%，治疗结束 3 个月后随访患者皱纹改善度高达 90% ～ 95%。研究数据提示，在射频治疗结束后，所有志愿者的眶周皱纹和抬头纹均有明显的改善、皮肤紧致度显著提高，并且在对患者治疗结束 3 个月后的随访中发现皮肤紧致度，皱纹、松弛的面部老化情况仍有持续的改善，这些治疗结果与胶原合成增加和弹性蛋白含量降低有关。

四、双极射频

双极射频和单极射频有着相同的作用原理，二者的区别表现在不同的能量传导方式上。双极射频的治疗头附近紧密地排列着两个电极，当应用双极射频时，其产生的电流仅在两个电极之间起作用，作用距离短并且其穿透深度仅为两个电极之间距离的一半，因此，双极射频治疗区域组织的受热程度较浅表大约只有 2mm，一般用于治疗皮肤较为薄弱的区域。双极射频治疗在通常情况下应用于特定的、封闭的皮肤靶区域，因此，相对于单极射频而言双极射频的治疗能量较低，且治疗过程较温和，舒适度较好，非常适合面部皱纹的治疗，特别是眶周皱纹的治疗。传统的双极射频设备有一大一小两种治疗头，紧致皮肤常使用大治疗头，祛除皱纹常使用小治疗头。ALUMA 系统是第一台双极射频治疗仪，它的治疗频率为 468kHz，由一个真空治疗头和一个双极射频系统组成。在 ALUMA 系统的治疗过程中，与治疗头接触的皮肤被负压装置吸入真空治疗槽中，此时，射频能量仅被局限在皮肤治疗的靶区域内，因而治疗区域更为精准，能量更为集中，所以在眶周皮肤的治疗中使用双极射频更安全。有学者研究发现，在对 30 例面部及颈部皮肤老化患者进行 5 次射频治疗后，90.5% 的患者均表示对疗效满意，且治疗次数越多，疗效越明显。除了单纯的双极射频以外，以色列 ALMA 公司生产的 Accent™ 射频仪在同一台设备上配备有单极射频和双极射频两种治疗头，它的双极治疗头外观呈半球形，具有皮肤冷却系统，治疗时舒适度好，主要用于治疗眶周、口周等皮肤薄弱部位，通常与单极射频头联合使用。美国 PRIMAEVA 公司 2009 年推出 Renesis™ 系统微针射频技术，该设备通过治疗头末端的电极针头刺破皮肤真皮产生热量，由于治疗过程较为疼痛，治疗前需对治疗区域进行局部表面麻醉并使用冷凝胶。组织病理学研究表明，在进行射频治疗后真皮胶原可立即启动热损伤修复机制，并通过各种修复因子促进新生胶原的合成。

Fariba 等人对 45 例患者进行了为期 4 周的双极射频治疗研究，通过对比患者治疗前后的照片发现：额头、眼眶、面颊、下颌、鼻唇沟、全面部的皮肤老化程度平均改善率分别为 33.4%、35.5%、37.7%、41.3%、39.2% 和 38.4%，并且研究发现治疗 6 个月后患者满意度明显高于治疗后 1 个月，说明射频治疗可以产生持续的效果；治疗后不良反应主要表现为：治疗后 1 个月内有红斑（11.1%）、红斑水肿（86.7%）、水肿和瘀斑（2.2%）、无脂肪萎缩，治疗后 6 个月上述不良反应全部消失。在一项针对亚洲人的研究中发现，60% 的患者经双极射频治疗后，法令纹的改善率均达到 50% 以上，但额部抬头纹的改善相对较小。

五、点阵射频

Hruza 等人首先评价了应用非侵入性点阵射频进行皮肤年轻化治疗的效果，研究发现，经过 3 次点阵射频治疗后，所有患者皮肤的亮度、紧致度、光泽度、平滑度和皱纹改善率均达到 80% 以上，其中，眶周皱纹的治疗效果最好，口周皱纹的效果稍差。治疗不良反应轻微：治疗后数小时红斑即可消退，几乎没有停工期，患者对治疗的耐受性好，仅有轻微疼痛，满意率达到 80% 以上。Lee 等人将该设备应用于治疗亚洲人，结果发现46% 的患者在第 2 次治疗后 4 周内，面部皮肤松弛、老化状态改善率达 50% 以上，83% 的患者在第 3 次治疗后 6 周内，改善率达 50% 以上。在一项 Akita 等人对亚洲人的治疗研究中发现，点阵射频显著改善眼周和鼻唇沟的皱纹和松弛，而对于额纹的改善效果不佳。对于亚洲人来说，不良反应仍较小，轻度的红斑平均 2～3 天完全消退，微小结痂平均 4～5 天消退，两项研究均未出现炎症后色素沉着。

Alexiades-Armenakas 等人采用随机、双盲、定量的实验方法，比较了面部除皱手术与微针点阵射频对皮肤松弛的治疗效果，结果发现，采用微针点阵射频单次治疗 6 个月后，皮肤松弛度评分提高了 0.44 分（0～4 分），总体改善率为 16%，手术除皱评分提高了 1.20 分，总改善率为 49%。虽然，微针点阵射频的治疗效果仅为手术治疗的 37%，但射频治疗几乎没有不良反应，且 24 小时内红斑均可消退，水肿或瘀斑也在 5～10 天内完全恢复，射频治疗后 24 小时内可以正常活动，无停工期，患者满意度较高，而经手术治疗者通常需要 7～10 天的停工时间且不可避免有产生瘢痕等问题，点阵射频损伤小、停工时间短的优势显而易见，该团队随后进行了更多样本的研究，在 100 例患者的研究中，皱纹评分改善了 25.6%，松弛度评分平均改善 24.1%，较之前有明显提高，进一步证实点阵射频是治疗面颈部皱纹和松弛的安全、有效的非手术治疗手段。

Sub 等人在一项单中心回顾性研究中，对 14 例年龄相关面部松弛患者进行了共 5 次点阵射频的治疗，每次治疗间隔 2 周。治疗后 3 个月的随访结果显示，35.7% 的患者皮肤松弛有明显改善，50% 的患者有中度改善，14.3% 的患者有轻度改善，患者的总体满意度高达 85.7%，所有患者在治疗前后均未见明显不良反应。通过治疗前后皮肤组织病理结果对比发现，治疗后真皮中胶原蛋白含量明显增加。此项研究表明单极点阵射频可安全地用于治疗面部皮肤松弛，且与其他形式的射频技术相比具有完全无痛的优势，但对于这项新技术仍需要更多对照试验探讨其在不同治疗参数下的疗效。

热拉提是利用聚积热能的原理，经过点阵射频集束的传递方式，经过表皮层，进入真皮层，均衡灼伤细胞。通过对细胞的破坏启动人体自身修复再生细胞实现美容。

临床实例：以下为射频治疗（提升面部、紧肤、除皱）前后的临床照片（图 9-10、图 9-11），热拉提美容（图 9-12）。

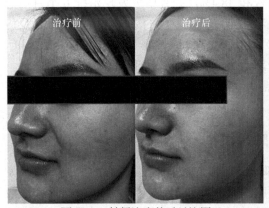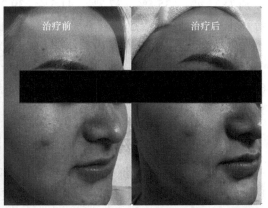

图 9-10　射频治疗前后对比图　　　　　图 9-11　射频治疗前后对比图

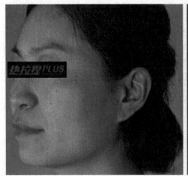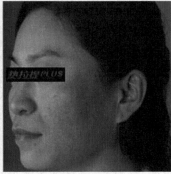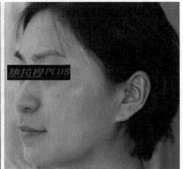

图 9-12　热拉提 PLUS 治疗前后对比图

第五节　射频的注意事项、不良反应及技术展望

（一）注意事项

1. 术前准备及注意事项

（1）治疗前 2 周避免强烈日晒。

（2）治疗前 2 周避免外用维 A 酸、果酸等剥脱性制剂。

（3）月经期谨慎操作。

（4）有注射皮下填充物者，使用美容假体的部位要提前向治疗医生说明，使之在操作过程中注意保护。

（5）曾经使用过换肤、皮肤剥脱性治疗的患者要告诉治疗医生，谨慎操作（依具体情况）。

（6）接受激光近视手术的患者，间隔半年以上方可操作眼部。

（7）不适合治疗的患者主要包括：治疗部位有损伤、炎症等异常情况的患者，引起皮肤干燥等影响导电性的疾病存在的患者，装有起搏器等植入物的患者，情绪不稳定的患者，有不恰当的期望值的患者。

2. 术后注意事项　治疗后可有暂时的红肿现象发生，一般在 1～2 天恢复，也有长达 1 周左右者。注意术后 1 周内不要接触过冷或过热刺激，如高温桑拿、泡温泉等高温环境，注意保湿、防晒。同时，2 周内不建议激光、彩光等透热治疗。

（二）不良反应

射频术后患者一般不需要专门的皮肤护理，往往可以很快恢复日常工作和化妆。术后皮肤可能出现轻度脱屑或干燥，可使用温和的保湿剂。除非出现明显红斑或水疱，对避免日晒要求不高，但考虑到光老化可引起皱纹或皮肤松弛，减少日晒还是必要的，且对治疗有意义。

只要操作得当，射频治疗很安全。全球数十万例患者的统计显示，仅有不到 0.05% 的患者出现轻度反应。该技术一般不用考虑激光治疗中需要注意的光敏性问题，几乎适合于所有人群。常见的副反应主要有水肿、红斑、水疱、皮肤轻度凹陷等。一旦出现，往往在数日或数周内消退。色素沉着少见，可能要维持 3 个月左右。

（三）展望

射频美容抗衰老治疗技术在国内外已有多年的临床经验，技术设备不断推陈出新，一直在疗效和风险中寻找最佳平衡点。在各种面部抗衰老的光电治疗方法中，射频通过作用于皮肤组织中的水分子从而发挥热效应，目标组织中的极性水分子在交变电场作用下产生高速旋转，水分子通过相互摩擦迅速产生热量，射频治疗技术与剥脱性激光不同，它不需要剥离表皮与真皮，可精确把控对皮肤组织的穿透深度，广泛应用于各类皮肤，具有对肤色无要求、适用范围广、安全性高、副作用少、舒适性高、效果持久等优点。因此，在对有色人种的面部抗衰老治疗方面，相比其他光电治疗手段，射频治疗具有极大的优势。通过射频治疗可以明显改善面部皱纹和松弛，收缩毛孔，消融皮下脂肪，使皮肤得到紧致和提升，达到重塑面部轮廓、面部年轻化的效果。目前，双极、多极射频技术已成为面部抗衰老光电治疗的主要手段。但由于缺乏有效的穿透深度，临床效果参差不齐，限制了射频抗衰老技术的广泛应用。于是，出现了多种光电设备的联合应用技术。在治疗后 6 周的随访中发现仅有 10% 的患者出现轻度色素沉着，无其他明显不良反应，这一结果显示了点阵微针联合射频治疗具有良好的应用前景。

综上所述，虽然近年来射频技术在皮肤美容抗衰老治疗方面得到了广泛的应用，并取得了令人满意的疗效，但仍然面临着许多有待解决的问题：比如射频治疗周期较长，对静态和细小皱纹的治疗效果好，但对动态和中重度皱纹的治疗效果差。如何在临床治疗过程中为患者制订最佳治疗方案？运用不同治疗能量对治疗效果有哪些影响？射频电流热效应对皮肤超微结构有哪些改变？仍需我们进一步研究。

第十章　面部抗衰老超声技术

第一节　超声的基本原理

超声波是指发音体的振动通过弹性介质传播的一种机械波。物体振动激起周围的空气或其他媒介，引起一连串波动，由中心向四周散开，形成疏密相间的声波。声波传入人耳，引起鼓膜振动，刺激听觉神经，引起听觉。人耳能感觉到的声波频率在 20～20000Hz。频率高于 20000Hz 为超声波，低于 20Hz 为次声波，均不能引起人的声感。

频率约高于 20000Hz 的超声波与可闻声都是机械振动波，同样具有在介质中的反射、折射、衍射、散射等传播规律。不同点在于其有更高的频率及更短的波长，在一定距离内有更好的束射性及方向性。

一、超声波的主要特征

（1）波长短，近似为直线传播。

（2）在固体和液体内的衰减较电磁波小。

（3）传播特性（如声速、吸收等）与媒介物的性质密切相关。

（4）聚焦能量，产生剧烈振动，引起激振波、液体中的空化作用等，结果产生机械、热、光、电、化学等各种效应。

超声波广泛应用于工农业生产、医药卫生等领域，如利用超声波进行电焊、切割、医疗诊疗、探索鱼群、测量等。某些生物如蝙蝠、海豚等，都具有发射和接受超声波的特性。超声波的主要参数包括：频率（$f \geqslant 20\mathrm{kHz}$）和功率密度 [$p=$ 发射功率（W）/ 发射面积（cm^2）]。在超声医学领域，超声波对组织的穿透深度主要依据其频率，频率越高，经皮肤穿透的深度就越浅。

二、超声效应

超声波具有很高的频率，所以当其在介质中传播时，会表现出很强的方向性、穿透性，使得能量不易发散，而超声技术就是基于以上特点发展起来的新技术。超声效应是指超声波在某一介质中传播时，能与介质产生相互作用，并产生诸如力学、热学、电磁学及化学等效应。

（一）热效应

基于生物组织能吸收声波的特性，作用于组织的超声产生的能量可转化为热能并加热靶组织。超声波在生物组织中的传播能量可随传播距离的延长而衰减。究其原因，不仅与声波传播过程中在组织内有折射与反射的消耗有关。还因为超声波频率高、能量大，被组织吸收时产生显著的热效应，使局部组织温度升高。超声波产生的热效应与组织的多种条件相关，如超声波的声强、在组织单位体积内的作用时间、组织的吸收系数、密度、热传导性等。在组织内，若出现超声波吸收特性不一致或者超声波辐射能量不均匀时，可造成温度的差异性分布，这种温度梯度越大，则热传导的作用越显著，直至组织温度均匀一致时，方可达到热平衡状态。当超声的声强一定时，受辐射组织的温度随照射时长的延长而上升，两者呈正比关系。当上升至某一温度后，上升速率渐渐下降，并趋于稳定。超声波对人体的热效应在骨骼、肌腱和脂肪等组织中较明显。此外，组织对超声波的吸热性还与蛋白质含量相关。热效应最强的部位依次为骨骼、皮肤、肌腱、脊髓、大脑、肝脏和肾脏。超声热效应可促进血液循环，加快新陈代谢，增强酶活力。

（二）空化效应

生物体内固有的气泡或是受超声辐射产生的一些微小气泡，在超声作用下，体积随声压与静压力之和增大而缩小。随压力之和的减小，气泡会扩大。故声波的变化可导致这些微小气泡伸与缩，超声波作用于体内的液体介质，造成液体内局部负压形成，随压强的降低，使得原本溶于液体的气体过饱和而逸出成为小气泡，并随受辐射介质的振动而出现共振，不断运动变化或者突然破溃。空化效应可分成稳态空化和瞬态空化两种。稳态空化是指微小气泡只发生共振而不破溃，在共振过程中产生的辐射和微气流对细胞及大生物分子产生生物效应。瞬态空化是指微小气泡在较强的超声作用下剧烈地膨胀，最终气泡破溃，发生理化反应。在气泡破溃的瞬间，可释放出高的温度及冲击波、高速微射流等，会对空化中心及其周围细胞造成破坏或损伤。在破溃瞬间，还使得细胞功能改变。例如，细胞内钙水平增高，成纤维细胞被激活，促进蛋白质合成增加，血管通透性增加，胶原张力增加。

通常认为低声强、长时间的超声波辐照对组织的损伤主要以热效应为主。相反的，高声强、短时间的超声辐射主要引起的效应为空化效应中的瞬态空化。

（三）机械效应

超声波是机械振动能量的传播，超声波的声强较低时，可使传播介质生物组织产生弹性振动；在足够大的声强下，则可产生高能量的切割力，造成组织损伤断裂甚至破碎瓦解。超声波的机械作用也可促使机体内液体物质乳化、凝胶状物质液化和固体物质分散。当超声波通过流体介质时，辐照压力也可能使体液流动，使体液中的悬浮微粒产生位移，在组织中也可能对生物膜的传输过程造成影响。

（四）声冲流效应

当被超声辐射的介质存在不同的声阻抗率时，会产生辐射压力，这种压力常与超声束的作用面积和声波的平均声强度成正比。辐射压力过大时，会对组织产生强大的拉力，从而对机体组织造成损伤。

（五）触变效应

触变效应是指超声波会影响生物组织的结合状态，如发生黏滞性降低，从而引起血液稀释。当超声强度过高时，将会引起组织发生不可逆的变化。

三、医用超声波的常见参数

（1）频率：频率是指每秒钟声波振动的次数，通常以字母 f 表示，单位为赫兹（Hz）。

声波每振动 1 次所需要的时间称为周期（T），单位为秒（s）。频率在 20 ～ 80kHz 的超声波为低频超声，在 1 ～ 16MHz 称为高频超声。

（2）波长：在一个声波振动周期内，声波传播的距离称为波长，以 λ 表示。单位为厘米（cm）或毫米（mm）。

（3）传播速度：声波的传播速度是指单位时间内声波传播的距离，简称声速（C）。传播速度与介质的特性有关，与频率无关，计算公式为 $C=\lambda \times f$。声波在人类软组织中的平均传播速度为 1540m/s。

（4）超声声场：介质受到超声振动影响的区域称为超声声场，即超声波在介质中传播的空间间距。声压代表超声波的强度，频率越高，声压越大。声强为每秒内垂直通过每平方厘米面积的声能，单位为 W/cm^2。临床常用治疗剂量为 0.1 ～ 2.5W/cm^2。

（5）声功率：声功率指单位时间内从超声探头辐射的声功，单位为瓦（W）或毫瓦（mW）。

（6）声强的多种概念：超声声场中的声强在空间及时间上存在分布不均的情况，故有"空间"和"时间"峰值声强及"时间峰值"和"时间平均"声强等概念。

四、临床应用

（一）超声外科手术

在需要切割骨组织及其他软组织的外科手术中，使用超声仪器可更加省力，且切割的边缘更加整齐。超声波促成的生物化学反应还可促进凝血，减少术中出血。相比一些机械仪器，其产热少，因此不易造成组织的热损伤，使得外科手术更加安全、精准。

（二）超声碎石

超声碎石是利用聚焦高能量超声对组织产生的空化作用及机械效应对体内结石进行破碎，破碎后的结石体积明显缩小，可随输尿管排出体外。

（三）超声理疗

超声理疗是基于低强度超声波所产生的热效应、机械效应等，用聚焦或非聚焦声束对治疗部位进行热和机械刺激，从而治疗某些疾病。

（四）超声治疗癌症

应用聚焦超声波束产生的机械效应破坏作用进行治疗，治疗过程不需要开刀，甚至不损伤皮肤。

（五）超声美容

超声波在皮肤美容及塑形领域得到了广泛应用。主要用途大致可分为以下几方面：

（1）超声雾化补水。

（2）超声经皮导入药物及护肤品。

（3）皮肤美白、改善色素沉着。

（4）紧肤除皱，改善皮肤弹性及质地。

（5）纤体溶脂。

（6）炎性皮肤病的辅助治疗。

（7）去除角化过度物及硬化性皮肤病的辅助治疗。

（8）瘢痕的辅助治疗。

第二节　超声在面部年轻化中的应用

聚焦超声是通过特殊的超声探头将超声波能量汇聚于皮下某一治疗的微小靶点，汇聚后的能量能够产生足够的热量，使得该部位组织发生凝固。常见的面部年轻化靶点为表浅肌肉腱膜系统。1976年，法国医师Mitz和Peyronie首次提出表浅肌肉腱膜系统（superficial musculoaponeurotic system，SMAS），该系统处于皮下脂肪组织中，是由肌纤维和腱膜构成的独立层，它将皮下脂肪分隔为深浅两层；在腮腺区较厚，颊区较薄且不连续；向下与颈阔肌相连，向上经颞浅筋膜与额肌、眼轮匝肌相连，向前止于鼻唇沟，向后延伸至乳突区与浅面的真皮和深面的胸锁乳突肌包膜融合，呈对称扇形。其作用是使得肌肉可以调控面部表情。当该系统附近的蛋白在1毫秒内被加热至65℃以上时，可发生热凝固而收缩，从而产生即刻的提拉紧致效果。且真皮组织受热后，促使胶原纤维再生及重新排列，从而达到改善皱纹与皮肤质地的远期效果。经聚焦后的超声作用区域小，加热范围微小，周围组织不会受到破坏，故不会造成皮肤大片张力改变等情况。

目前，可将用于医学领域的聚焦超声分为两大类：高密度聚焦超声与微聚焦超声。

在医学美容领域，微聚焦超声已被批准用于提升眉毛，改善下面部、颈部及胸部皱纹。且越来越多学者正尝试将其应用于改善腿部、臀部、上肢等橘皮纹及松垂情况。不同于高密度聚焦超声利用热效应及空化效应等特性，微聚焦超声作用的原理仅依赖超声波的热效应，采用较低的能量，通过点阵集束热传递方式，治疗手具探头将能量传送至真皮层及皮下组织、SAMS的某一特定位点。常采用的治疗参数：能量0.4～1.2J/cm²，频率4～10MHz，聚焦深度1.5～4.5mm。尽管其能量较低，但在射频电场形成聚焦面，强烈撞击真皮组织，使其产生电场聚集效果，产生直径＜1mm的热凝固点，使皮下温度瞬间提升到60℃以上，使得胶原纤维开始收缩，并在包括真皮及皮下组织及非相邻部位组织，形成热凝固带，引起胶原纤维变性、重塑。使松弛的皮肤重获新生，变得紧致细嫩。

常用仪器为Ulthera公司极限音波拉皮仪，该仪器治疗深度可分别达到1.5mm、3.0mm、4.5mm，可直接到达筋膜层（图10-1、图10-2），将作用靶点温度提升至60～70℃，引起皮肤即刻紧致收缩及诱导深层胶原蛋白再生。目前的非手术治疗手段中，只有Ulthera极限音波拉皮可以深达这一层面，其效果可媲美手术拉皮。

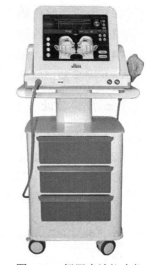

图10-1　极限音波拉皮仪

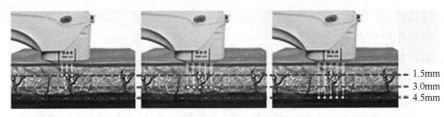

— 1.5mm
— 3.0mm
— 4.5mm

图 10-2 治疗深度

（一）仪器介绍

Ulthera 极限音波拉皮仪包括 1 个带显示器的中央处理器、1 个能量单元、1 个操作手具以及 4 个探头。探头集显示成像与治疗功能为一体，成像功能使得探头能显示治疗区域的解剖结构，协助操作者避开危险区域。由于波长与组织穿透力正相关，波长更长的探头治疗深度更深，因此，可依据治疗深度选择不同的探头。4 个探头分别为 4MHz——4.5mm 焦点深度（4～4.5）、7MHz——4.5mm 焦点深度（4.5～7）、7MHz——3.0mm 焦点深度（3.0～7）和窄探头 7MHz——3.0mm 焦点深度（3.0～7）。能量传输方面，每个探头精确定向将超声波传输到靶点位置，引起分子间的振动和摩擦，并将超声波的机械能转化为热能，使靶组织从局部温度上升至 60～70℃，引起 SMAS 的收紧及胶原变性后重新合成。超声刀治疗的模式类似于点阵激光，会在靶目标区域形成微小热损伤区，但不会对周围组织造成损伤。不同于电波拉皮由外向内的热传导方式，超声刀在组织内形成微小热损伤区，因而不易出现皮肤烫伤等副作用。

（二）适应证

（1）改善面部皮肤松弛现象：如上睑下垂、下睑松弛导致的泪沟，苹果肌下垂导致的法令纹、口角囊袋、下颌缘不清晰等。

（2）改善皱纹：额头、眼周、唇周及面部其他部位的细小皱纹等。

（3）改善肤质及肤色。

（4）颈部治疗，颈部皮肤老化、颈纹形成等。

（5）蝴蝶袖，腹部、臀部松弛，产后及减肥后腹部皮肤松弛。

（三）禁忌证

（1）无法配合治疗的患者。

（2）伴有严重慢性病者，如严重心脏病、高血压患者。

（3）体内或治疗部位有金属、陶瓷、起搏器等植入物的患者。

（4）伴有呼吸系统或血液系统疾病患者。

（5）发热患者。

（6）治疗部位皮肤破损或患病者。

（7）恶性肿瘤患者。

（8）妊娠妇女。

（9）血栓或血栓性静脉炎患者。

（10）近期有面部填充者。

（11）过去 9 个月内服用过口服异维 A 酸治疗的患者。

（12）哺乳期及月经期女性慎做。

（四）疼痛管理

在使用微聚焦超声设备治疗时，可采用不同方法缓解疼痛不适感，如口服镇痛药、抗焦虑药、外用表面麻醉制剂、分散冷却技术等。常用的镇痛方法为在治疗前 45～60 分钟于治疗部位涂抹麻醉乳膏或凝胶，如利多卡因、丙胺卡因、布优卡因乳膏或凝胶；或在术前 30 分钟口服镇痛药物、抗焦虑药物等。极少数患者能忍受治疗时不使用口服镇痛药和局麻药。

有团队对患者用 Ulthera 进行面部治疗时未使用麻醉制剂进行研究分析，术后调查显示患者对治疗时的 VAS 疼痛评分平均值为 7.35 分（总分 10 分，分值越高表示疼痛越剧烈），且前额疼痛最为敏感。而另外的研究表明使用麻醉制剂后，患者 VAS 疼痛评分均值在 3～4 分，不适感稍有降低。

（五）术前准备

（1）物料准备：聚集超声设备、麻醉制剂、耦合剂、纱布、画线笔。

（2）患者准备：术前告知谈话，并签署知情同意书。

（3）治疗前准备：嘱患者卸妆、清洁面部，并取合适体位，在面颈部按需画线并均匀涂抹耦合剂（耦合剂涂抹范围应略大于治疗部位）。

（六）操作步骤

（1）充分告诉治疗对象本次治疗的目的、治疗过程中可能出现的感受，以及操作可能存在的风险及术后恢复情况，确保患者已做好治疗准备。

（2）术前设计画线。

（3）皮肤消毒之后根据皮肤松弛状况设定治疗参数。

（4）面部画线区域结合仪器操作界面进行操作治疗参数对照，全面部治疗需要 60～90 分钟。

（5）面颈部操作顺序：依次先从颈部→下颌缘→脸颊→法令纹→颧部（苹果肌）→额部，同法操作另一侧。

（6）操作治疗探头顺序：据操作部位依次使用 4.5mm → 3.0mm → 1.5mm 探头治疗，层次先深后浅，能量先大后小，具体操作参数可因人而异。

（7）治疗过程中，应询问治疗对象感受，并观察治疗反应，避免过热引起的烫伤，且应在保证治疗头紧贴皮肤的同时，垂直压力不可过大。治疗结束后，关闭设备，嘱治疗对象用温水洁面，适当冰敷，并涂抹护肤霜及防晒霜，清洁超声探头及设备。

（8）治疗注意事项

1）操作面颈部时，注意要避开眶上神经、眶下神经、下颌神经、气管、甲状腺、眼眶内、口轮匝肌等部位，这些部位禁止操作。

2）操作时切忌粗暴，治疗探头一定要紧贴皮肤，且按照画线区域操作，谨防皮肤烫伤。如有烫伤，即刻冰敷，水疱无须刺破，外涂湿润烧伤膏，每天换药照氦氖激光直到痂壳自行脱落，谨防留下疤痕。

3）操作部位涂抹冷凝胶要全面均匀，厚度一致。

4）治疗后皮肤可能会出现轻微泛红、烧灼感、刺痛等反应，这属于正常的暂时反应，一般2～3天可恢复，术后可适当冰敷护理。

5）治疗后可以正常洗脸（水温不宜太高）、化妆，需要加强保湿补水及防晒护理。

6）无需口服抗生素，一周内避免饮酒及饮食辛辣刺激食物。

7）对于治疗部位有开放性伤口或严重的痤疮及孕妇等人群不建议做此治疗。

8）既往接受过任何填充注射类、埋线、手术等治疗项目，请提前告知治疗医师，由专业医师评估后再决定是否治疗。

9）3～6个月复诊，必要时可以重复治疗。

（9）超声刀与其他抗衰项目的联合运用

1）联合激光、光子治疗：激光、光子能解决面部色斑、痤疮、瘢痕、毛细血管扩张、皮肤良性肿瘤等问题和超声刀抗衰治疗配合，可以从内到外立体改善面部年轻化的需求，建议治疗时间间隔1个月左右为宜。

2）联合注射填充治疗：注射填充可以立竿见影地解决面部组织容量不足的问题，两者配合运用，可对面部轮廓的重塑起到较好的改善作用，但是填充材料在热的作用下，更容易分解。因此，建议待之前的填充材料代谢后，再行超声刀抗衰治疗，或者超声刀治疗1个月后再行注射填充。

3）联合肉毒毒素治疗：目前，国内广泛使用的"BOTOX""衡力"两种A型肉毒毒素均能安全、有效地解决面部的各种动力性皱纹、咀嚼肌良性肥大等问题，配合超声刀面部抗衰，疗效显著，安全自然。建议两者治疗时间间隔1个月以上。

4）联合射频的治疗：射频主要是利用电磁波的传导对真皮层进行55～56℃的加热后刺激成纤维细胞再生出更多的胶原纤维达到嫩肤祛皱、紧致提升的作用。和超声刀一浅一深地配合面部抗衰，可以更好地提高治疗效果，建议两者治疗时间间隔3个月以上，使疗效维持时间更长。

5）联合线性提升的配合治疗：线性提升、填充是比较受欢迎的面部抗衰微创治疗手段，损伤小、恢复快、疗效显著、立竿见影、可重复治疗。配合超声刀抗衰，可以兼顾近期和远期的疗效，建议治疗时间间隔3～6个月。

6）不良反应及处理：超声刀作为一项无创面部年轻化手段，成为医学美容热点研究对象，目前尚无严重不良反应的报道。因此，其安全性及有效性已得到了广泛学者的认可。根据当前的文献报道，超声刀常见的不良反应最常见于红斑，大多数患者术后即刻治疗部位会出现红斑。据统计，面颊部及耳前区红斑多见，但其有自限性，通常在1周内可自行消退，仅有少数的红斑会迁延1周以上，但所有红斑均在3个月内完全消退。常见的另一种不良反应为术后皮肤水肿，水肿多出现在双侧面颊部。如红斑一样，多数水肿可在术后1周内消退，无需特殊干预，其余情况的水肿也能在3个月内完全消退。其余报道的不良反应还包括皮肤淤青、皮肤印迹等，这些不良反应与探头选择不恰当、治疗时未避开血管或治疗过程中未贴紧皮肤有关。多数不良反应都可在1个月内逐渐消退，部分不良反应需要干预处理，如出现红白印迹可外用类固醇皮质激素治疗。极少数案例报道了超声刀治疗时出现面颈部神经损伤、下颌骨短暂麻木、口周神经肌肉功能障碍，但上述症状依然可在不干预的情况下自行消退。Chan等对49名中国受试者进行超声刀治疗，其中2例于额部出现了暂时性的炎症后色素沉着。选择的探头治疗深度及能量密度过高，导致聚焦超声能量被骨面反射至毛囊，导致毛囊出现热损伤，产生炎症并遗留色素沉着。因此，在骨性治疗部位，是否应选择深度及能量密度较低的探头，值得探讨。在各种试验中，仅有 1 例瘢痕形成，但日常新闻中，常有超声刀治疗后出现瘢痕的报道，考虑与设备不正规及操作中有显著过失有关。因此，超声刀的治疗需选择正规仪器，并在术前制订操作计划，术中严格按规操作。在眼周进行治疗时，要注意能量及深度的选择。因为，超声刀引起的热效应或许会导致角膜胶原的收缩，影响视力，局部类固醇药物可抑制胶原新生、抗感染等作用，若出现因超声治疗引起的眼部问题，可在医师指导下使用类固醇制剂滴眼液减轻角膜的损伤。

第三节　超声在紧肤减脂中的应用

一、无创超声紧肤减脂技术

（一）原理

（1）微机械效应：超声波能够使细胞内有机大分子物质产生剧烈运动、位移，以及染色体、大分子的断裂、DNA 复制丢失及其二至四级结构的剪切断裂等影响，造成脂肪细胞的损伤。

（2）空化效应：脂肪组织的密度较其他组织低，组织和细胞黏合力较其他组织弱，由超声波产生的较低负压使组织及细胞的液体逸出，成为小气泡，产生空隙。在超声波的作用下，因空化效应出现共振，不断膨胀收缩变化甚至破溃。外微空隙的破溃将引起分子运动增强，最后导致细胞及组织破裂，脂肪酸游离进入细胞间隙并进一步乳化，吞噬裂解的脂肪细胞转入肝脏进行代谢。

（3）热效应：热效应本身可对脂肪细胞产生破坏作用，聚焦超声可精准定位，在破坏脂肪细胞的同时避免伤害周围组织。理论上，超声可使脂肪组织细胞微小空隙中的空气快速压缩产生热量而升温，不过由于细胞体积非常小，散热迅速，这一作用非常有限，可忽略不计。超声波产生的热能还可促进组织胶原新生，改善溶脂后皮肤松垂问题。

（二）适应证

（1）面部脂肪组织过多。
（2）皮肤轻度下垂，无明显颈阔肌轮廓。
（3）面中部无明显的衰老表现，皮肤弹性较好。
（4）下颌角肥大者。

（三）禁忌证

（1）无法配合治疗的患者。
（2）伴有严重慢性病者，如严重心脏病、高血压患者。
（3）颜面部有金属、陶瓷等植入物者。
（4）伴有呼吸系统或血液系统疾病患者。
（5）发热患者。
（6）治疗部位皮肤破损或患病者。
（7）恶性肿瘤患者。

（8）妊娠妇女。

（9）近期有面部填充及肉毒素注射者。

（10）面神经瘫痪者。

（11）哺乳期及月经期女性慎做。

（四）不良反应及处理

目前，少见超声面部溶脂的文献报道，就全身超声溶脂而言，常见的不良反应为局部皮肤淤青，部分患者还出现压痛、刺痛、麻木感、红斑、水疱、硬结等。可能与治疗过程中探头未紧贴皮肤造成的表皮烫伤水疱，以及未避开血管神经有关，治疗者应充分掌握面颈部解剖知识，并熟练操作，以预防不良反应的发生。

（五）特点与展望

聚焦超声溶脂术作为一种无创溶脂塑形方法，其安全性及有效性已得到肯定。尚无严重不良反应报道，且 FodorPB 团队使用聚焦超声溶脂设备 Liposonix（热立塑）对患者进行溶脂治疗，并在其后对患者的血生化结果进行跟踪调查，发现包括游离脂肪酸、总胆固醇、高密度脂蛋白、低密度脂蛋白、极低密度脂蛋白及三酰甘油等值均在 4 周内无显著临床变化，其他实验室检查结果亦无明显改变。3 个月后随访，未发现其他不良反应。虽然聚焦超声技术对面部溶脂塑形的基本原理较为明朗，但临床中，少见有相关研究报道。且缺乏对溶脂效果的长期跟踪随访，远期效果需要更长时间的观察。

二、辅助超声溶脂技术

1992 年，意大利学者 Zocchi 首先提出并应用超声溶脂技术，随着医学科技的不断发展，超声波不仅成为无创溶脂的利器，更进一步成为手术溶脂的"黄金搭档"。通常将辅助超声溶脂分为体内和体外超声波两种，其作用原理与无创超声溶脂技术类似。就微机械效应而言，通过机械振动作用，可使肿胀液体充分扩散。超声波在液体内的传导过程中，均匀扩散到皮下脂肪组织中的组织液使脂肪组织肿胀疏松，组织间隙增宽，还可将脂肪充分乳化，易于吸出。吸脂过程只减少脂肪细胞中密度较低的液体部分（脂肪酸），减少常规吸脂术后皮肤凹凸不平等不良反应的发生。但超声辅助吸脂技术仍需在术中将乳化后的脂肪吸出，过程中产生的热损伤会累及周围组织。虽然无创溶脂技术风险低、治疗安全，但对于严重的脂肪堆积及要求过高的求美者，吸脂术仍是经典塑形方式，配合超声辅助，在一定程度上也能为吸脂手术锦上添花。

第三篇　微　整　形

第十一章　微整形概述

第一节　微整形的发展历史

第一次世界大战以后，美容外科的种子在公众头脑中开始发芽。第二次世界大战以后，整形美容已形成强烈的市场需求。直到 1960 年，包括除皱术、隆胸术的美容手术得到广泛的认同并迅速推广。随着整形外科的发展，一些整形手术的弊端如创口大、恢复期长等问题逐渐显现出来，同时随着科技的发展，广大的整形医师开始缩小手术的切口来达到最大的整形效果。1984 年，由英国泌尿外科医师 Wickham 提出"微整外科"，即微小侵入的意思，其文章于 1987 年在《英国医学杂志》《新的外科》论文发表。我国汪良能医师于 1989 年出版的《整形外科学》就提到无创操作。尽可能减小对组织的创伤是所有整形美容手术和操作的思想精髓，是整形外科医师坚持的原则。

当前，微整形技术包括：肉毒毒素注射技术、软组织充填技术、埋线提升技术、间充质疗法、再生医学与干细胞溶脂技术、光声电技术，以及针灸技术等前沿科技。随着科技的发展和在人们对整形美容旺盛需求的推动下，或将出现更多的新技术。这些技术为爱美人士带来了极大的便利，让年轻化、漂亮变得更容易。

尽管微整形技术的发展具有很多优势，但是我们依然需要客观地来认识以下几点。

一、肉毒毒素注射技术

肉毒毒素是由肉毒杆菌在繁殖过程中所产生的一种神经毒素蛋白。肉毒毒素作用的机制是通过抑制神经末梢乙酰胆碱的释放使肌肉麻痹，其发现与研究已经有 200 年的历史。1986 年，加拿大眼科教授 Jean Carruthers 在用 A 型肉毒毒素治疗眼睑痉挛时意外发现它对皮肤的除皱作用，可以在几个月内消除皱纹或者避免皱纹的生成。此后，肉毒毒素除皱法开始在美容界流行。1989 年 12 月，美国 FDA 首先批准 A 型肉毒毒素（中文名为"保妥适"）作为临床治疗药物。2009 年 2 月，我国 SFDA 批准"保妥适"用于暂时改善 65 岁及以下成人眉间纹的治疗，从此正式用于美容治疗。随着对肉毒毒素作用机制的深入研究，目前肉毒毒素已经被广泛应用于临床的许多方面，如在医疗美容方面，肉毒毒素可用于额肌纹、鱼尾纹、川字纹、颈纹的改善，提眉、面部轮廓和小腿的调整，肤质的改善，还可用于治疗局部多汗症、肌肉痉挛、厚皮性骨膜病、雄激素性脱发等疾病。

二、软组织充填技术

充填技术的运用远早于肉毒毒素注射。1830 年，德国化学家 Baron Karl Ludwig von Reichenbach 发现并命名了一种叫石蜡的物质。1899 年，维也纳医师 Robert Gersuny 首先将液体石蜡注射到人体内进行隆乳，结果导致了灾难性后果。随着工业革命的发展，各种可供注射充填的材料不断研发，经过提纯和细化的充填剂可以注射在皮下甚至真皮内，目前已有数十种填充材料。按材料来源不同，大致分为动物来源、人体组织来源以及人工合成三大类，主要用于满足临床上改善皱纹、沟槽或凹陷，改善轮廓，五官的修饰和瘢痕的修饰。所有这些充填剂中，根据降解方式又分为可以降解的以及不可降解的；常规认为可以降解的材料安全性高、发生并发症的可能性小；而不可降解的材料则容易发生感染、排异、肉芽肿等问题。在充填领域，我们希望发现一种完美的材料，这种材料是安全可靠的，具有良好的生物适应性，无毒无致畸、无致癌性，不会感染，不引发自体免疫反应（无须皮试），注射后不会游走，注射后效果能维持数年以上，感觉柔软，外观自然，并且治疗效果要完全可逆的，不需要的时候可以被消除得无影无踪，显然这种充填材料一直没有出现。

三、线雕美容技术

线雕亦称为埋线技术，是将特殊线材植入各皮下组织层，通过物理的填充、提拉等作用来实现机体年轻美丽的一种微创美容方式。其具有效果明显、持久，创口微小，安全，手术时间短，恢复迅速的特点。线雕的主要作用是紧致、提升、填充、塑形、嫩肤。线有一定的提升作用，有力而持久的提升是我们追求的目标和研究方向。在近代，在俄罗斯、日本、西班牙、法国和中国等国家有以美容为目的在面部埋置金线的报道，但由于金线的副作用较多，现已很少使用。近些年来，随着对线材的深入研究，很多新型的线材被发明出来，现代的线材有了更好的组织相容性，具有更持久及更好的牵拉效果。同时，随着医学技术的进步，手术的创伤更小、更安全，效果更佳。线雕美容已成为微创美容中的一项重要技术。

四、再生医学

再生医学原先指体内组织再生的理论、技术和外科操作。现在，它的内涵已不断扩大，包括组织工程、细胞和细胞因子治疗、基因治疗、微生态治疗等，国际再生医学基金会已明确把组织工程定为再生医学的分支学科。第一位提出"组织工程学"术语的美籍华裔科学家冯元桢教授认为：组织工程学的基本原理是从机体获取少量活组织的功能细胞，与可降解或吸收的三维支架材料按一定比例混合，植入人体内病损部位，最后形成所需要的组织器官，以达到创伤修复和功能重建的目的。我国组织工程学自学科建立以来，发展速度很快，引领我国组织工程的科学家曹谊林教授原本是一名整形医师，已经在许多大动物身上成功地构建了多种再生组织，有些（如软骨、人工皮肤）已作为产品上市。

五、间充质疗法

间充质疗法曾称中胚层疗法，是一种非手术医学美容治疗，使用注射或类似的技术和方法，将不同的药物、生物制剂或材料导入真皮或真皮以下层次，起到紧肤、除皱、塑身以及其他美容修饰目的的微注射美容技术。目前，这项技术方法使用的主要器械是一种特制的注射枪。Michel Pistor 创立了间充质疗法，1987 年法国科学界首先承认了间充质疗法。间充质疗法已在欧洲、南美洲以及美国各地应用 50 多年，目前已经是美容界非常普及的治疗方法。

六、光声电技术

激光由于其单向性，聚焦精确，良好的穿透力，作用于人体组织靶向性好而能达到除去或破坏目标组织的目的。各种不同波长的脉冲激光可治疗各种颜色的疾病，如太田痣、鲜红斑痣、雀斑、老年斑、毛细血管扩张等，也能用于对异物染色的治疗：如文身、眼线、文眉。近年来，一些新型的激光机，光子、剥脱或者非剥脱的点阵激光等对于面部年轻化以及瘢痕的治疗，取得了良好的疗效。光子嫩肤是一种利用强脉冲光治疗皮肤光老化的技术，光老化的皮肤改变通常由皮肤色素斑的增加、毛细血管的扩张和皮肤质地的改变等组成，由于强脉冲光（IPL）是一种"复合光"，而且具有较长的脉冲宽度，对这三类皮肤损害都有一定的疗效。经过 IPL 治疗后色素斑减淡、毛细血管扩张改善、皮肤光滑洁净、细小皱纹消除，IPL 还有轻微的紧致皮肤作用，因此其综合的疗效非常显著。光动力疗法（photodynamic therapy，PDT）是在光敏剂的帮助下，在分子氧的参与下，由特定敏化光源辐射所引起的光致化学反应去破坏病变组织，以达到治疗目的。光动力效应需依赖光敏剂、光源和氧三个要素。PDT 最先应用于肿瘤的治疗，近几年又拓展到鲜红斑痣、寻常痤疮及光老化等疾病的治疗上。

无线电发射的频率称为射频，射频是介于声频与红外线频谱之间的电磁波，其频率为100kHz ～ 30GHz，包括高频、超高频及特高频类电磁波。当射频电流经过人体组织时，组织对射频电波的阻力，使组织内的水分子瞬间产生快速振荡，在电极之间产生一种急剧沿电力线方向来回重复的移动或振动。因各种离子的大小、质量、电荷和移动速度均不尽相同，在振动过程中互相摩擦或与周围的介质摩擦，产生热能作用于靶组织。热能选择性地作用于真皮深层和纤维隔，引起胶原收缩和新的胶原沉积，从而使皮肤拉紧和面部形态重塑。同时，热能作用于真皮到筋膜和纤维组织，可以使皮肤真皮层变厚，从而使皱纹变浅。

超声刀是利用高强度聚焦式超声波，在皮下作用的温度可达 65 ～ 70℃，不会伤害到皮肤表面的方式加热深部组织，依诊疗部位的不同，将超声波聚焦于单一个点，以产生高能量，作用于肌肤真皮层、筋膜层，刺激胶原蛋白的增生与重组，收紧轮廓，除皱紧肤。

当前，微创整形已经远远超过传统的整形手术，为患者带来益处。随着技术的发展将会有更多的无创技术运用于整形，患者也将得到更好的体验。

第二节　面部美学研究的发展史

一、东西方传统审美观的差异性

由于客观差异性的存在，譬如区域地理环境、历史沿革、文化思想、宗教背景等，或者是不同人种体质特征上的差异，不可能存在一种完美的人体美学标准而适用于世界各族群的所有人。因此，有关人体美学标准的讨论，必然要建立在由不同地域、不同种族、不同文化背景下所产生的具有显著差异性的审美哲学基础上。不同的审美哲学观点对于美的界定和评价标准是具有明显区别的，这也可以解释为什么西方人认为的东方美往往是不被东方人所认可的。

东方文明和西方文化交流日益增多的今天，涉外婚恋在中国已成为司空见惯的事情，但被老外所青睐的东方美人通常并不是中国人自己的"菜"，比较典型的例子有超级名模吕燕在欧洲时尚界的风靡，以及华裔女星刘玉玲在好莱坞的走红。此类现象传递出两个信息：第一，东西方的审美观是存在差异的；第二，不同的背景往往是造成审美哲学上差异性存在的重要原因。

西方的审美哲学一直以数理美为标准，即不同数之间的比例协调。古希腊雕刻家波里克莱塔在《论法规》中就专门研究了人体各部分之间的数学比例关系，他的结论是"头身的理想比例是1∶8，脚的长度应是手掌宽的3倍，腿部从脚到膝的长度应是手掌宽度的6倍"等。正因如此，在西方审美观念中的美是一系列理性的、量化的指标，是可以通过算法来计算、演绎甚至是设计的。所谓的"形式美法则"（包括和谐、匀称、均衡、对称、对比与统一、节奏与韵律等基本美学原则）便是如此得来的，而一切符合上述原则的事物都至少具备了形式上的美的条件。由此可见，在西方哲学思想影响下的审美情趣强调客观地再现，是对于客体写实的过程。

尽管中国古代的先哲们也认识到了数所蕴含的智慧和力量，并以此来形成关于天道自然和社会人伦的大道理，但是单就美的概念来看，较之于西方人习惯于将美当作数理现象而言，东方（尤其是中国）人更倾向于把美当作情感现象来阐述。如果说西方人侧重于审美的物理维度的话，那么东方（尤其是中国）人对美的认识则侧重于审美的心理层面。

中国传统思想界关于美的阐述，强调的似乎都是精神和人格境界层面的和谐美。东方（尤其是中国）的审美思想讲究的是人生境界与审美理想的高度统一，因此偏好于主观地表现对精神情感抒发的过程。这就与西方的审美形成了鲜明的对比，这种不同集中体现在东西方绘画所展现的巨大差异上面。西方写实主义绘画强调对于客观物象的真实再现，因此在其美术理论中浸透着数学和物理学的知识成分，如透视、明暗光影等知识，体现出一种科学精神；而中国宋元时期兴起的写意画则不那么关心对于客观物象的真实再现，转而更多地去关注客观物象的内心投射和精神情感的抒发，即所谓的"写意象""写心""写神"，其追求的是所谓的"神似""妙在似与不似之间"。写意画在某种程度上抛弃了物象的客观属性，画得像什么完全取决于主观上希望它像什么。从这个层面上而言，东方（尤其是中国）的审美理想较之于西方更能体现强烈的人文精神。

综上所述，由于哲学思想上显见的区别，使得东西方审美观念有着深刻的差异性，西方追求数理美的形式，而东方强调的是情感美的意象。因此我们可以说，单就审美情趣而言，西方形虽美，东方韵更深。当这种差异性投射到人体美的范畴时，则表现出对于美完全不同的欣赏角度：西方人所推崇的人体美是理性而客观的，是符合一系列数学关系标准（如黄金分割率）的可感的美；东方人心目中的人体美则更多地倾向于感性和主观，比如肤如凝脂、鼻似琼瑶等，其本身就无法量化，而是靠主观感受来评判，"情人眼里出西施"这句话说的就是这个意思。

二、面部美学标准

容貌（尤指面容）最能代表人体美的实质，也是最能反映人的性格特征和精神气质的窗口。头面整体结构包括头部的形状、大小（相对于身高而言，即头身比例），以及五官比例的协调，是人体美的重要组成部分。面部的美学标准包括头身比例、脸形、五官的形态及其比例关系等方面的美学评价。

（一）头身比例——"立七、坐五、盘三半"

头身比例主要反映人体的头面与身材之间的比例关系，理想的头身比例介于（1：8）～（1：7）（即头部的长度占身高的1/8～1/7），超出这个范围头部则会显得太小或者太大，而一旦出现头部太小或者太大，不论五官如何精致，都不符合人体美的审美理想。头太大（头身比例大于1：6）尽管有时会显得精干，但毕竟太过幼稚和不成熟；头太小（头身比例小于1：8甚至更小）虽说高大挺拔，但往往会觉得不够智慧和精致。关于理想的头身比例，中国《古代画论》里有"立七、坐五、盘三半"的说法，与达·芬奇的人体比例分析（代表画作《维特鲁威人》）有异曲同工之妙。在实际操作中，为了表现女性体态的修长和婀娜，通常会将头身比例设定成1：8，所以在绘画界也有"八头仕女"之说。

（二）面部比例

在达·芬奇看来，标准的面部轮廓应当符合以下比例关系：面颊的最宽处等于唇至发际线的距离，嘴的宽度等于上下唇交界线到下颏的距离，唇珠点到下颏的距离是面颊长度的1/4，双眼内眦间距等于一只眼的宽度，外耳的长度与鼻子的长度近似，鼻梁正中到下颏的距离为面颊长度的1/2等。

1."三庭五眼""四高三低" 从达·芬奇的面部比例关系草图中我们不难看出，面部从发际至颏底可以分为三等分，也就是所谓的"三庭五眼"之中的"三庭"。从前额发际线至眉弓（上庭）、从眉弓至鼻底（中庭）、从鼻底至下颏（下庭），各占脸长的1/3，即一个鼻子（或耳朵）的长度。此"三庭"距离基本相等，是美好面部的起码标准。"五眼"则是以一只眼睛的宽度为标准，理想的面颊宽度应该刚好等于五只眼睛的宽度，这也是面颊比例适中的基本要求。

"三庭五眼"只是对于面部五官的位置、大小和比例关系给出了一个平面布局层面的标准，为了使面部轮廓更加玲珑剔透和凹凸有致，还要借助于"四高三低"来检验和规范。所谓"四高三低"是指在面部的中轴线上，由上至下分别有七个连续并相互交替的凹凸点，使面颊的侧轮廓呈现出二形的起伏关系，看起来更具立体感，凸显其结构美。这七个凹凸点分别是额骨、鼻尖、唇珠、下颏尖（以上为"四高"）和眼窝（准确地讲是鼻额交界处的凹陷）人中沟、颏唇沟（以上为"三低"）。

"四高三低"为我们勾画出了理想的面部侧面轮廓线。其中，"四高"规范了面部的四个突出点，其作用是增加立体感和构图感，使面部审美更加生动和具体。"三低"的审美作用同样重要：鼻额交界于眼窝处的凹点，一方面突出了额头和鼻梁的凸起，使额头更显饱满，使鼻梁更加玲珑和挺拔；另一方面可使眼睛更加深邃，但如果该处凹陷过深而形成双眼互望的"眼对穿"，则是不美的；清晰的人中沟会凸显上唇的俏皮和性感，历来的标准美人无一例外地都拥有深陷的人中沟；凹陷的颏唇沟则有助于突出下唇的娇艳欲滴，以及下颏尖的精巧细致。

2.黄金分割法 在上述基础上，对于面部五官的比例关系还可以通过黄金分割法来继续细分，以期得到越来越接近完美的面部审美标准。其具体方法为：①眉间点，位于发际至颏底间距上至下1/3或下至上2/3（接近黄金比值0.618，下同）之黄金分割点；②鼻下点，位于发际至颏底间距之黄金分割点（以上两点将面颊由上至下分为"三庭"）；

③内眦水平线，位于眉间点至鼻下点间距之黄金分割点；④唇珠点，位于鼻底至颏底间距之黄金分割点；⑤左口角点，位于口裂水平线左 1/3 与右 2/3 之黄金分割点；⑥右口角点，位于口裂水平线右 1/3 与左 2/3 之黄金分割点；⑦左、右面颊的宽度各等于一个嘴的宽度，即所谓的"三匀"。也有"三庭、五眼、三匀"的说法。

以上是人面部（面颊及五官）标准比例的一个基本美学原则，古今中外所谓的"美人"，通常能够相对完美地符合这个标准的要求。其实，一个人的相貌美与不美一看便知，根本用不着用尺子去测量，然而这种一看便知的本领却需要审美经验作为依托，而该审美经验的形成，只能在长期对于上述标准的学习和实践摸索中得出。

（三）不同脸形的审美特征

脸形是指面部轮廓的基本形状，其上半部是由顶骨、额骨、颞骨、颧骨和上颌骨组合而成的圆弧形半球结构，下半部轮廓则取决于下颌骨的形态。上述诸骨都是构成面部形态的重要因素，而颌骨则起着尤其重要的作用，是决定脸形的基础结构。脸形的分类因方法不同而显得多种多样，但其基本形态不外乎椭圆脸形、长脸形、方脸形、三角脸形、菱形脸等。其中，方脸形刚毅果敢，圆脸形活泼可爱，瓜子脸婉约妩媚，长脸形则常给人以忧郁之感。椭圆脸形也就是人们通常所说的鹅蛋脸，由于最为符合面部黄金分割率的标准，被普遍认为是最完美和理想的脸形。因此，单就女性的脸形而言，多以小巧为美，如蛋形脸妩媚温柔、瓜子脸玲珑精致，各具美感；若女性呈现方脸形时，则显得英武有余、柔媚不足，不符合女性面部的审美标准。

此外，脸形还需要与体形、五官、发型、肤色甚至是精神状态和外在气质等客观条件进行合理的搭配，才能实现理想的审美情趣。

第十二章 微整形的准备

第一节 美学评估与设计

一、面部轮廓

人体面部轮廓的变化构成了各种不同的脸形，美丽的脸形由比例恰当的骨性轮廓与适度丰满的皮肤和软组织构成。

1.头面部骨性轮廓 由于头部所有的软组织都附着在颅骨的表面，所以头面部骨性轮廓的形状、大小及比例是面容美的基础。亚洲人头面部骨性轮廓的长宽比例相对较小，面中份及面下份比较宽大，有时需要对颧骨及下颌骨进行缩窄改形。

2.面部器官尺寸比例 我国很早就有关于面部"三庭五眼"的美学标准，它阐明了人体面部纵横的比例关系。事实上，"三庭五眼"是一个比较粗略的标准，如果精确测量，其数值还是略有出入的。面部五官分布的其他美学标准有：①横向二等分法，即内眦连线位于头面部的正中线上，从颅顶到内眦连线的距离等于从内眦连线到颏底的距离；②横向四等分法，即头顶点至发际点的距离等于发际点至眉间点的距离、眉间点至鼻下点的距离、鼻下点至颏下点的距离；③纵向四等分法，即用面中线、角膜外缘线、面外侧线将面部平分为四等份。面部各器官的对称也是容貌美的条件，但事实上面部的左右侧是有微小差异的，这种差异可以形成生动的面容美。有学者曾形象地比喻道：左右面部应该是姐妹，而不是双胞胎。

3.面部软组织的容积 面部要有足够容量的软组织支撑，才能体现出美丽的容貌。面部软组织容积减少是衰老的重要特征，因为它意味着面部组织水分的丢失。随着面部软组织的减少及萎缩，面部开始出现凹陷和皱纹，比如鼻唇沟、木偶线、眶颧区的凹陷、颞部的凹陷、颊部的凹陷等，这些都属于老年性的面部轮廓变化，可以通过注射美容进行矫正。有学者将面部老龄化称为"4D"，即 deflation（萎缩）、deterioration（衰老）、descent（下挂）、disproportion（比例失调）。所以，对于退缩的软组织，可以使用充填剂给予矫正。

4.面部下垂 面部老龄化的重要表现是面部下垂，这与两方面的因素有关：一是软组织松弛，包括皮肤及各种韧带的松弛、软组织张力下降等，导致了面部软组织的下垂；二是由于重力和面部降肌的长期作用，使某些部位出现了较明显的下垂，如颈阔肌和降口角肌对下面部和口角的下拉作用。由于男性面部的软组织量较女性多，所以重力对于男性的面部下垂有更大的作用。

二、五　官

五官（包括眼、眉、鼻、耳、口）构成了人类面部的特征。美丽的五官包括两个方面：单个器官的外形特征符合各自的美学标准，五官之间的位置和比例符合面部的审美标准。

（一）眉毛

在面部所有的器官中，眉毛的动作是最丰富的，其形状会随着面部表情而发生明显的变化，表现出个体的心理活动。此外，眉毛还可将眼睛衬托得更加明亮。眉毛的美学标准是左右对称，毛发密集。眉毛呈弧形，眉峰最高，眉尾比眉头略高。女性眉峰的最高点位于眉毛中外 1/3 的交点处；男性的眉峰较女性靠内侧，其最高点位于眉的中点附近。女性的眉毛以纤细深长、弧度柔和为美，男性的眉毛以浓密刚劲、棱角分明为美。

（二）眼睛

眼睛素有"心灵的窗户"之称，人类使用眼睛进行各种情感的交流，可以从目光中流露出来，所以眼睛的美在面容中具有最重要的作用。从大小上说，一般都认为眼睛以大为美，如果再配以重叠的上睑（双眼皮）、长而翘的睫毛，则眼睛就更生动立体。从色泽上说，眼睛要黑白分明，东方人特有黑色虹膜配以瓷白的结膜，异常闪亮。从位置上说，外眼角比内眼角高显得比较漂亮。

（三）鼻

鼻子是面部最突出的部位，在面容表现上首当其冲，有"五官之王"的美称。鼻子的审美标准比较统一，均强调正、挺、直；首先是居中，位于正中线上；其次是笔直而挺拔。正面观，鼻子以鼻根部最窄，沿鼻背部向下逐渐增宽，至鼻翼部为最宽。女性的鼻子以小巧而柔和为美，男性的鼻子以直线刚性为美。

（四）耳

耳朵的美学标准首先是左右对称，其次是大小和角度恰当。外耳是结构最复杂的面部器官，由皮肤包裹耳软骨支架构成了三维立体的结构，包括多个解剖亚单位，如外耳门、外耳轮、对耳轮、耳轮脚、耳甲艇、耳甲腔、三角窝、耳舟、耳屏、对耳屏、耳屏间切迹、耳垂、达尔文结节（外耳轮后上部内缘的一个小突起）等。外耳的上缘与眉同高，耳郭下端与鼻小柱基底平齐。

（五）唇

嘴唇的基本生理功能是进食和语言，在人类由于其具有亲吻的特殊功能，所以体现了性感和爱，使唇在人体美学中具有独特的地位。唇的审美标准是对称、丰满、红润、柔软。由于东西方文化的差异，对唇的大小、厚薄的审美标准有所不同。我国古代以樱桃小口为美，现今的审美观也在逐渐接近西方，以丰满稍大的口唇为美。动态的口唇是表情的重要组成部分，细微的活动即可表达丰富的心理活动。

三、皮　　肤

皮肤是面部最外层的覆盖组织。除了完美的面部轮廓和五官之外，还需要辅以健康亮丽的皮肤才能形成一张美丽的脸庞。皮肤美主要表现在色泽和质地两个方面，部分皮肤区域还与毛发的生长和分布有关。

（一）皮肤的色泽

皮肤的色泽因种族而异，但均以色泽一致为美。中国人素有"一白遮百丑"之说，所以漂亮的皮肤应该是色泽白皙而亮丽的；一些喜欢日光浴或从事户外劳动的人皮肤的颜色会深一些，但也应该是均匀一致的。皮肤色泽不佳可表现为各种色素加深的色斑或出现色素减退的区域，皮肤色泽变化如发黑（痣、太田痣）、发红（血管瘤、鲜红斑痣、毛细血管扩张）等，使整个面容显得色泽不一。

（二）皮肤的质地

皮肤的质地以平整、光滑、饱满、有弹性为美。由于皮肤内含有大量的水分和胶原，健康的皮肤应该是柔软而有弹性的，随着五官的分布有其自然的连绵起伏，其表面应该是光滑而平整的，从而散发出饱满而有弹性的质感。皮肤质地不佳可表现为皮肤表面出现皱褶（常见于光老化）、突起（如皮肤赘生物、瘢痕）、凹陷（如凹陷性瘢痕、老年性沟槽）等。此外，随着年龄的增长，皮肤中的水分和胶原逐渐丢失，其弹性和饱满度会慢慢下降，从而出现松弛、干燥、萎缩等变化。

（三）皮肤的皱纹

产生皮肤皱纹的原因较多，年龄老化后皮肤中的水分和胶原丢失，导致弹性下降、厚度减少，日光照射、长期的表情肌收缩、重力作用等，都可促进皮肤皱纹的产生。早期的皱纹一般是动态的，即产生面部表情时才出现皱纹；随着年龄的增长，有些皱纹在没有表情时也无法消失，即静态的，加重了皮肤衰老的表现。

（四）毛发的生长和分布

皮肤的美还表现在皮肤表面有正常的毛发生长。全身皮肤的表面均应有正常分布的细小汗毛，在一些特定部位还有较粗大的体毛，如头发、胡须（男性）、腋毛、阴毛等，这些毛发都有其特定的分布形状和生长方式。在男性，胡须及其他体毛加强了第二性征的表达。毛发过多（如女性的胡须和体毛过多、过粗）或过少（如男性的脱发）均可影响皮肤的美观。综上所述，面部轮廓、五官和皮肤三个方面的美学特征构成了一个总体的面部美学评估标准。

第二节　建档（医学摄影、知情同意书）

一、医学摄影

微整形的治疗范畴主要是体表，它具有注重形态的特点，故每一例做微整形的患者术前术后均需要使用相机将其影像记录下来，以便于治疗前后的效果对比、学术交流和档案保存，甚至也可以作为法律依据，影像资料在医疗纠纷中是重要的证明材料。根据记录介质的不同分为胶片摄影和数码摄影。由于目前胶片摄影逐渐减少，越来越多的是数码摄影。医学摄影包括摄影设备、摄影技巧和照片资料的储存工作。

（一）摄影器材

1. 摄影室　摄影室至少应该有 2.5m×4m 大小，以便保持患者和摄影者之间的距离，使用中等焦距的镜头来避免拍摄对象"变形"。窗户应该用黑色窗帘遮盖，天花板和墙壁通常是白色的。摄影室内关闭荧光灯，无论彩色或黑白摄影采用天蓝色的背景都比较合适。可以准备一把稳定、舒适、高度合适的椅子来帮助患者保持特定体位。

2. 相机　照相机需要使用大镜头的单反式取景数码相机，使用焦距 85～135mm 的肖像镜头。目前，市面上的主流单反相机像素在 2000 万～3000 万，以 2400 万居多，较高的像素能够准确记录被摄体的各种细节，在市场上可选择的单反相机品牌较多，基本均有完善的镜头群和配件支持，保有量大，保养和维修比较方便。

3. 光源　光源应尽量使用人造光源，即所有的照片都在同等光源的条件下拍摄。一般情况下，使用相机的内置闪光灯就能获得不错的照片。为避免正面光线过强可以两侧使用灯光或者安置在镜头上的环形闪光灯，以分散光源。还可以布置背景光以消除主体在背景上的阴影，同时提供清晰的主体轮廓。

4. 三脚架　三脚架的作用主要是为了避免手持相机带来的抖动及拍摄距离的变化影响拍摄的一致性。如果使用快门线或者遥控快门拍摄，可以更好地避免相机的任何抖动，以确保相片的质量。拍照时需要因人而异调整好三脚架的高度、距离和角度，使三脚架上的相机镜头高度与被摄部位保持水平位置。

5. 背景布　背景布要求整洁、干净，色彩单纯洁净如淡蓝、淡灰等，这样可避免背景的杂乱，突出主体，维持所有相片的统一性。如果在手术床上拍摄，也要注意背景不能太杂乱，需将环境稍加整理，把不必要的东西移开；条件简陋时，可找面墙或者干净的床单作背景。

（二）摄影注意事项

1. 精心设计，准确曝光　由于自然光线易导致被拍摄对象面部出现阴影，或者病理歪曲和失真，拍摄中尽量避免使用自然光照明。曝光量取决于快门速度和光圈，现在的相机通常都有自动曝光装置，由于拍摄时光源固定，距离相对固定，故可以自动控制曝光。相机在测光时有平均测光和中点测光两种选择，面部拍摄建议选择平均测光；如果希望特别突出某一部位，或拍摄主体有较大的颜色反差，可以选择中点测光。尽量避免大光圈、慢快门的拍摄方式。使用闪光灯拍摄时，快门速度需要低于 1/125 秒，以便闪光灯和快门同步。

2. 形象真实，表达准确　由于微整形着重于体表的细微变化，故严禁任何化妆修饰，拍照部位及其周围必须整洁，需显露的部位必须暴露，充分敞开。一般情况下，做面部拍摄时，均为面部无表情加睁眼的照片；在肉毒毒素注射除皱时，需在不做表情时以及做出最大表情时拍照，两周后患者复诊时以同样表情拍照以便对比前后效果。构图切勿歪斜，尽量以正常视角进行拍摄，相机镜头与被摄体的眼睛或鼻子等高。

3. 背景清晰，准确对焦　相机及患者拍照部位应相对固定，避免背景杂乱无章。焦点清晰是摄影的基本要求。现在的相机都有自动对焦装置，普通的面部医学摄影只需使用自动对焦即可。自动对焦可以迅速准确地对准拍摄物，非常方便。由于自动对焦是针对画面正中的大部分物体进行对焦的，所以如果需要精准地拍摄某个不在画面的正中的细节时，就需要使用手动对焦，以保证目标主体清晰。

4.照明体位，前后一致　在拍摄时距离体位照明强度、角度和背景等条件应完全一致。面部医学摄影的常用体位有正位、左侧位、右侧位、左斜位、右斜位、仰头位六种。正面照片的位置容易调整，观察拍摄对象的双耳对称度可调整左右角度，需要注意的是头部上下角度的调整。一般情况下，相机镜头对准鼻尖，嘱患者双眼正视相机镜头即可。左右侧位的摆放要求是，使人中嵴重叠，或使双侧睫毛一致，双眼前视。左右45°斜位的拍摄摆放最难控制。做颊部充填、颞部充填等注射时，需加拍一张仰头位的照片。仰头位的摆放也很容易出现拍摄角度的不一致，笔者采用的方法是让患者头部上仰，使鼻尖与上睑睫毛根部成一直线。

（三）相片的保存

1.相片存储　目前相机的像素都比较大，通常可以达到 8～12M 每张照片。长年累月所拍摄的照片需要一个较大的存储空间，可以在电脑上设置专门的硬盘存储，定时将所有的相片备份存储到移动硬盘中，以免电脑硬盘故障时丢失。

2.相片归档　将当日拍摄的照片拷入电脑，并将拍摄的图像资料按患者的姓名、所做项目、日期建立文件夹整理归档。

3.相片检索　检索时只要输入某患者的姓名即可找到该患者的相片记录，输入项目名称则可以找到该操作项目全部患者的相片，便于医师寻找有关资料及做微整形前后的对比。

二、知情同意书

我国《民法典》第一千二百一十九条规定，医务人员在诊疗活动中应当向患者说明病情和医疗措施。需要实施手术、特殊检查、特殊治疗的，医务人员应当及时向患者具体说明医疗风险、替代医疗方案等情况，并取得其明确同意；不能或者不宜向患者说明的，应当向患者的近亲属说明，并取得其明确同意。

对于寻求医美的人来说，其行为是一种使容貌更漂亮的追求，尤其是很多人对于微整形的认识存在误区，比如认为完全没有风险，做一次一劳永逸，手术简单因而费用应该也很便宜等。为避免出现医患双方认识上的差异，在面诊时需仔细询问病史，排除禁忌注射的患者和有可能产生危险的患者。通俗易懂地讲清楚所做项目的基本原理和操作流程、利弊、可能的风险等，切忌为了成单而故意夸大效果或隐去可能存在的风险，只有在患者或者监护人完全知情的情况下，签署知情同意书后才可作治疗。

因为微整形项目较多，不可笼统地使用一个模板的知情同意书，应针对各种项目的特点来制作知情同意书，使患者一目了然地知道将要做项目的情况。知情同意书应包括以下基本内容，如患者基本信息、项目的禁忌证和适应证、项目的疗效、存在的风险、注意事项、院方承诺、患者承诺、患者及医师签字等。下表为《肉毒毒素注射知情同意书》的示例（表 12-1）。

表 12-1 肉毒毒素注射知情同意书

肉毒毒素注射知情同意书

姓名：　　　　性别：　　　　出生年月：　　　　日期：　　　　电话：

曾经注射：　　　　　　　　　是否怀孕、备孕或哺乳：

依据中华人民共和国国家卫生健康委员会《医疗美容服务管理办法》规定，执业医师对就医患者实施治疗前，必须向就医者本人或其监护人书面告知治疗的相关事项，并取得就医者本人或者监护人的签字同意，现就肉毒毒素注射的相关事宜依法告知如下。

一、有下列情形者不得接受注射

1. 精神异常、过高期望值、患严重身心疾病等。

2. 患有神经肌肉疾病者，如重症肌无力、先天性上睑下垂等。

3. 凝血机制异常或在两周内接受过抗凝治疗的患者。

4. 注射部位有活动性皮肤病、炎症感染等。

5. 有严重过敏史及多次过敏史的经历。

6. 哺乳期内的女性，计划在 3 个月内怀孕的女性。

7. 对注射材料或注射制剂内的某种成分曾有过敏情况。

二、肉毒毒素注射可能存在的风险及反应

1. 注射局部可能出现轻度疼痛、肿胀、瘀斑等反应，通常自行消失。

2. 注射局部可能出现红疹、麻木、紧绷感，以及头痛、恶心等反应。

3. 可能会出现眼睑下垂、视物重叠、畏光、眉形改变、表情不对称等并发症，可随药力的减弱而缓解和消失。

4. 极少数人可能出现全身过敏反应，如出现，术者有应急方案。

5. 以缩小肌肉为目的的注射而导致靶肌肉无力，如咬肌注射、瘦腿注射，可能导致相应的咬肌和腓肠肌无力。

三、注意事项

1. 就医者必须是具有完全行为能力的人，18 岁以下者需要有家长陪同。

2. 就医者须在治疗前告知医师自身情况，如禁忌证、过敏史、慢性疾病、妊娠期或哺乳期等特殊情况，因隐瞒病史并造成不良后果的由就医者自己负责。

3. 治疗后，就医者应严格遵守医嘱（含口头医嘱）进行术后的护理，若有异常应及时来院就诊。

4. 注射后 2 天内不宜用力搓揉或按摩注射部位，少数人可能对药物不敏感而导致效果不明显，2 周后复诊。

四、院方承诺

1. 所使用的药物、材料、仪器等均为国家相关部门批准。

2. 尊重就医者的隐私权，未经就医者本人或其监护人的同意，不得向第三方披露就医者的病情及病历资料。

3. 不得将就医者的照片用于广告宣传和商业用途。

五、就医者承诺

1. 向院方如实告知个人情况及既往病史。

2. 严格遵守本人知情同意书中所列的注意事项。

3. 就医者对注射前后的医学摄影表示理解和接受，并且同意院方可以将照片用于学术交流。

4. 已被告知 3 个月内不宜怀孕，如出现意外怀孕自行负责。

就医者声明，本人已经仔细阅读了知情同意书的全部内容，对于其中的禁忌证、医疗风险、注意事项及医学摄影等各条款，已经有了明确的认识，经慎重考虑同意并决定接受注射。

顾客（患者）（或监护人）签名： 　　　　　年　　月　　日	医生签字： 　　　　　年　　月　　日

本告知书一式两份，分别交医方和顾客（患者）保存。

第三节　术前准备、术后护理

一、术前准备

术前需要详细问诊，以全面评价其身心状况，以及是否了解相应的知识。首先，应该明确患者的手术目的，并详尽讨论手术方式，制订完整的治疗方案。问诊中还包括药物史和过敏史，签署知情同意书。

二、术后护理

微整形的方法较多，各种操作之后的护理也有不同。分为术后的即时护理和离院后的自我护理。术后即时护理针对有创口的治疗，比如注射、线雕、间充质治疗后需要给予及时按压止血，固定注射物质的位置等；光声电类通常给予冷喷或者冰敷降低温度，减少疼痛。患者离院后依据不同的治疗方法按照术后事项来做，如肉毒毒素注射后需要告知患者忌食氨基糖甙类药物，有创口的手术需要保持创口干燥，线雕或者抽脂患者术后需要戴头套以减少面部活动后出血或者线材移位等，并且嘱患者按时返院复诊。

第四节　微整形的适应证和禁忌证

一、微整形的适应证

微整形的项目较多，凡年满 18 岁，有微整形需求的人群都可以申请做。对于广大的求美者来说微整形有时是治疗，有时是保养。如肉毒毒素项目对于年轻女性可能用于瘦脸，中年女性则用于除皱。线雕项目对于年轻求美者可能是做个双眼皮，但是对于已有面部松弛的女性来说则着重于提拉松弛的肌肉。微整形项目很多人则是为了保养面部皮肤使其湿润有弹性。无论求美者想做多少项目，评估后可以做多少项目，都要仔细问诊，排除禁忌证。

二、微整形的禁忌证

1. 绝对禁忌证

（1）操作部位存在破溃、感染、流血及其他皮肤疾病。

（2）对所注射或者植入的成分（肉毒毒素、线、透明质酸钠、胶原蛋白等）过敏或排异者。

（3）有心脑血管重大疾病者、精神病患者、孕妇。

2. 相对禁忌证

（1）对微整形抱有不切实际想法或期望值过高。

（2）无监护人陪同的未成年人士。

（3）职业依赖面部表情者（如戏剧演员）或近期有重要活动参加者。

（4）正在服用可能影响神经肌肉传导、抗凝血和增强肉毒毒素作用的药物。

（5）免疫力低下或长期服用免疫抑制剂、激素的人士。

以上是微整形中常见的禁忌证，各个微整形项目有其自身特点，求美者就诊时还需根据其自身条件，以及所要做的项目仔细筛查，避免出现不可挽回的损害。

第十三章　肉毒毒素注射技术

第一节　肉毒毒素的发展及特性

近些年来，随着对肉毒毒素的深入研究，肉毒毒素已经广泛用于整形、皮肤美容、康复、神经、眼科等领域，尤其是 10 余年来，注射用 A 型肉毒毒素在整形美容专业的应用急速增长，已成为最常见的操作项目。据美国整形外科医师学会的统计数据显示，2000 年美国 ASPS 注册医师操作的肉毒毒素注射例数为 79 万例，而 2017 年已经达到 723 万例，且仍在持续快速增长之中。肉毒毒素在我国的应用相对较晚，随着经济的发展和医疗美容意识的普及，当前肉毒毒素注射美容越来越被我国大众所接受，但是系统了解和接受过注射培训的医师较少，这种局面造成了一个提供服务不足和需求旺盛之间的矛盾。因此，肉毒毒素的生物医学知识和临床应用方法亟待各位医师去学习和应用。

一、肉毒毒素的历史回顾和展望

有关肉毒毒素的发现与研究已经有 200 多年的历史。1820 年，德国医师 Kerner 首先描述了"腊肠毒"食源性肉毒毒素中毒的临床症状和体征，推测其作用原理，并提出利用"腊肠毒"治疗疾病的想法。1895 年，比利时医师 Ermengen 则从一次肉毒毒素中毒的暴发流行时采集的样品中分离出了致命的肉毒梭菌及其毒素。1920 年，美国的 Sommer 博士首次沉淀纯化 A 型肉毒毒素。1944 年，美国 Schantz 教授开始研究肉毒毒素的特性和应用。1946 年，Lammanna 首次分离出 A 型肉毒毒素结晶，为其临床应用打下了坚实的基础。20 世纪 50 年代，Brook V. 证实 A 型肉毒毒素的原理为阻断乙酰胆碱的释放。20 世纪 70 年代，美国旧金山眼科研究所的 Scott A.B. 博士从肉毒中毒患者最早出现眼症状且缓慢恢复中得到启示，首先设想将肉毒毒素用于眼科疾病的治疗，后来在志愿者体内注射 Botox（一种肉毒毒素）治疗痉挛性斜视获得成功。1986 年，加拿大眼科教授 Jean Carruthers 在用 A 型肉毒毒素治疗眼睑痉挛时意外发现它的皮肤除皱作用，他向外界公布后，肉毒毒素除皱法开始在欧美流行，特别是好莱坞影星们使用后更加漂亮、年轻，引发了美容史上的所谓"Botox 革命"，Jean Carruthers 教授成为肉毒毒素用于美容的创始人。

自从肉毒毒素问世以来，肉毒毒素注射美容成为所有医学美容项目中增长最快的一项，其被用来除皱的效果是其他除皱方法远不能及的。有关专家乐观地预测，A 型肉毒毒素注射将成为 21 世纪医学美容除皱的主要方法。除此之外，国内外已将肉毒毒素用于涉及临床领域的 50 余种病症的治疗，且应用范围还在不断增加，其被誉为"20 世纪 90 年代神经药物的一大进展"。同时，随着肉毒毒素在临床日益广泛应用，在基础研究及多个临床学科之间掀起了对神经生理学的重新认识，开阔了人们对医学美容和疾病病理生理的基本看法。

二、肉毒毒素的结构和特性

肉毒毒素在自然状态下或人工培养基中通常以一种蛋白质复合体的形式存在，即神经毒素或称衍生毒素与血凝素或非血凝素蛋白通过非共价键结合的复合体，又称肉毒前体毒素。

各型肉毒毒素复合体的分子量有所不同，其中在我国上市的保妥适分子量是900kDa，衡力分子量在300～900kDa。用半乳糖作为配基的亲和层析能使神经毒素从肉毒前体毒素中分离出来，各型肉毒神经毒素具有相近的分子量，即150kDa，由100kDa的重（H）链和50kDa轻（L）链通过一个双硫链和锌原子连接在一起，被彻底分离后的两个链是无毒的。

肉毒毒素的生物活性与自身的空间形态结构有关，血凝素在维持肉毒毒素的三维结构上起着重要作用。现已明确，肉毒毒素在40℃以上容易变性，在液气界面易丧失毒性，稀释至过低浓度也会使毒性下降。

肉毒毒素（BNT）是由厌氧的肉毒梭状芽孢杆菌产生的，能特异性阻断乙酰胆碱释放，并经过分离、纯化、稳定，最终可作为药物使用的物质。不同菌株的肉毒梭状芽孢杆菌可产生7种抗原特异性肉毒毒素，分别为BNT-A、B、C、D、E、F和G。其中只有A型和B型可以作为药物使用，整形美容医学领域应用的肉毒毒素绝大部分为A型肉毒毒素。BNT注射后弥散到人肌肉组织，选择性、不可逆地结合于神经肌肉和神经腺体的突触末端。通常在48小时后起效，数周达到峰值，作用持续时间从2周到数周。受损神经会伸出新的末梢，恢复递质传输功能，BNT作用开始减退。

国家食品药品监督管理总局〔DTXX-2016—10990〕《总局关于注射用A型肉毒毒素的消费警示》明确"国家食品药品监管总局仅批准上市了两种注射用A型肉毒毒素，分别为兰州生物制品研究所生产的国产产品（商品名：衡力）和Allergan Pharmaceuticals Ireland生产的进口产品（商品名：保妥适BOTOX）"。

肉毒毒素的保存和配置：Botox A和衡力A型肉毒毒素均须在冰箱内储存，使用时根据需要加入不同剂量生理盐水稀释。建议稀释后6小时内用完。

第二节　肉毒毒素在面部美容方面的应用

目前，肉毒毒素的应用越来越广泛，但面部的年轻化依然是应用最多的方面。肉毒毒素常用于面部皮肤、轮廓、五官这三个方面的美化。

（一）皮肤

面部皮肤是人们时刻暴露于外界中的最外层器官，是判断皮肤好坏的门户。虽然皮肤好坏的标准在不同国家、不同地区、不同民族、不同阶层之间都存在着差异性，但有一些标准是共同的。光滑、细腻而有弹性的皮肤是人们共同追逐的目标。好的肤质都有一些共性的特征，如皮肤颜色均匀红润，皮肤水分含量充足，水油分泌平衡，肤质细腻有光泽，皮肤光滑有弹性，无皮肤病，面部皱纹程度与年龄相当，对外界刺激不敏感，对日光反应正常等。

肉毒毒素在面部美容中的作用主要是除皱、改善肤质。只要将适当的肉毒毒素注射到相应的靶肌肉中，可以消除面部的各种动态皱纹和减轻部分静态皱纹，使得岁月的痕迹得以在面部抚平。此外，肉毒毒素注射后相应部位的皮肤毛孔会缩小，皮肤变细腻，光泽度也会明显增加，使皮肤的质地显著改善。

（二）五官

面部的耳、眉、眼、鼻、口称为五官，其构成了人类的面部特征。对于五官的美学因人而异，且不同时期有不同的喜好。面部五官的美学标准包括两个方面，一是单个器官的美，二是五官之间的协调美。从求美者的角度来讲，五官的协调可能更为重要，因为单个器官的外形在个人的美学标准中存在较大的不同，如有的人喜欢大眼睛、双眼皮，而有的人喜欢丹凤眼、单眼皮。有的人喜欢樱桃小嘴，而有的人却喜欢丰唇大嘴。"三庭五眼，黄金比例"就是强调五官位置协调的重要性。在使用肉毒毒素美化五官的治疗中，在一些特定的部位精准注射肉毒毒素，可以调整眉毛的位置、改善露龈笑、提升口角、抬高鼻尖、增大眼裂、调整面部肌肉痉挛导致的不对称等。

（三）轮廓

人体的面部轮廓由骨骼、肌肉及软组织构成，骨骼的大小、肌肉的发达程度、软组织的饱满度构成了各种不同的脸形。面部轮廓美表现在线条清晰、圆润饱满、凹凸有致、长宽比例接近黄金比例等方面。但面部轮廓的美丽协调也跟人们的审美有关，比如在中国人眼中男性的方形脸型更好看，可显男性的阳刚；而女性需要鹅蛋脸，显得女性柔美。通过肉毒毒素注射来改变面部轮廓有以下三个方面：①咬肌注射后萎缩使下面部宽度缩小达到协调；②颈阔肌注射后可以提升下颌轮廓的清晰度；③额肌注射后额部可以轻微延长，从而改善额部轮廓。

第三节　与肉毒毒素注射相关的面部肌肉

面部肌肉，简称面肌，又称为表情肌，通过其活动可展现多样的面部表情以表达人类丰富的思想感情，是人类区别于其他动物的特点之一。面肌活动可牵拉皮肤出现折痕，由于面肌长年累月活动反复牵拉皮肤，可导致皮肤出现不可逆转的折痕，即皱纹。因此，掌握面部表情肌的解剖位置、层次、互相之间的拮抗与协同关系是肉毒毒素注射的基础。通过肉毒毒素注射，恰当地控制表情肌的活动，达到消除皱纹、塑造轮廓是肉毒毒素注射的目的所在。

一、头面部肌肉的解剖特征

头面部的肌肉，一端附在骨骼、腱膜或筋膜上，另一端与皮肤相连，可牵动皮肤做出各种动作。头肌可分为表情肌（面肌）和咀嚼肌两部分（图13-1、图13-2）。

表情肌为扁薄的皮肌，位置表浅，位于面部浅筋膜面，起始点均为颅骨的不同部位，止点均为头面部皮肤，主要分布于面部的孔裂周围，如眼裂、鼻裂和口裂等，分为环形肌和辐射肌两种。表情肌受人体运动神经的支配，可在大脑的控制下主动收缩，有闭合和开大上述孔裂的作用，同时牵动面部皮肤展现出丰富的表情，在面部呈现人类特有的喜、怒、哀、乐等各种表情。面部表情肌依所在的部位可分为颅顶肌、眼轮匝肌、鼻肌、口周围肌、耳周肌。

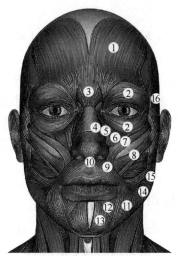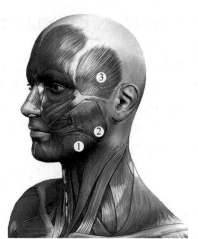

图 13-1　面部表情肌（正面）

1. 额肌；2. 眼轮匝肌；3. 降眉肌和降眉间肌；4. 鼻肌；5. 提上唇鼻翼肌；6. 提上唇肌；7. 颧小肌；8. 颧大肌；9. 口轮匝肌；10. 降鼻中隔肌；11. 降口角肌；12. 降下唇肌；13. 颏肌；14. 颈阔肌；15. 咬肌；16. 颞肌

图 13-2　面部表情肌（侧面）

1. 颈阔肌；2. 咬肌；3. 颞肌

（一）颅顶肌

颅顶肌又称枕额肌，薄而宽阔，由额部皮下的额肌、枕部皮下的枕肌和中间的帽状腱膜构成，枕肌起自枕骨，额肌止于眉部皮肤，枕肌收缩可向后牵拉帽状腱膜，额肌收缩可使眉毛上抬，眼裂增大并产生额纹。

（二）眼轮匝肌

眼轮匝肌位于皮下，围绕眼裂向心分布的横椭圆形扁肌，覆盖眼睑和眶周区域，具有大量皮肤附着的大括约肌，紧密地和睑部皮肤相连，解剖上很难与上部的皮肤分离。眼轮匝肌分为眶部、睑部和泪囊部，睑部肌纤维收缩可完成眨眼动作，与眶部肌纤维共同收缩可闭合眼裂。泪囊部肌纤维与泪液的引流相关。

（三）口周围肌

口周围肌系口周多块肌肉的总称，在结构上高度分化，包括环形肌和辐射状肌。环绕口裂的环形肌称口轮匝肌，收缩时闭口，并使上唇、下唇与牙紧贴。辐射状肌分别位于口唇的上方、下方，上方的肌肉可上提上唇，拉口角向上和向外，下方肌肉可降下唇或拉口角向下和向外。在面颊深部有一对颊肌，为一薄而扁平的长方形紧接口腔侧壁的肌肉，颊肌参与咀嚼和吮吸动作，维持颊部的张力和容积，使食物可以保持在口腔中，收缩时可以外拉口角，联合口轮匝肌能做吹口哨的动作，故又称吹奏肌。

（四）鼻肌

鼻肌分布在鼻孔周围，为几块不发达的扁薄小肌，鼻肌收缩有开大或缩小鼻孔的作用。

（五）耳周围肌

位于耳郭周围，主要为软组织提供支持，此肌在人类已经明显退化，几乎不参与面部表情。

面部除有表情外，还有咀嚼肌，包括咬肌、颞肌，翼内肌和翼外肌。分布于颞下颌关节周围，参与咀嚼运动。咬肌和翼内肌均可上提下颌骨；翼内外肌两侧同时收缩可牵拉下颌骨向前。颞肌后部肌纤维可拉下颌骨向后。单侧翼内外肌收缩可使下颌骨向对侧运动。自然状态下闭口肌的力量大于张口肌的力量，颞下颌关节为闭口姿势。当肌肉挛缩时表现为闭口或张口困难。

二、颈肌的解剖特征

根据颈肌的位置，将其分为颈浅肌与颈外侧肌、颈前肌、颈深肌 3 群。在颈部的肉毒毒素注射中仅针对颈阔肌。颈阔肌位于浅筋膜内，薄而宽阔，属于颈浅肌，未与骨骼相连，起自胸大肌和三角肌表面的筋膜，一部分止于下颌骨体下缘皮肤；另一部分向口角方向延伸，向上内止于口角，少数可到达颧弓。颈阔肌收缩时协助降下颌、下唇及口角。可使颈部皮肤呈现横皱纹，减少下颌和颈侧面之间的凹陷；长期收缩还可造成纵行的颈阔肌条索。因其参与了下面部的表情，故此肌也可以归于表情肌。

三、表情肌的神经支配

表情肌的运动由面神经支配，面神经出茎乳孔后，各分支互相吻合，形成立体的网状结构。部分表情肌受到多重支配。颞支支配额肌、眼轮匝肌上部、皱眉肌、降眉肌和降眉间肌，颞支损伤后患者额纹变浅，不能抬眉皱眉，眼睑不能闭合。颧支分布于颧大肌、颧小肌、眼轮匝肌下部、提上唇肌、提上唇鼻翼肌，部分纤维与颊支有交叉吻合。口角轴部的表情肌主要由颊支支配，如颧大肌、颧小肌、颊肌、笑肌、提口角肌、口轮匝肌等。口角平面以下的肌群由下颌缘支支配，包括颈阔肌、降口角肌、降下唇肌、颏肌等。颈支分布于颈阔肌。

四、面部的协同肌与拮抗肌

协同肌是指一组共同运动，行使相同功能完成某一动作的肌肉。拮抗肌是在完成某一动作中肌肉的作用相互抵抗。人在做出某一特定面部表情或动作时，往往是在多块肌肉或协同或拮抗的作用下最终达到动态的平衡。在面部的微整形中，利用肉毒毒素对相应肌肉的精准注射来改变肌肉间的协同或拮抗力量，从而达到调整面部五官位置或表情的效果。表 13-1 为与肉毒毒素注射有关的一些协同肌和拮抗肌。

表 13-1　与肉毒毒素注射有关的一些协同肌和拮抗肌

序号	肌肉	关系	作用目标	说明
1	额肌与眼轮匝肌	拮抗	眉尾位置高低	额肌收缩抬升额部皮肤和眉毛，眼轮匝肌收缩闭合眼睑并降低眉毛的位置，通过减弱一方肌肉力量来提升或降低眉毛位置
2	口轮匝肌与口周提肌群、降肌群	拮抗	口唇开合动作	口轮匝肌的收缩口唇闭合，上唇的提肌群和下唇的降肌群共同收缩口唇开大，两组肌肉互为拮抗

续表

序号	肌肉	关系	作用目标	说明
3	提口角肌与降口角肌	拮抗	口角位置高低	提口角肌和降口角肌的收缩力量决定口角位置的高低,当减弱降口角肌的力量时,提口角肌的力量相对占据优势,从而产生口角上翘的效果
4	上唇提肌群与下唇降肌群	协同	张口动作	张口动作表现为上唇上提和下唇下降,所以对于张口动作而言,上唇提肌群和下唇降肌群互为协同肌
5	口周提肌群	协同	提上唇及口角	使上唇向上运动的肌肉较多,有提上唇鼻翼肌、提上唇肌、提口角肌、颧大肌、颧小肌等,这些肌肉都可以提上唇及口角,相互之间有协同和代偿作用
6	口周降肌群	协同	降下唇及口角	口周降肌群主要包括降下唇肌、降口角肌和颈阔肌的口角部,其中颈阔肌和降口角肌同时收缩可下拉口角
7	咬肌与颞肌	协同	咬合动作	咬肌是行使口腔咀嚼功能的主要肌肉。此外,颞肌也参与了咀嚼运动。对于咬合动作而言,咬肌与颞肌互为协同肌

第四节 肉毒毒素的临床应用及注意事项

一、肉毒毒素的储藏和配制

(一)保存

目前,我国上市的保妥适和衡力肉毒毒素均为混以赋形剂的白色冻干粉,需在 2～8℃ 冷藏或 -5℃以下冷冻保存,有效期 3 年。

(二)配制

通常采用 2.5mL 或者 5mL 的注射器吸取 0.9% 氯化钠溶液缓慢注入肉毒毒素安瓿瓶内(药瓶内为负压),拔掉注射器管,留置针头在安瓿内,以使瓶内外气压一致,轻轻摇晃瓶子避免出现大量的气泡。有学者主张用利多卡因注射液来溶解肉毒毒素,在此不主张这种方法,首先,利多卡因溶液的 pH 和渗透压与 0.9% 氯化钠溶液不同,可能会导致肉毒毒素药理性的变化;其次,注射时并不能有效缓解疼痛;再次,有引起机体过敏的可能性,增加治疗风险。

(三)浓度

配制浓度无统一标准,通常依照注射医师的习惯以及注射部位及单位量而定。在面部的治疗中,保妥适和衡力肉毒毒素的推荐注射浓度为 40～100U/mL,即在 100U 一瓶的肉毒毒素中注入 1～2.5mL 0.9% 氯化钠溶液。为了更方便在连续注射时计算注射量,Allergan 公司推荐将 100U 保妥适稀释成 2.5mL 使用,在使用 1mL 注射器进行注射时,注射器上的每 0.05mL 的标记点为 2U。一般来说,对于较小肌肉群采用高浓度低剂量制剂,可适当缩小肉毒毒素的作用范围,但需要更精准和细心的注射技术及控制力。对于较大、分布较广的肌肉群应采用低浓度大剂量制剂,以便药液的弥散。配制浓度见表 13-2。

表 13-2　肉毒毒素常用剂量配制表

保妥适 / 衡力（U）	0.9% 氯化钠溶液（mL）	浓度（U/mL）	实用单位（U/0.1mL）
100	1	100	10
100	2	50	5
100	2.5	40	4
100	4	25	2.5
100	5	20	2

（四）配制后的储藏

肉毒毒素用 0.9% 氯化钠溶液溶解后尽量一次用完。如有剩余可置于冰箱 2～8℃冷藏，但是能保存多久仍可使用存在争议。有文献报道，配制后的肉毒毒素溶液在 2～8 周多次使用仍然有效。

二、肉毒毒素注射的操作步骤

（一）注射器及针头的选择

目前，临床上常用的 1mL 注射器自带 5 号针头因外径较粗（达 0.5mm），一般仅在配制药液时使用，不用于注射。肉毒毒素注射选用 1mL 注射器配合 30G 或 4.5 号针头，也可选用带针头的胰岛素注射器（带针头胰岛素注射器在需要反复抽取药液时会造成安瓿瓶内的药液污染）。对于面部表情肌注射，较细的外径 31G、32G、34G 针头（G 前面的数值越大，针头越细）亦可采用，注射时疼痛更轻，但因其太细，可能会影响到操作的韧性和坚固性，可酌情使用。

（二）注射部位的术前准备

注射前术者可与患者聊聊天，手术室内播放轻松的背景音乐，以减轻患者的紧张情绪。患者多采用仰卧位或半卧位，清洁注射部位皮肤，为消除注射带来的疼痛感受，外涂表面麻醉剂（5% 的利多卡因软膏）30 分钟，在麻醉剂表面覆盖保鲜膜可有利于药物的渗透与吸收。如对麻醉剂过敏者，在注射部位冰敷 5 分钟也可减轻疼痛。注射时清除麻醉剂后扩大消毒注射区域皮肤，注射医师戴手套，由助手协助抽取药液，安装或更换针头。注射前轻推注射器活塞使针尖挤出一滴药液来确定针头通畅。

（三）注射剂量与容量

肉毒毒素的注射剂量与注射部位的肌肉体积、注射目的、患者的性别等均有关系。靶肌肉的体积越大，所需要的注射剂量就越大；容量的大小主要取决于靶肌的大小和痉挛程度。毒素的弥散范围在 1.5～3.0cm，弥散范围与每个注射点的注射容量有关。在相同剂量的条件下，小剂量多点注射比大剂量单点注射分布更均匀，高浓度低剂量注射比低浓度高剂量注射的作用范围更精准。面部两侧对称注射剂量一致，除非原有两侧不对称，需要通过剂量的不同来调整一致。男性的注射剂量比女性的注射剂量要增加。一般来说，除皱注射常用的单点剂量大多为 1～2U，也可能更小，如下睑纹除皱每个注射点仅需 0.3 ～ 0.5U；皱纹较深、肌肉较发达的也可能需要 4U。以缩小肌肉为目的的注射常用的单点剂量是 5 ～ 16U，如咬肌注射的单点剂量为 10 ～ 15U。从安全角度考虑，注射剂量宁少勿多。

（四）注射手法及进针法

1.注射手法 注射时通常单手握持注射器，其方法有两种。一种是标准持针法，即用食指和中指夹住注射器针管，拇指轻放在活塞根部，小指在注射时接触注射部位皮肤以便固定注射器。此种持针法方便进针与注射同时操作，但对于初学者来说，由于把持力矩较长，进针的方向较难掌握，需多加练习方能熟练，并且对于微量注射不好控制。另一种是五指平握法，即用一只手食指和拇指握紧注射器的外套，无名指、中指和大鱼际肌握紧注射器的内芯，小指桡侧抵住内芯根部，五指协同用力（图 13-3、图 13-4）。这种握持方法可以更精准地控制推注的速度和容量。

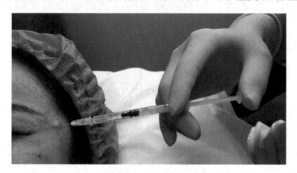

图 13-3 标准持针法

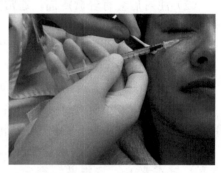

图 13-4 五指平握法

2.进针法

（1）浅表进针法：当非常浅表时，应接近水平角度进针，左手可辅助绷紧皮肤以方便进针，如下睑部的注射（图 13-5）。

（2）成角进针法：注射器针尖与皮肤成一定角度进入，一般 30°～ 60°（图 13-6），如注射额纹。

（3）垂直进针法：针头与皮肤表面垂直，如注射咬肌（图 13-7）。

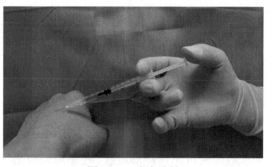

图 13-5 浅表进针

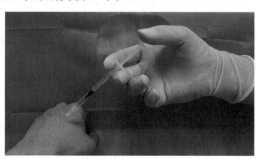

图 13-6 成角进针

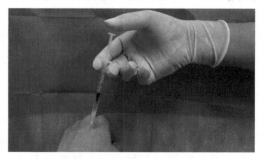

图 13-7 垂直进针

（五）注射层次

注射深度以靶肌肉为准，根据目标肌肉的层次调整注射深度。面部注射时部分靶肌肉位置表浅，如额肌、眼轮匝肌、颈阔肌等注射时可在皮下注射，利用药液的弥散作用达到靶肌肉。有学者比较过皮下注射和肌内注射，发现两者可以起到相同的肌肉松弛作用，皮下注射的疼痛更轻微。而像咬肌、皱眉肌位置较深的肌肉，则需要直接把药液注入肌肉内。从安全角度考虑，在没有把握的情况下，注射层次宁浅勿深，以避免产生预期目标以外的肌肉麻痹。不可注射后马上拔出针头，需停留数秒，以免药液随针孔溢出。

（六）注射后处理

注射后的常规护理归纳如下。

（1）注射之后立即用棉签压迫针眼止血。

（2）注射后会有轻微疼痛，通常无需特殊处理，如有疼痛可用冰块稍稍冷敷止痛，同时可减缓肉毒毒素的扩散。

（3）注射后用乙醇消毒针眼，后用红霉素眼膏外擦。

（4）注射后应在医院留观 30 分钟，如有不适可以及时处理。

（5）注射肉毒毒素后 4 ~ 6 小时内，尽量避免躺下，24 小时内不要做剧烈活动。

（6）注射后 6 小时内针孔不要沾水，24 小时内不要使用化妆品。3 天内不可揉搓或用力按摩注射部位，也不要做热敷或泡浴。

（7）2 周内不要喝酒，避免服用如氨基糖苷类抗生素（庆大霉素、卡那霉素、新霉素、链霉素），青霉胺，奎宁，环孢素，吗啡，Ca^{2+} 传导阻滞剂，阿司匹林类解热镇痛药等。

第五节　肉毒毒素上面部注射
一、额　　纹

（一）概述

额纹又称抬头纹，是由额肌收缩造成的。额肌的功能是上提眉毛并协助眼睛上视，额肌收缩时可挤压额部皮肤，在额部形成横行的皱纹。早期的额纹只是在额肌收缩时出现，没有抬眉动作时额纹会随之消失，此时的皱纹称为动态纹；随着时间的推移，额纹会逐渐加重加深，在静止时也不会消失，此时的皱纹称为静态纹。肉毒毒素额肌注射可以去除或者减轻额纹，适用于做抬眉动作时才出现的动态额纹；对于不做抬眉动作时也可见到的较深额纹可以缓解，如果合并注射皮肤充填剂效果会更好。

（二）解剖学

额部的软组织层次由浅入深依次是：皮肤、皮下脂肪、额肌、腱膜下疏松组织、骨膜，额肌处于中间的层次，它是颅顶枕额肌的一部分，向上、向后于发际处与帽状腱膜相延续。左右两侧的额肌上部稍分开，纤维向前下方呈斜纵行走向，逐渐向内侧靠拢，向下止于眶上缘，眉毛及鼻根部皮肤下方内侧的肌纤维与对侧相邻并融合。

（三）患者评估

嘱患者做抬高眉毛的表情，用力抬眼往头顶方向看，可以看到患者的动态额纹，或者静态额纹的加深。额肌静止时评定是否存在眉下垂和上睑皮肤松弛。存在这些情况的患者通常都有额纹，因为额肌收缩可代偿性地提升眉毛，减轻上睑皮肤松弛。

（四）注射过程

患者取卧位，注射前可先在眶上 2cm 以上的额肌标记注射点，在 2cm 以上的范围视为安全区域。注射左右对称，注射点的数量要根据额纹的分布范围确定，点与点的间隔在 2cm 左右，范围大、注射点多；依据额纹深浅每点注射 2～4U；注射深度为皮下或肌内注射，针头以 30°～90° 刺入（图 13-8、图 13-9）。

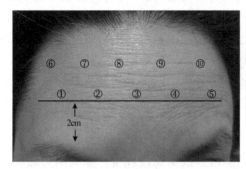 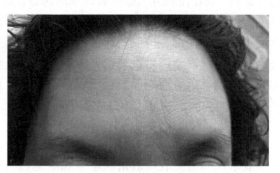

图 13-8　额纹注射前　　　　　图 13-9　额纹注射后 1 周

（五）心得体会

（1）部分年龄偏大或者皮肤松弛的患者，注射点可在标准 2cm 安全距离之上 5～10mm，以避免抬眉功能受影响，上睑水肿。

（2）因额肌较薄，初学者进针时刺入皮下即可，不要用针尖顶到额骨；不要为了追求注射点左右完全对称而不避开可见的皮下静脉。

（3）注射剂量宁少勿多，要做到去除皱纹的同时又不让肌肉过度松弛，保留额肌的正常收缩功能。

（六）并发症及处理

1. 眉不对称　有两种情况导致眉不对称，一种是药量不均一，另一种是额肌的肌力两侧不一样强，出现此种情况只要在肌力稍强的一侧补充注射即可。

2. 眉下垂　注射药量过多或者注射点离眶上缘太近，切记安全范围及适当剂量。

3. 上睑下垂或无力　为药物渗透至提上睑肌引起，出现此症状后如果患者希望改善可以用萘甲唑啉滴眼液滴眼缓解，通常 1～2 个月后可自行缓解（见图 13-10）。

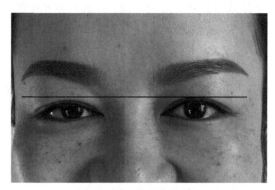

图 13-10　右眼上睑下垂

4. 眉梢上提　多是因为仅注射额肌中部，额肌外侧未注射。

二、鱼尾纹及下睑纹

（一）概述

鱼尾纹是指由眼睛外眦点向外侧呈放射状分布的皱纹，因形似鱼尾而得名，其英文名为 Crow feet（乌鸦爪）。此皱纹在笑容时更加明显，是外眦部的眼轮匝肌收缩后牵扯其表面的皮肤而形成的，环形肌肉的收缩产生了和肌肉纤维垂直的放射状皱纹。下睑纹由于眼轮匝肌下部收缩所引起大致向外下斜行的皱纹。

（二）解剖学

眼轮匝肌为表浅的椭圆形扁肌，分布在围绕睑裂的皮下，其深面是睑板、眶隔和脂肪等结构。眼轮匝肌分为眶部和睑部两部分，其内上方覆盖皱眉肌，上方与额肌纤维交错，外上方可覆盖颞浅筋膜前部，外下方可覆盖部分咬肌起始部，下方覆盖颧大肌、颧小肌、上唇提肌等中面部表情肌的起始部，其面积远远超出眼睑的范围。眶部眼轮匝肌：位于外圈。起自眶内上缘内眦韧带、上颌骨额突及眶内下缘，大致环绕眶缘环形走向。止于内眦韧带及邻近骨面，部分止于眉弓部皮肤，还有部分止于颞部及颊部皮肤。鱼尾纹主要由眶部眼轮匝肌的外眦部分收缩引起，下睑纹由于眼轮匝肌下部收缩所引起。

（三）患者评估

要求在患者无表情放松状态下观察是否有静态纹及纹路深浅程度，嘱其用力眯眼，观察鱼尾纹的范围，按此范围标记注射区域和注射点，并保证注射点能作用到整个鱼尾纹的范围。同样在无表情及用力眯眼状态观察下睑纹的范围，必要时让患者取卧位和坐立位观察下睑纹和下睑皮肤松弛程度。

（四）注射过程

患者卧位或者 60°半卧位，触诊眶缘，安全距离为眶缘外 1cm，注射点设计在出现鱼尾纹部位的眼轮匝肌内，以眶缘外 1cm 外眦水平处作为第 1 点，此点根据皱纹深浅，可以注射 2～4U；第 2 注射点大约在眉尾处，第 3 点在第 1 点下方 1cm 处。注射点的多少取决于受术者鱼尾纹的范围，范围较大者就要相应往外增加注射点（4、5、6 点）。各点之间交叉分布，间隔约 1cm（见图 13-11、图 13-12）。下睑纹通常注射两点，瞳孔中线下睑缘下方 0.5cm 为一点，外眦与瞳孔中线之间下睑缘下方 0.5cm 一个点，几乎平行进针，仅针尖刺入皮下即可，注射肉毒毒素 0.3～1U。

（五）心得体会

（1）注射剂量和鱼尾纹的深浅有关，较深的皱纹以及男性受术者可以适当增加注射量，每点注射 2U；而较浅的皱纹和女性受术者可每点注射 1U。

（2）眼周皮肤菲薄，皮肤紧贴眼轮匝肌，30°左右斜行进针，针眼没入皮肤即进行注射，眉尾处静脉集中，尽量避免刺破血管。

（3）下方的注射点不要在颧骨以下的部位，以避免肉毒毒素的作用扩散到面中部，使口角或颊部下垂以及笑容僵硬。

（4）外侧眼轮匝肌松弛之后，内侧的肌肉会产生代偿性收缩，此时即使患者不要求治疗下睑纹，但考虑到内眦部的皱纹会出现代偿性加重，需对内眦部追加注射约 0.3U。

（5）下睑皮肤菲薄极易淤青，进针时针头尽量平行仅进入皮下。每点注射量少，需要精确把控。

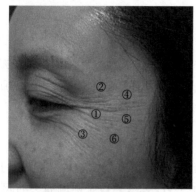
图 13-11　鱼尾纹注射前

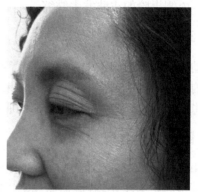
图 13-12　鱼尾纹注射后 1 周

（六）并发症及处理

1. 吊梢眉　上吊的眉外侧三分之一上方 2cm 的额肌补注 2U 可调整。

2. 面容僵硬　注射点超过颧骨位置累及颧大肌和颧小肌，以及剂量过大。

3. 干眼症　肉毒毒素累及泪腺抑制泪腺的分泌，注射时尽量避免外眦上方。

4. 眼球损伤　通常在行下睑纹注射时发生，可选择从背离眼球的方向进针。

5. 眼袋明显　下睑处肉毒毒素注射剂量宁少勿多。

三、眉　间　纹

（一）概述

随着年龄的增长，眉间肌群的不断收缩而导致眉间皱纹的形成。因大多呈"川"字形，故又称之为川字纹。国内专家吴溯帆将皱眉纹分为 II 形、∪ 形、∩ 形和口形 4 种。临床上为了更好地区分则分为横型和纵型两大类。眉间纹会使人看上去忧郁老态、心思沉重。减轻这些表达烦恼、挫折或者愤怒的眉间纹是最常见的美容诉求之一。通过肉毒毒素抑制眉间肌群的收缩可以治疗眉间纹。

（二）解剖学

眉间纹由降眉肌、降眉间肌和皱眉肌参与表情的形成。降眉间肌位于眉头之间中线两侧的皮下层，呈倒梯形。起自鼻根部鼻骨与鼻上外侧软骨连接部，向上逐渐走浅。小部分上行止于眉间部皮肤。大部分向上与额肌内侧部的纤维相延续，止于额肌中段。当收缩时下拉两侧眉头之间的皮肤，使鼻根部皮肤出现横纹。降眉肌位于鼻根上部，降眉间肌的两侧，层次与降眉间肌基本一致。起自鼻根部，向上方走行。止于眉头及眉间部皮肤，较降眉间肌更靠近眉头。收缩时下拉眉头，牵引眉间皮肤向下，使鼻根部皮肤产生横行皱纹。降眉肌和降眉间肌连在一起很难完全区分，降眉间肌在中央，降眉肌位于两侧，外形呈倒梯形，构成了联合体共同参与表情变化。皱眉肌位于两侧眉弓之间，降眉间肌与降眉肌的外侧，眼轮匝肌眶部和额肌的深面。皱眉肌起点较深，止点较浅，贯穿了额骨至皮肤之间的多个层次。起自眶内上缘的额骨鼻部。肌纤维从内下斜向外上走行，经过眶上神经血管束的浅面，逐渐走浅。止于眉中部上方的皮肤。收缩时使眉毛向中线处聚拢，眉中部和眉头被牵拉向内下方，眉头间皮肤产生垂直的皱纹，眉头上方的皮肤隆起，内侧上睑的皮肤发生皱缩。

（三）患者评估

动力性（伴肌肉收缩）和静态（静止状态）眉间纹评定。嘱患者做皱眉降眉的动作，不同的患者表现不一样的眉间纹，如果皱纹只是由眉间肌群引起则只需要注射眉间肌群，部分患者眉间纹，如∩形同时由眉间肌群和额肌收缩所致则需要联合两块肌肉一起注射。

（四）注射过程

患者卧位或者60°半卧位，眉间纹的5个常用注射点位于眉间的三块肌肉处。1点位于鼻额角的正中线处，在降眉肌和降眉间肌起点的稍上方。2、3点位于两侧眉头的起点处，是皱眉肌肌腹的稍上方，4、5点位于瞳孔线的眉上缘0.5cm，此处皱眉时可出现"酒窝"。其中眉中部的3注射点，每点4U，注射时可垂直进针，当感觉针头碰到颅骨时即可注射；眉上方两点须斜行进针做皮内注射，每点1～2U（图13-13、图13-14）。若患者眉间纹较重或为男性可在五点法的基础上多加6、7点；若患者眉间狭窄或眉间纹较轻则注射三个点即可。

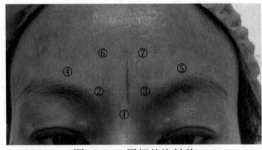 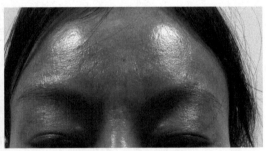

图 13-13　眉间纹注射前　　　　　　　　　图 13-14　眉间纹注射后

（五）心得体会

（1）要注意避开滑车上动脉，避免出血较多。

（2）外侧注射点不要超过瞳孔中线，避免注射点过高影响额肌活动；不低于骨性眶缘，避免睑下垂和复视。

（3）在注射中间两点时，可用左手指腹按住其下缘，以阻止药液向下扩散。

（4）部分患者眉间纹较深，静态时也存在较深眉间纹，仅用肉毒毒素无法达到最佳效果时，可以联合充填剂共同注射，先填充后再打肉毒毒素。

（六）并发症及处理

1. 上睑下垂　肉毒毒素药液扩散到上睑提肌，如果上睑下垂严重影响到日常工作或生活，可以使用拟肾上腺素类滴眼液如萘甲唑啉类滴眼液滴眼缓解。一般需要1～2个月才会慢慢消退。

2. 畏光和不适感　眉间纹注射后短期内可能会出现一定程度的畏光和不适感，这是由于在强光刺眼时无法很快做出眉毛向中央聚集和下拉眉头的动作，无需处理。

四、眉形调整

（一）概述

眉毛位于上睑与额部的分界处，影响容貌的其中一个因素便是眉毛。根据普遍的审美，女性的眉毛形状较细长，位置高于眶上缘，呈外侧部分稍上挑的拱形，显得细致、秀气。部分人有先天性眉形异常，随岁月流逝，皮肤逐渐松弛没有弹性，中外侧眉毛则会往下掉或者变形，会给人疲倦、沮丧和沧桑的感觉，通过肉毒毒素的注射可改善眉形。

（二）解剖学

眉形和位置是由皱眉肌、降眉间肌、降眉肌、扩额肌和眼轮匝肌多块表情肌协同作用所决定的。其中眉上缘上方 2cm 额肌对眉形影响最大，其余肌肉的收缩都是向下牵拉眉毛。利用各块肌肉之间的关系，可对眉形进行调整。

（三）患者评估

对于眉形调整肉毒毒素注射适应证是：眉下垂、吊梢眉、眉形不对称、眉形异常。患者取座位，眼睛平视前方，观察患者静态以及动态表情下眉毛的形态、左右对称情况。

（四）注射过程

1. 眉外侧提升 在眉毛外侧 1/3 处下方、眶上缘上方皮下浅层注射，松弛该处的眼轮匝肌达到提眉的效果，注射一个点的剂量为 1U（见图 13-15 中 3、4 点中间）。

2. 眉内侧提升 为使眼轮匝肌松弛，对皱眉肌、降眉肌、降眉间肌进行注射，这些肌肉收缩时向内下方牵拉眉头，使得眉内侧提升则在眉头处皮下浅层注射 1U（见图 13-15 中 8 点）。

3. 眉梢提升 眉梢边缘下方的皮下浅层注射 1 个点剂量为 1U（见图 13-15 中 5 点）。

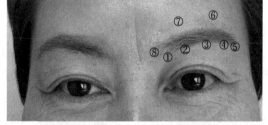

图 13-15 眉形调整

4. 眉内侧降低 在注射点使该处额肌松弛，使内侧眉降低。于眉内侧 1/3 上方 2cm 内额肌注射 1～2U（见图 13-15 中 7 点）。

5. 眉外侧降低 在注射点使该处额肌松弛，使外侧眉降低。于眉外侧 1/3 上方 2cm 以内范围内的额肌注射 1～2U（见图 13-15 中 6 点）。

6. 全眉提升 在整条眉毛下缘进行皮下浅层注射，每间隔 1cm 注射 1 个点，眉头至眉尾共 4～5 个点，每点注射 1U（见图 13-15 中 1、2、3、4 点）。

（五）心得体会

因为每个人对眉形的审美观不一致，注射前需要充分沟通。然后根据眉形的具体情况进行个性化注射，注射剂量宁少勿多、宁浅勿深。

（六）并发症及处理

（1）上睑下垂：肉毒毒素注射入眼轮匝肌深层提上睑肌所致，注射时应注意位于皮下进行浅表注射，勿注射入眼轮匝肌下的深层。

（2）眉形不对称：左右注射位点不对称或双侧剂量不同导致眉形差异，出现不对称，根据个体眉外形具体情况再次进行注射调整到满意为止。

（3）眉尾过度上扬：注射时尽量由最低剂量开始，避免眼轮匝肌过度松弛而致眉尾过度上扬。

第六节　肉毒毒素中面部注射

一、鼻　背　纹

（一）概述

鼻背纹是鼻背肌（又称鼻肌）收缩产生的纵行皱纹。通常出现于皱眉、眯眼、微笑等面部表情中，也可因肉毒毒素治疗上面部的眉间纹和鱼尾纹而加重。通过肉毒毒素注射抑制鼻肌收缩可以减轻这种皱纹。

（二）解剖学

鼻背肌位于鼻背，呈马鞍状骑跨在鼻骨上，其功能是收缩时下压鼻软骨，同时可在鼻背形成纵行的皱纹，在做耸鼻动作时比较明显。

（三）患者评估

嘱患者用力眯眼耸鼻，观察鼻背纹深浅和范围，在皱纹较明显处设计注射点。

（四）注射过程

注射点位于鼻软硬骨交界线上方，左右两侧各一注射点，两点相距 15～20mm，一些病例中正中线上也可以加注一点。在鼻背纵行皱纹的两侧做皮下的表浅注射，30°进针到达皮下即可注药，每侧注射 1～2U（见图 13-16），注射后鼻背纹可以得到明显改善（见图 13-17）。

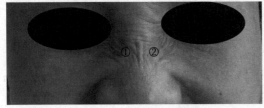
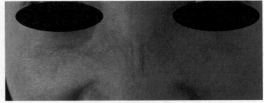

图 13-16　鼻背纹注射前　　　　　　　　图 13-17　鼻背纹注射后

（五）心得体会

（1）注射时偏内侧和上方，避免药液扩散到外侧麻痹提上唇肌和提上唇鼻翼肌，造成上唇上提无力。

（2）注射时应尽量避开鼻背的浅静脉。

（六）并发症及处理

上唇下垂：肉毒毒素注射扩散至上唇提肌或提上唇鼻翼肌所致，注意注射位点及剂量，宁少勿多。

二、鼻尖低垂、后缩

（一）概述

鼻尖是鼻部美容的重要因素，老化的过程会对鼻形产生影响，最初是鼻尖的下垂，然后鼻背隆起会变得更明显，面部的下 1/3 相对变短，鼻部相对变长。东方美学标准鼻尖应在鼻被延长线上或高于鼻被延长线，鼻小柱与上唇交角应在 90°～95°。现实社会中，部分人鼻唇角＜ 90° 或鼻尖位置低于鼻被延长线，在侧面观察鼻尖向后、向下形态。

（二）解剖学

下拉鼻尖的肌肉是降鼻中隔肌，此肌肉比较细小，起自切牙窝，止于鼻小柱。如降鼻中隔肌力量比较大，在做微笑的动作时，鼻尖会下拉而降低。

（三）患者评估

嘱患者做微笑的动作，从侧面观察患者鼻尖部在无表情及微笑时的变化，鼻尖高低变化明显者注射效果好。

（四）注射过程

注射点设计在鼻小柱的中下部，垂直鼻小柱进针，皮下注射 1～2U（见图 13-18）。让患者做吸气动作，肌肉活动明显处标注出确切位置，活动中央区域即为鼻孔开大肌注射点。每点 0.5～1U（见图 13-19）。

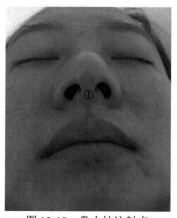

图 13-18 鼻小柱注射点

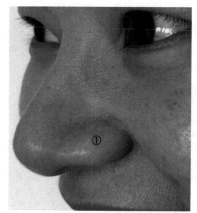

图 13-19 鼻翼肌注射点

（五）心得体会

（1）由于东方人的鼻尖高度本来就低，很多人无表情和微笑时鼻尖高低变化不大，肉毒毒素注射抬高鼻尖的效果不明显，故应术前告知患者。

（2）注射点不宜过低，以免影响到口轮匝肌。

（六）并发症

口轮匝肌活动受影响。

三、鼻　唇　沟

（一）概述

鼻唇沟又称法令纹（法令线），是鼻翼两侧延伸而下的两道纹路鼻唇沟，面中部衰老的明显表现之一就是鼻唇沟变得显著。不仅是因为皮肤组织老化、皮肤表面凹陷造成，也有面颊部动力软组织与非动力软组织之间相互作用的结果。自然的鼻唇沟并不是一个负面的美容特征。鼻唇沟过深和过于明显才会影响和妨碍正常的表情和美观。因鼻唇沟形成原因复杂，注射肉毒毒素并不能改善所有患者的情况。

（二）解剖学

鼻唇沟从鼻翼外侧延伸至口角，鼻唇沟处皮肤是口周肌肉的止点，肌肉由内到外依次是提上唇鼻翼肌、提上唇肌、颧小肌、颧大肌以及更深在的提口角肌。在鼻唇沟的形成中起作用的是提上唇鼻翼肌和提上唇肌。提上唇鼻翼肌起自上颌骨的额突，下行分为两束：内侧较小的肌束插入鼻软骨和鼻部的皮肤，较大、靠外侧的肌束继续向下穿入上唇，与提上唇肌和口轮匝肌融合。提上唇肌起自眶下缘，在眶下孔的上方，眼轮匝肌的下方，它在提上唇鼻翼肌和颧小肌之间下行，穿入上唇的中部和外侧，使上唇抬高和外翻。通过肉毒毒素注射治疗阻止提上唇鼻翼肌和提上唇肌最表浅的肌纤维，使鼻唇沟变浅变平，并不能完全根治，也只适用于某些因为肌肉过度收缩形成为鼻唇沟为主要原因的患者。

（三）患者评估

观察患者静态时鼻唇沟是否明显，请患者最大限度地笑，观察鼻唇沟的加深情况。如果鼻唇沟周围是明显的萎缩的组织，并且鼻翼的外上部比较平坦的患者，肉毒毒素的改善并不会明显。如果周围组织隆起并且鼻翼外上部有一个鼓出的区域，肉毒毒素改善效果好。另外，年轻，皮肤无明显松弛，短上唇，伴露龈笑的年轻患者符合此注射治疗。

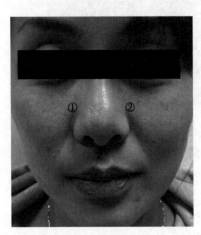

图 13-20　鼻唇沟注射点

（四）注射过程

嘱求美者咧嘴笑时，鼻唇沟上部隆起处标记左右各一点，注射时针头与皮肤成 30° 进入肌肉浅层注射，左手可协助提捏防止注射过深；剂量为每个点 1～3U（图 13-20）。

（五）心得体会

（1）认真评估鼻唇沟肉毒毒素注射的适应证才能取得较为满意的效果。

（2）由于口周肌肉数量多，注射时一定要小心谨慎。若没有把握时，可行真皮深层注射至一个小丘隆起，坚持"宁少勿多，宁浅勿深"原则。

（3）对于上唇较长求美者注射应当更为表浅。

（六）并发症及处理

（1）轻度不对称：双侧肌力不一定相同，等剂量也可造成双侧不对称，嘱患者运动观察后再过度收紧一次微量加注调整。

（2）上唇延长或下唇下垂：注射过深时会出现，2～4周逐渐自行缓解。

第七节　肉毒毒素下面部注射
一、露龈笑

（一）概述

正常情况下，人类在微笑时只露出上排牙齿的一部分。少数人在微笑时上唇上提过度，会露出整颗牙齿甚至部分牙龈，还有人上唇人中过短或者唇红过薄，即使不笑也微露出部分牙齿，在上下唇之间形成空隙，影响容貌，这类情况称为露龈笑。在微笑时提拉上唇的肌肉主要是提上唇鼻翼肌，此外提上唇肌和颧小肌也参与了这一动作，通过注射肉毒毒素松解上述肌肉，可以缓解露龈笑的症状。

（二）解剖学

提上鼻翼肌位于鼻两侧的皮下浅层，是形成露龈笑的主要肌肉。起自双侧上颌骨喙突上方及眶下缘，在鼻肌横部的两侧向外下斜行并逐渐分为内侧束和外侧束两束，两束分别止于两侧的鼻翼及上唇。功能是内侧束收缩使鼻孔开大，外侧束收缩可上拉或翻转上唇。

（三）患者评估

观察患者在静态下、微笑、大笑时的露齿及露龈程度，观察左右两侧露龈程度是否对称。

（四）注射过程

1. 轻度露齿笑　嘱其微笑，鼻面沟交界鼻唇沟上方的皮肤凸起处，此处为提上唇鼻翼肌起点，垂直皮下肌肉深层进针注射，1个点剂量为1U（见图13-21中1、2点）。

2. 中度的露龈笑　轻度露齿笑的基础上增加1个注射点——约为提上唇鼻翼肌的中点，剂量为1U，此处靠近上唇提肌的下段。此处注射可加强效果（见图13-21中3、4点）。

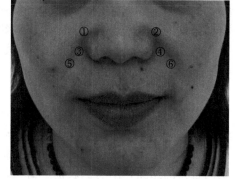

图13-21　露龈笑注射点

3. 重度的露龈笑　除上述两个点外，还可在鼻翼外下方上唇提肌群止点加注一个点，加强降低上唇提肌群的肌力（见图13-21中5、6点）。

（五）心得体会

（1）由于上唇提肌的止点和提上唇鼻翼肌在鼻唇沟内侧，肉毒毒素注射后也可以改善鼻唇沟凹陷问题。

（2）依然需遵从"宁少勿多"的原则。

（3）既要注意两侧的精准对称，也要考虑到人双侧肌力不可能完全相同，根据个人情况及时作出调整。对于单侧的露龈笑，只需注射患侧的肌肉即可。

（六）并发症及处理

1. 表情不对称　肉毒毒素扩散到注射点周围的表情肌可能导致表情不对称，注射时要注意剂量，用高浓度、小剂量精确位置注射。

2. 上唇不对称　上唇附近注射可能影响上唇外形，分析是静态不对称还是动态不对称后，给予微调或者等待处理（见图 13-22、图 13-23）。

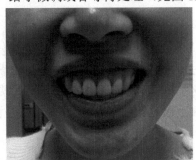　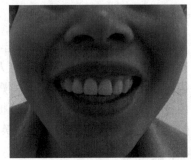

图 13-22　露龈笑注射前　　　　图 13-23　露龈笑注射后左右不对称

3. 笑容不自然　颧大肌过度牵拉所致，可使用少量肉毒毒素注射于颧大肌缓解。

二、颊　纹

（一）概述

颊纹一般出现在皮肤较薄、肌肉运动活跃的患者。通常是弯曲走行的，出现在高龄患者皮肤发生萎缩时，或较年轻患者伴有光老化时。这时皱纹的产生常常是由于皮肤较薄或萎缩伴有颧大肌和笑肌的反复收缩。肌肉运动活跃、脂肪减少、光老化等原因造成面部颊纹，皮肤干燥者容易产生小细纹，油性皮肤则产生的皱纹较粗大，体重突然快速下降的人在脂肪流失后会迅速产生颊纹。面部脂肪也在颊纹的形成中产生了重要的作用。

（二）解剖学

颊部由颧大肌、笑肌直接控制，其上部受口轮匝肌、下部受降口角肌和颈阔肌间接控制，过度运动所致的颊纹总是与肌纤维走行垂直，因此我们能够容易地分辨出哪块肌肉对于皱纹形成起主要作用。尽管存在具有主导优势的特定肌肉，但皱纹的产生是多个肌肉合力的结果，所有的表情肌纤维均与周围的肌纤维混合。在这一区域通过肉毒毒素治疗阻断导致皱纹出现的皮下肌纤维达到减轻浅表皱纹但不能彻底麻痹肌肉。

（三）患者评估

静态性颊纹多见于光老化的患者，而动力性颊纹多见于皮肤较薄、肤色较白的患者。皮肤干燥的患者颊部容易出现细小的皱纹，油性皮肤的患者颊部常出现较粗大的皱纹。对患者颊纹进行评估时，首先辨识患者的皮肤类型；其次在静态和动态情况下，评估患者颊纹的范围和深浅，同时要注意到患者颊纹左右对称的情况。

（四）注射过程

作一条从口角到耳前方在耳屏水平的连线。第一列注射点距离口角 2cm 在连线上方和下方 0.5cm 处分别标记 2 个注射点（见图 13-24 中 1、2 点）。若患者颊纹严重、油性皮肤、肌肉发达时，在第一列注射点旁边 1～2cm 处，应用与第一列相同的方式标记另 2 个注射点（见图 13-24 中 3、4 点）。完成标记以后，平行进针插入 2～3mm 深度至真皮深层或皮下注射，每侧颊部注射的总剂量为 2～4U（图 13-25）。

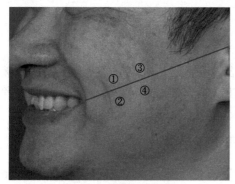

图 13-24 颊纹注射前

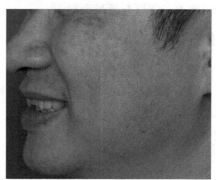

图 13-25 颊纹注射后

（五）心得体会

（1）动态分析对选择注射点有指导意义，动力性皱纹最集中的区域就是注射点，而不拘泥于距口角几厘米（保证在口角外 2cm）。

（2）防止药物向深层肌肉扩散，使用小体积、低剂量的 A 型肉毒毒素注射。

（3）少量多次。

（4）为保证不注射过深，在注射时打出皮丘，这样就能保证注射深度在皮内，最深不超过皮下。

（六）并发症及处理

面部不对称、上唇下垂和肌肉收缩障碍。并发症发生的主要原因包括注射过深、注射剂量和体积过大。如果不慎阻断了颧大肌，可能导致上唇下垂，阻断了笑肌，会影响微笑，导致唇部升降的不平衡。避免出现并发症最好的方法就是精准定位，表浅注射。

三、口 周 纹

（一）概述

口周纹常见于中老年人，表现为上下唇中呈放射状的细小皱纹，与环形的口轮匝肌垂直，国外称之为吸烟者线。口周纹是口轮匝肌长期收缩造成的皮肤表面的顽固性皱纹，其形成和口唇组织的容积减少有直接关系，所以通常首选皮肤充填剂注射，以补充容积和水分，舒缓皱纹。经常吸烟的人或管乐演奏者唇纹尤为明显。老年人的唇纹常伴有上唇变长和组织变薄，是下面部衰老主要表现特征之一。

（二）解剖学

口轮匝肌是围绕口裂的环形肌，分布在上唇的皮下，可分为浅、中、深3层，无明确的骨性起止点。浅层为口轮匝肌的固有肌束，起自一侧口角处附近的皮肤和黏膜，止于另一侧口角处的皮肤与黏膜；中层肌束是提口角肌、降口角肌纤维的延续，两束肌纤维在口角处交叉后行向内侧，止于中线附近的皮肤。颧大肌、颧小肌、上唇提肌和降下唇肌等放射状排列的肌纤维均斜行交织于口轮匝肌内；深层主要来源于颊肌，在口角处部分纤维沿上唇行向内侧，部分纤维至下唇也行向内侧，于中线相互移行。功能是紧闭口裂，使上、下唇与牙齿紧贴。

（三）患者评估

静态观察求美者的唇纹程度和范围，嘱患者做吸烟状，观察皱纹变化。较深的皱纹通常合并有软组织的流失，对此类患者应联合皮肤填充剂注射等治疗。管弦乐演奏者不适应此治疗。

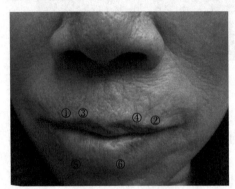

图 13-26　口周纹注射

（四）注射过程

注射点位于口周的红白唇交界线外侧5mm处，最外侧注射点距离口角1cm，根据皱纹的程度设计2点、4点或6点（见图13-26），尽量做到左右对称，单点注射1～2U。

（五）心得体会

（1）从小剂量开始尝试，尽量做到左右两侧的注射位置、注射深度和注射剂量对称。

（2）上唇正中的人中附近不要注射，以免造成唇峰平坦。

（3）口角处不要注射，以免造成口角下垂及流口水。

（4）下唇慎用，否则容易影响口唇功能。

（5）注射后短期内可能会影响发声，尤其是爆破音的发声，应该在注射前告知，因此一般不要给声音工作者（如歌手、播音员和老师等）做口唇部的注射。

（六）并发症及处理

1.唇部功能障碍　因注射剂量过大，注射点过深引起口唇闭合不全。应遵循少量表浅原则。

2.唇峰平坦　注射点过于靠近唇峰，注射点应位于唇峰外侧。

3.双侧唇形不对称　双侧剂量及深度掌控不当，微量补注即可。

四、木　偶　纹

（一）概述

木偶纹即口角纹又称流涎纹，是表情肌、重力和遗传基因、衰老后皮肤软组织下垂等几方面因素综合形成的，木偶纹可存在于静态下，在微笑或者咧嘴的时候加深，通常伴有口角下垂。较深的木偶纹使整张脸呈现出一种不满、阴沉甚至轻蔑的表情。

（二）解剖学

口周肌肉形成若干层次，在下唇和下颌，3 块肌肉形成叠瓦样的结构。最表浅的肌肉是降口角肌，该肌起自下颌骨外斜线及颏结节，呈扇形向上集中，一部分到达口角真皮，一部分进入上唇组成口轮匝肌，与提肌群包括颧大肌和提口角肌相延续。降口角肌与来自颈阔肌的纤维一起使口角向下牵拉。

（三）患者评估

观察患者静态下的木偶纹的程度和形态，口角是否偏下，嘱患者做咧嘴动作，观察是否有改变。对于表情肌运动活跃和运动过度的患者较为适合。

（四）注射过程

标记注射点，第 1 点在鼻唇沟连线和下颌骨下缘的交界点附近，注射剂量为 1～2U。可 30° 斜行由下往上刺入，针头进入皮肤后即推注（见图 13-27 中 1 点）。第 2 点在外眼角垂直线与下颌骨下缘交点。垂直或者沿下颌骨从外向内下进针，嘱患者咬紧牙以避开咬肌边缘，左手可辅助操作，剂量为 1～2U（见图 13-27 中 2 点）。

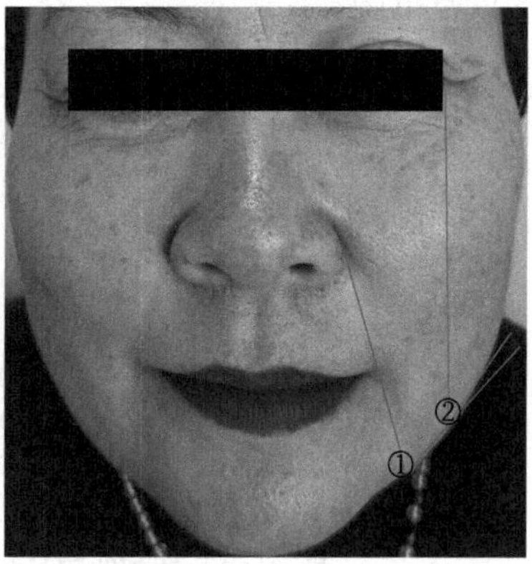

图 13-27　木偶纹注射点

（五）心得体会

（1）注意离口角距离至少 1cm。

（2）注射点位于降口角肌肌腹范围内，浅层注射即可，勿将肉毒毒素注射到口轮匝肌、降下唇肌等周围深层肌肉。

（3）双侧对称注射，注射点位置与剂量要相同。

（六）并发症及处理

1. 口角不对称　双侧注射剂量偏差较大或位置偏差，可在口角偏下一侧逐渐尝试补充注射。

2. 下唇不对称　药物弥散到口轮匝肌和深层的降下唇肌，注射时一定要把握好层次，宁浅勿深。

3. 吮吸困难　由于注射剂量过大或过于接近嘴角，尽量避免。

五、颏部凹坑

（一）概述

当用力抿嘴或外伸下唇时颏部会出现米粒大小的皱坑，国外称之为鹅卵石样畸形，这主要是因肥厚的颏肌长期收缩和颏部的组织量减少所致。严重者颏部会常保持在紧缩状态，影响美观。

（二）解剖学

颏肌位于颏部中线处颏隆凸的骨面上，它的外侧和浅面是降下唇肌。起于下颌骨前缘中切牙及侧切牙的骨嵴，在下颌骨中线两侧向内下走行，逐渐靠拢并相互交错，止于颏部的皮肤。颏肌的起点在上，止点在下，因此收缩时可以上提颏部的皮肤，并使下唇前伸。在颏肌收缩时会对皮肤产生强烈的牵拉，容易造成局部皮肤的细小凹陷。这种颏部皱褶多坑的外观可以通过肉毒毒素注射进行调整，注射后可以减缓颏肌的收缩力，减轻或消除皮肤表面的凹坑。

（三）患者评估

通常患者很少因颏部鹅卵石样畸形就诊，通常为治疗下面部皱纹的同时治疗颏肌。嘱患者保持静态，观察其是否有颏纹，嘱其抬起下巴，向上用力噘嘴，观察颏部皱纹程度以及范围。

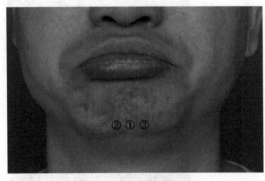

图 13-28　颏部凹陷注射

（四）注射过程

单点注射，即在颏部下缘正中单点注射 6～8U（见图 13-28 中 1 点）；双点注射，即在颏部下缘正中的两侧设计两点，间隔 10mm，每点注射 3～4U（见图 13-28 中 2、3 点）。进针时针尖朝向嘴唇直线刺入，下颌缘上方 2cm 之间。

（五）心得体会

（1）注射点不能过高或者靠外侧，为避免影响到颏肌的双侧和浅面的降下唇肌等肌肉。下颌缘中线两侧 1cm 与下颌缘上方 2cm 之间的范围是颏肌注射的安全区域。

（2）由于颏肌起自颏部正中央的最深层，止于颏部皮肤，结合周围的解剖情况，初学者可以选择深层次注射比较安全，不容易影响到周围的肌肉。

（六）并发症及处理

1. 下唇不对称或者唇形改变　肉毒毒素弥散到位于颏肌外侧浅面的降下唇肌或者上方的口轮匝肌所致，在注射前找准点再下针。

2. 口唇闭合不全　药物弥散导致，详情请见"口周纹并发症"。

六、口角提升

（一）概述

在面部表情中起决定性作用的是口角的水平度，口裂水平呈向上曲线，呈微笑状，相反则是忧郁状。随着岁月的流逝面部皮肤变得松弛，重力影响下，原本水平的口角会变成向下弯曲，也有一些人群先天性的双侧口角向下，这不仅会显得忧伤和沉闷，还会呈现出衰老态。通过注射可阻滞降口角肌，减少降口角肌的张力。呈现出略上扬的嘴角，有较大的面部改善作用。

（二）解剖学

口角提升的靶肌肉是降口角肌，一块三角形肌肉，故又称三角肌。该肌位于颏结节与第一磨牙之间，位置表浅，起自下颌骨外斜线及颏结节，呈扇形向上集中，一部分到达口角真皮，一部分进入上唇组成口轮匝肌，与笑肌、提口角肌相延续。降口角肌和颈阔肌的部分肌束联动可起到下拉口角的作用，降口角肌力量过大或长肌收缩可造成口角下垂。

（三）患者评估

观察患者静态时嘴角弧线，可以借助一把尺子放于上下唇之间，注意口角向下的弧度。

（四）注射过程

降口角肌的注射点设计在鼻唇沟连线和下颌骨下缘的交界点附近，注射剂量为每侧1点，每点 1～2U。可 30° 斜行由下往上刺入，针头进入皮肤后即推注。

（五）心得体会

（1）注射层次应表浅，因为降口角肌是颏部最浅层的肌肉。

（2）注射不要过深、过量、过高、偏内，否则会对下唇口轮匝肌和内侧的降下唇肌造成影响。

（六）并发症及处理

1. 下唇闭合障碍　注射过量、过深、过高影响到下唇口轮匝肌和降下唇肌功能，2～4周可自行缓解。

2. 下唇歪斜　双刺注射剂量不等或注射层次错误引起，观察两周后调整补注治疗。

3. 食物残渣残留　剂量过多使降下唇肌受累，减少剂量，找准注射点。

七、咬肌肥大

（一）概述

中国人对于脸形的审美自古以来以鹅蛋脸为美，但东方人种的解剖结构往往呈现出长宽比例的不足，大多数亚洲人的面部轮廓显得宽度过大而长度不足，这样的面部显得下颌角处棱角分明，尽显阳刚之气，缺乏女性特有的柔美感，柔和的咬肌轮廓韵律感强，优雅，女性气质更明显。咬肌参与构成面下部的宽度，咬肌的厚度为 15～20mm，如果咬肌肥大，可造成面下部较宽，影响到整个面部的轮廓，尤其是正面观无法满足鹅蛋脸的要求。对于那些因咬肌肥大导致面下部过宽的求美就医者，可以进行咬肌的肉毒毒素注射（瘦脸针），以达到缩窄面下部的目的。

（二）解剖学

咬肌位于面颊后侧的下颌角上方，表面覆有咬肌筋膜，浅面有面横动脉、腮腺管、面神经颊支和下颌缘支横过，后上部被腮腺所覆盖。起止点分别位于上颌骨及下颌骨起点、自颧弓下缘及其深面。止于下颌骨升支外侧面和咬肌粗隆。作用：上提及左右移动下颌骨，做咬合咀嚼及侧方磨牙的动作。还可使下颌向前延伸（见图 13-29）。

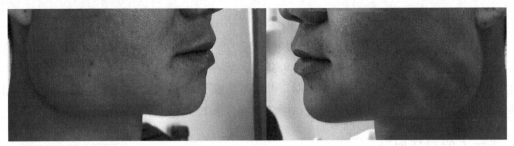

图 13-29　男性咬肌肥大

（三）患者评估

下面部宽大的原因通常有咬肌肥大、骨性下颌大和脂肪堆积。故需要辨别具体情况，只有咬肌肥大者适合肉毒毒素注射。观察求美者静态下的下面部外形是否宽大，求美者咬紧磨牙，此时可见下颌角处肌肉隆起，用手触摸咬肌收缩的硬度和范围。

（四）注射过程

1. 确认咬肌　患者平卧或 60° 半卧位，沿耳垂与口角作连线，头偏向一侧，嘱其咬紧磨牙，使咬肌收缩变硬，手指确认咬肌范围。

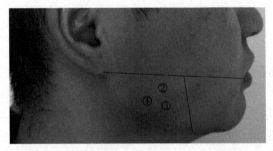

图 13-30　咬肌注射点

2. 三点法　连线下方的咬肌范围内，在咬肌最膨胀处标记一注射点，并以此处为中心标记 3 个注射点，使三点呈间隔 10 ～ 15mm 的等边三角形（见图 13-30）。针头垂直皮肤进针直达下颌骨，如触及骨骼则略退后做深部注射，深度约 15mm。也有医者喜欢五点注射或者一点注射，在此不推荐初学者采用。根据肌肉的体积大小每侧注射 25 ～ 50U，两侧合计不超过 100U。

（五）心得体会

（1）部分人咬肌左右并不对称，需要仔细观察，注射时调整药量，咬肌较肥厚侧给药多。对于一些咬肌特别肥大的患者，需要经过多次注射才能达到良好的效果（见图 13-31、图 13-32）。

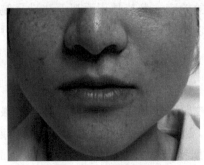

图 13-31　咬肌注射前

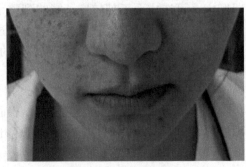

图 13-32　咬肌注射后

（2）嘱患者注射后应减少咀嚼坚硬食物，以免肌肉经过锻炼后重新增大，抵消肉毒毒素注射的效果，使效果维持时间过短。

（3）推注药液要缓慢轻柔，使药液均匀扩散。推注时询问患者是否有酸胀感，有助于判断药液是否在肌肉内。

（4）出针前须稍作停顿，确定药液停止外渗后再拔出针头。

（5）注射点要在耳屏（耳垂更安全）和口角连线的下方，并且应注射在肌肉深部。如果注射过浅或过高，容易影响到表情肌或腮腺。

（6）提前告知患者注射后 3 天左右可能出现咬合力下降，2～4 周后开始才会出现咬肌缩小，以防患者焦虑。

（六）并发症及处理

1. 咬肌血肿　偶发，注射时刺破肌肉内动脉血管所致，如果碰到无法避免，及时压迫，日后热敷。

2. 颊部凹陷　注射部位过高可导致咬肌上部及腮腺区萎缩，出现双颊部下陷的外观，或者面中部脂肪下移所致。应注意尽量将注射点向下部移动。

3. 口角歪斜　注射过浅，药液注入皮下肌肉层，影响到局部的表情肌（如笑肌，起自咬肌筋膜，止于口角），导致口角歪斜。做深层注射来避免。

4. 蛙腮　注射不均匀时可引起咬肌的部分肌肉没有被药物作用到，依然可以收缩，从而将失去收缩力的咬肌挤压并挤出，使局部出现花生米至小核桃大小的肌肉隆起。如果等待数日仍不消退，则需要在其两侧具有收缩力的肌肉处做补充注射。

第八节　肉毒毒素颈部注射

颈　纹

（一）概述

颈阔肌收缩合并皮肤弹性纤维缺失、断裂会表现为环绕颈部的粗细不等的横行皱纹，使颈部外观显得衰老。同时随岁月流逝，颈阔肌变肥厚、皮肤变薄、皮下脂肪减少，形成所谓的"火鸡颈"。较深的颈部横行皱纹以注射皮肤充填剂为主，配合肉毒毒素注射可以增强效果；较浅的横行皱纹仅通过肉毒毒素注射即可改善。颈部的纵行条索需要通过注射肉毒毒素进行肌肉的松解，与此同时，外侧颊纹和木偶纹也能一起得到改善。

（二）解剖学

颈阔肌位于颈部及面下部的皮下浅层，分布范围较大，是左右对称的宽阔、很薄的肌肉，是最大的表情肌。起自三角肌和胸大肌筋膜，向内上延伸至面部；止于颈前部的肌纤维左右交错，止于下颌骨体下缘；中间部分肌束向口角方向集中，与降下唇肌、降口角肌和笑肌的肌纤维融合，最终附着于口角，即颈阔肌的口角轴部；后部颈阔肌纤维移行于腮腺咬肌筋膜。颈阔肌收缩向下牵拉口角和下唇等下面部皮肤和软组织，可加重下面部的下垂，颈阔肌收缩还可形成颈部横纹及皮下的颈阔肌条索，在上胸部、衣领处可形成斜纹。

（三）患者评估

静态观察患者下面部下垂和颈横纹的情况，嘱患者收缩颈阔肌时观察患者颈部皮下颈阔肌条索。

（四）注射过程

1. 下面部提升　在耳垂与口角连线下方至锁骨上的颈阔肌范围标记注射点，之间间隔 1cm，进行均匀的皮内注射，每点注射 0.2U，注射至皮丘出现，注射后下颌缘的轮廓线会更清晰（如图 13-33）。

2. 颈横纹　在颈横纹两侧交错标记注射点，各点之间间隔 1cm，均匀皮内注射。每点注射剂量 0.2U，看到皮肤出现皮丘即可（如图 13-34 中灰色点）。

3. 颈阔肌条索注射　患者取坐位，用力收缩颈阔肌，此时在隆起的颈阔肌条索上标记注射点，每点间隔 1 ～ 2cm，每点 1U（如图 13-34 中黑点）。

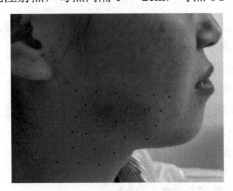 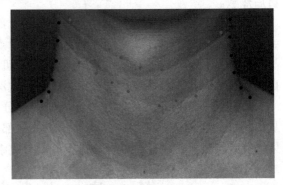

图 13-33　下面部提升注射　　　　　　　图 13-34　颈纹注射

（五）心得体会

（1）注意避开中线声带处，避免注射过深，以免造成患者声嘶。

（2）下面部提升注射，点多疼痛，可考虑外敷麻药减轻痛苦，避免造成患者日后恐惧。

（3）较深的颈横纹配合治疗填充剂注射效果更佳。

（六）并发症及处理

1. 发音困难　可能是肉毒毒素扩散至颈阔肌深部的声带处的发音肌肉所致，注意浅表注射、小剂量、低浓度、多位点。后期可自行缓解。

2. 吞咽困难　可能肉毒毒素扩散至颈阔肌深部的咽喉部肌肉所致，注意浅表注射、小剂量、低浓度、多位点。后期可自行缓解。

第九节　肉毒毒素注射的不良反应及并发症

一、由注射引发的不良反应

常见的是注射部位疼痛、水肿、青紫，一般无须治疗，数天内即可消退。疼痛为针穿刺皮肤时的感觉，一般仅持续数分钟。上面部注射肉毒毒素之后少数患者会在注射后 1

周出现上睑水肿，可能和肌肉收缩力下降及淋巴回流受阻有关。注射时刺破了小血管会导致青紫，鱼尾纹注射较为常见，一般需要 3～7 天才能逐渐消退。

二、肉毒毒素本身的药理作用引起的皮肤和肌肉不良反应

肉毒毒素注射后，减弱了汗腺活动，皮脂分泌减少导致皮肤干燥；注射下眼睑时导致睑外翻进一步引起角膜损伤。注射部位的肌肉在药物作用下会出现松弛和收缩无力，如咬肌注射后出现咀嚼无力、额肌注射后出现抬眉减弱等，这种肌肉收缩力下降属于正常的药物起效反应。川字纹治疗后皱眉功能减弱，当受治者从阴影处走到阳光下，瞳孔的调节收缩功能以没有皱眉眯眼动作为前提，光线突然射入瞳孔，引起畏光、流泪反应。

三、由于局部药物弥散导致的不良反应

由于肉毒毒素注射靶肌肉后会向四周及深部扩散，累及到不需要治疗的肌肉，就可导致这些肌肉的松弛或收缩力下降，产生相应的异常反应。如额纹和眉间纹的注射肉毒毒素弥散进入提上睑肌引起的睑下垂；鱼尾纹、鼻唇沟和颊纹的注射累及颧大肌和颧小肌等可影响到面部的表情肌，可导致表情不自然、表情不对称、眉毛位置异常、口角歪斜等；眶下肉毒毒素治疗后可能出现眶下脂肪垫假疝；颈纹的注射影响到咽喉部的肌肉，可导致发音异常，甚至吞咽困难等。

四、过 敏 反 应

很少有报道在使用肉毒毒素进行美容治疗时，出现高敏或过敏反应。笔者在使用"保妥适"和"衡力"治疗的数千例患者中尚未见到有过敏的病例，但是任何药物都有可能产生过敏反应。有报道肉毒毒素引起的过敏大多表现为局部的皮疹、红斑、水肿等一过性反应，极少重度的过敏反应可出现全身症状甚至引起休克、心跳呼吸停止等，所以在注射场所必须配备各种急救设备和药品。

五、抗 体 的 形 成

机体对所有含有抗原性的物质都会产生抗体，当肉毒毒素注射后机体产生抗体，将会导致肉毒毒素再次注射时毒素被中和，肉毒毒素的效价降低。通常在一次注射 200～300U 肉毒毒素或者 1 个月内多次注射才易产生抗体，综合国内外的数据，肉毒毒素注射引起抗体产生的发生率为 1%～5%，抗体作用可持续 3 年以上。为避免抗体产生，Greene 和 Jankovic 建议：使用最小的有效剂量；治疗间期大于 3 个月；以及加强治疗时剂量小于 10U。

六、全 身 不 适

肉毒毒素局部注射后，有些人可出现轻微的全身不适，如乏力、头痛、恶心等；少数人可出现流感样症状并持续数日，如 38℃ 以下的轻度发热、头晕、乏力、肌肉酸胀等。其机制还不清楚，有推测认为可能是肉毒毒素进入血液循环或神经系统导致了全身反应。

第十四章 线 雕

第一节 埋线应用解剖基础

一、面部的组织结构

面部的组织结构主要分为五层，皮肤、皮下组织、肌肉腱膜层、网状组织层及深筋膜层（含骨膜）。皮肤（第一层）由表皮及真皮构成。真皮越薄的部位越容易发生老化现象。

将平滑线密集埋置在真皮深层，可以有效地刺激成纤维细胞分泌更多的胶原蛋白，改善真皮的厚度和质地。皮下组织（第二层）由脂肪及结缔组织所组成的纤维韧带构成，也称为浅筋膜层。脂肪主要提供组织容积，为深层组织提供减震、缓冲、保护作用，并作为表情肌活动的润滑剂。纤维韧带用于连接真皮及其深层的表浅肌肉腱膜系统（superficial musculoaponeurotic system，SMAS）筋膜。大量的纤维韧带搭建成纤维网，把脂肪间隔开来，并固定脂肪，使其不游离。皮下组织除眶周和腮腺区是致密区外，其他部位都是滑动的，滑动的皮下脂肪层，就是衰老最大的因素，其中脂肪相当于润滑剂。在下面部皮下脂肪越厚的区域，纤维韧带的长度更长，也更容易变薄、被拉长，发生老化改变。因此在此层密集埋置小线，能使脂肪组织及纤维韧带发生收缩效应，收紧松弛的纤维韧带，同时压缩脂肪组织，进而收紧和轻微提升皮下组织。此层也是面部埋线提升的重要层次，致密的纤维网也同时成为锯齿线能够在脂肪组织中形成有效抓持的结构基础。

肌肉腱膜层（第三层）：位于皮下脂肪层深层，是包绕整个面部和颈部连续的筋膜鞘。在此层颞浅筋膜（也称为颞顶筋膜）向上延续为帽状腱膜和额肌，向前为眼轮匝肌，向下与面颊区 SMAS 层为同一层次结构。面部绝大多数表情肌均属于 SMAS 结构。此层在腮腺表面的附着厚且紧密，向前逐渐变薄。在颧弓下方，面神经所有分支位于 SMAS 深面。

网状组织层（第四层）：该层主要含以下结构，软组织间隙、支持韧带、起于骨膜的深层肌肉，从深向浅走行的面神经分支。在第四层内，存在很多软组织间隙。这一相对固定的韧带结构区常常在线雕治疗时起重要固定作用。

深筋膜（第五层）是面部软组织的最深层，由覆盖骨骼的骨膜形成。在侧面部咀嚼肌（颞肌和咬肌）覆盖在骨表面，所以颧弓上颞深筋膜和颧弓下腮腺咬肌筋膜构成了第五层深筋膜层。不管是骨膜，还是深筋膜，都非常坚韧致密，不但为支持韧带系统提供了坚固的附着，也是线雕治疗时提拉线最重要的锚着结构。

二、埋线相关重要血管

1. 颞浅动脉 来自颈外动脉系统，走行在颞浅筋膜中。在耳前可触及搏动，从耳前垂直向上，在颧弓上 5cm 左右（约耳上 1cm）分为顶支及额支。顶支垂直向上；额支分布在额颞交界的发际线处，向前内侧弯弯曲曲地走行在眉尾上方垂直线 2～3cm 处。

2. 颞眶动脉 起自颞浅动脉，约在颧弓上 1cm 处，沿颧弓上缘向眶外侧缘走行，浅出以后走在颞浅筋膜浅面。

3. 面横动脉 在腮腺内起自颞浅动脉，在腺体内向前走行，位于颧弓下方，腮腺导管上方，基本是贴着颧弓下缘走行。有面神经颧支或颊支伴行，与眶下动脉和面动脉形成吻合,位于 SMAS 深面。

4. 面动脉 约平下颌角处起始,走行在颈阔肌深面,在咬肌前缘越过下颌骨体下缘到面部,沿途发出颏下动脉,下唇动脉、上唇动脉,后经口角和鼻翼的外侧到内眦,易名为内眦动脉,可与眶内眼动脉分支吻合。若面部脂肪多的面动脉能距离皮肤 1cm,越向上方越浅出,距口角旁 1cm 距离有一个浅出。

三、面神经分支

面神经在腮腺内分支并穿出腮腺后,在侧面部走行,在第五层腮腺咬肌筋膜的深面。跨过咬肌后,走行在颊脂垫表面或穿入颊脂垫内,当到达前面部后进入第四层,走行在所支配的表情肌的深面。

面神经颞支从腮腺穿出后,在颧弓中间 1/3 骨膜表面跨过颧弓,走行在颞中筋膜里面,该层为颞深筋膜表面的第四层。但在颞中筋膜不是很发达的情况下它实际上是走行在颞浅筋膜的深面。支配额肌、眼轮匝肌和眉间肌。

面神经颧支,穿出腮腺后继续走行,在腮腺筋膜深面腮腺导管的头侧,与面横动脉伴行,在咬肌表面水平向前走行。支配眼轮匝肌和颧肌。

面神经上颊支出腮腺后几乎与腮腺导管平行,但更表浅的走形在腮腺咬肌筋膜的深面,当接近咬肌前缘时,该分支沿上部的咬肌皮肤韧带向浅层走形。下颊支在约平耳垂水平穿出腮腺后,走行在咬肌筋膜的深面,咬肌前间隙的底部。当到达咬肌前缘时,沿下部咬肌皮肤韧带向浅层走行。面神经颊支支配的是颊肌、口轮匝肌及其他口周肌群。

下颌缘支从腮腺前缘穿出后,沿咬肌表面和下颌缘的骨面向前走行,位于 SMAS(颈阔肌)深面,进入降口角肌深面后,发出分支支配降口角肌、降下唇肌和颏肌。

一般来说,在面神经的所有分支中,面神经的颞支和下颌缘支,因为缺少代偿分支,在损伤后出现支配肌肉瘫痪的可能性更大。在面部埋线提升治疗时,经过颧弓表面可能损伤到的是面神经颞支,会出现单侧额肌的瘫痪,大多可以在 3 个月内恢复。当埋线经过中面部时,可能损伤到的是颧支和颊支,出现张口瞬目的表现。因面神经从腮腺前缘穿出以后就逐渐表浅支配表情肌,因此在耳前 3～5cm 以内的位置就要考虑到损伤面神经的可能。而注射局麻药也可能引起颞支、颧支和下颌缘支的暂时性麻痹,从而出现眉下垂,睁眼、闭眼无力,口角偏斜等表现,多在局麻药作用消除后即可恢复。

四、支持韧带

1. 颧弓韧带 颧弓韧带位于耳屏间切迹游离缘的前方约 4cm 处,为 2～3 束腱性致密结缔组织束带,是面部最粗大、分布最广的真性韧带。起始于颧弓前端下缘,位于颧小肌、颧大肌起始部后方,穿过各层软组织抵止于真皮。埋线提升时用于组织锚着点,面神经颧颞支和面横动脉走行于颧弓韧带附近时,位于 SMAS 的深面。

2. 颈阔肌 - 耳韧带 是指颈阔肌后上方位于耳附近的一层薄而坚韧的结缔组织结构。该结构在颈阔肌后缘、上缘远均与面部 SMAS、腮腺包膜、胸锁乳突肌腱纤维及颈阔肌悬韧带等组织结构紧密相连,在耳垂下后方形成尖而向下的三角形致密区。将连于颈阔肌后上缘与致密区的那部分 SMAS 称为颈阔肌 - 耳韧带,SMAS 与颈阔肌 - 耳韧带等各层组织结构紧密相接。如若穿越此韧带在口角外上方斜向上提拉,不仅可以改善口角囊袋,而且对于下面部提升后的快速下滑起到很好的阻止作用。

第二节　埋线材料基础

（一）线材的分类及特性

1. PDO（对二氧环己酮）**/PPDO**（聚对二氧环己酮）　缝合线合成材料，其中 PPDO 是 PDO 的一种聚合物。二者均可在人体组织内分解为二氧化碳和水，对人体无害，材质偏硬，拉力强，是目前埋线提升术中最常用到的线材，3 个月左右开始降解，半年左右降解完全。

2. PCL（聚己内酯）　在人体内可降解为二氧化碳和水。线材非常柔软，拉力很弱，但维持时间长，大部分 PCL 材料可维持 2 年以上降解。

3. PLLA（聚左旋乳酸）　也称童颜线，从玉米粉末分离出来的可降解材料。材质很硬，拉力强，完全降解需要 2 年左右时间。由于线体太硬，植入人体后会有强烈的异物感。可跟 PCL 成分混合为聚左旋己内酯后应用。

（二）线的种类

1. 锯齿线　分单向锯齿线和双向锯齿线。线上分布有倒刺，可以挂住组织往上提拉。线体越粗，锯齿越大，倒刺分布越多，越锋利，则拉力越好。其中，同等条件下双向锯齿比单向锯齿固定性更强，压印锯齿比切割锯齿拉力更强。

2. 平滑线　光滑无齿的直线，一般用于埋置较浅的层次，如皮下。主要用于收紧皮肤、改善肤质。

3. 螺旋线　在平滑线的基础上，线体旋转成螺旋状。因线长比平滑线更长，因此在效果上也比平滑线有更明显的优势。其中，螺旋缠绕的圈数越多越密集，线体长度越长，效果越好。

4. 爆炸线　由多根平滑线组成，主要用于小面积局部凹陷的填充。

5. 网管线　由多根平滑线组成的网状结构，填充扩容的作用是内容物的几倍。

（三）针头分型：全钝、半钝、锐针

1. 全钝针　针头前端为圆形，可最大限度减少对血管神经的损伤。全钝针型又分为可纠错针型（如图 14-1）和不可纠错针型（如图 14-2）。可纠错型的全部线体都在针体里面，当走线层次、方向不正确时，均可退出后重新进针走线。而不可纠错型的部分线体在针体外面，进针后只能前行，不能后退，一旦后退线体上分布的锯齿就会跟组织挂牢，无法退针后再重新走线。操作不熟练者建议使用可纠错线。

2. 半钝针　针头为半圆形，针体前部为扁平状，线体部分在外，不可纠错（如图 14-3，此图片仅展示针头。线体已退至针体里面，改良为可纠错线）。相比全钝针走线的阻力要小，因针头也相对锐利一些。

3. 锐针　针头为尖头，多用于平滑线和螺旋线，不可纠错（如图 14-4）。

（四）线的参数

针体直径用 G 来表示，当数字越大时代表针体直径越细，如针体直径 18G ＞ 19G。在线材材质、线材质量、锯齿数量、锯齿大小等同等情况下，拉力值 18G ＞ 19G。对于线材直径，由细到粗为：7-0 ＜ 6-0 ＜ 5-0 ＜ 4-0 ＜ 3-0 ＜ 2-0 ＜ 0 ＜ 1 ＜ 2。

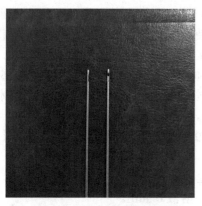

图 14-1 全钝针可纠错型

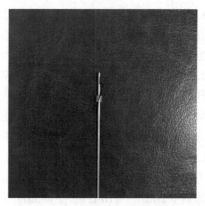

图 14-2 全钝针不可纠错型

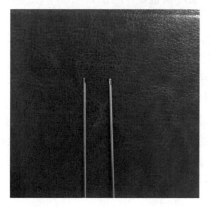

图 14-3 半钝针不可纠错型

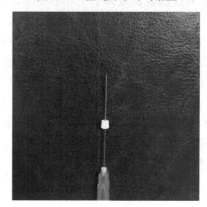

图 14-4 锐针不可纠错型

（五）线材保存

线材受热、受潮、遇氧均会加快线材吸收、变脆、易碎、断线，影响疗效，增加并发症，所以线材的保存至关重要。

（1）常温避光保存，必须在30℃以下，建议常温20℃以下。高温会加快线材氧化分解，造成线体脆弱、易断、易碎。

（2）干燥密封保存，隔绝水分及氧气。线材外包装采用铝锡纸包装，里面充填氨气，可保护线材，同时隔绝氧气。内包装采用透气纸包装，可隔绝水分。

（3）线材避免放入冰箱冷藏保存，经常打开冰箱会和室外产生温差，温差太大容易返霜。返霜以后容易受潮，线材一旦受潮吸水就很容易氧化变脆，氧化变脆的线材易断、易碎。

（4）未经开封的PDO/PPDO线材，储存时间不应超过3个月，应尽快使用完。产品外包装袋（内包装袋密封未打开）一旦打开需尽快使用完，用不完的需用原包装袋密封好，排尽空气，最外层再用保鲜膜密封，应尽快在一周内使用完。具体根据实际情况，如果用力拉，线材拉不断，可继续使用，如果线材氧化变脆、易断，就不能再使用。再次开包后的线材需一次性使用完，不能再留着下一次使用。

第三节 麻醉方式

线性微整的麻醉方式常有以下几种。

1. 表面涂抹麻醉　将表面麻醉剂涂于面部 30 ～ 60 分钟，其上覆盖保鲜膜，药物吸收后麻醉末梢神经，可使浅层组织的痛觉消失。可使用 5% 或 10.56% 的复方利多卡因乳膏，临床上一般用于平滑线 / 螺旋线的埋置。

2. 局部浸润麻醉　是线性微整最常用到的基本麻醉方式。将局麻药注射于组织中，使其作用于神经末梢产生麻醉效果，失去传导痛觉的能力。适用于局部软组织手术，常用 1% ～ 2% 利多卡因，或按以下比例配制肿胀液。

方案一：常规配比，2% 利多卡因 10mL，0.9% 氯化钠溶液 10mL，0.1% 肾上腺素 0.1mL。

方案二：改良为 2% 利多卡因 5mL，0.9% 氯化钠溶液 8mL，5% 碳酸氢钠 2mL，0.1% 肾上腺素 0.1mL，（1mL 纯水：5mg 地塞米松）注射液 0.5mL。

加入碳酸氢钠是为了中和利多卡因的酸性，降低疼痛值。

加入地塞米松是为了减轻术后肿胀。

方案三：2% 利多卡因 10mL，0.9% 氯化钠溶液 100mL，5% 碳酸氢钠 10mL，0.1% 肾上腺素 0.3mL，（1mL 纯水：5mg 地塞米松）注射液 1mL。

注射后等待 15 分钟再操作。面部用量大者宜采用此方案。

利多卡因一次最大用量为 400mg，因此 2% 利多卡因一次最大用量为 20mL。

3. 局部阻滞麻醉　将局麻药注射于神经干，或其主要分支附近，阻滞其神经末梢的传入刺激，使其神经分布的区域被阻滞。常用的神经阻滞麻醉包括眶上神经、滑车上神经、眶下神经、额神经阻滞麻醉。

（一）眶上神经阻滞术

体表位置：瞳孔角膜内侧缘的垂线与眶上缘交点处，可触及一凹陷，用手指按压患处有明显酸胀感，即眶上孔。

操作时，患者取坐位或仰卧位，头正中位。于瞳孔角膜内侧缘作一垂线与眶上缘相交，在交点处触及眶上孔凹陷后，进针直达骨面眶上孔切迹处，回抽无血后常规注入局部麻醉液 0.5mL。

也可在眉上 0.5cm 内，瞳孔角膜内侧缘垂线眶上神经向上走行处穿刺直达骨面，回抽无血后常规注入 0.5mL 局部麻醉液。

如果刺破与之伴行的眶上动脉，可导致出血。退针后如穿刺点有出血，需按压至完全不出血为止，以免穿刺部位血肿。

眶上神经阻滞可麻醉上眼睑、额的眶上部等区域。

（二）滑车上神经阻滞术

体表位置：位于眶上孔旁开约 1cm 处，距鼻正中线外侧 1.5 ～ 2cm 处，鼻根与眉弓的交汇点。

操作时，于此位置进针于皮下，可诱发出异感，回抽无血后常规注入 0.5mL 麻药，即可达到阻滞滑车上神经的效果。

滑车上神经阻滞可麻醉面中部额区，部分上睑，面中部鼻背区域。

（三）眶下神经阻滞术

体表位置：患者直视时，于瞳孔角膜内侧缘作一条向下的垂线，在骨性眶缘下方

5～8mm 处，位于眶下嵴下方可触及一凹陷，用手指按压患者有酸胀感，即眶下孔。

操作时，嘱患者直视前方，术者用左手食指压住眶下缘保护眼球，用 1mL 注射器于同侧鼻翼旁开 1cm 以内，与皮肤呈 45° 角进针，进针后针尖朝向外上方推进，进针至 1.5cm 左右针尖出现落空感，即表明针尖进入眶下孔，部分患者上唇会出现放射性异感，针尖进入眶下管不应超过 0.5cm，回抽无血无脑脊液后常规给药 0.5mL。操作不熟练时若不能准确寻找到眶下孔，针尖可先抵至眶下孔骨面附近，注入少量麻药后，再延眶下孔的方向移动针尖寻找到眶下孔。但实际上阻滞眶下神经不必使穿刺针准确地进入眶下孔，只需在眶下切迹处浸润麻醉即可。如只在眶下切迹附近注入麻药也会有效，但注入麻药量需增加。且距离眶下孔越远，作用越弱。麻醉有效时间与注射准确性及注入麻药的量相关。切勿反复穿刺以免引起眶内血管出血形成血肿。退针后如穿刺点有出血，需按压至完全不出血为止，以免穿刺部位血肿。

眶下神经阻滞可用于下眼睑、中颊部、鼻背外侧、鼻基底和上唇的麻醉。

（四）颏神经阻滞术

体表定位：于第 1 前磨牙与第 2 前磨牙之间作一垂线，在此垂线上，于下颌缘骨性结构上方约 1cm 处作一交点，此处可触及一凹陷即为颏孔。

操作时，患者取坐位或仰卧位，于颏孔外上方 1cm 处进针，进针角度与皮肤呈 45° 向颏孔内斜刺，针尖抵达颏孔或颏孔切迹处回抽无血后常规注入 0.5mL 麻药。

颏神经阻滞可用于颏部、下唇组织的麻醉。

在眶上孔处作一条向下的垂线，眶上孔、瞳孔角膜内侧缘、眶下孔和颏孔位于此垂线上，可以此定位眶上孔、眶下孔及颏孔的位置。所有眶上孔、眶下孔、颏孔上方都有相应脂肪室存在，对神经和血管起保护和缓冲作用（图 14-5）。

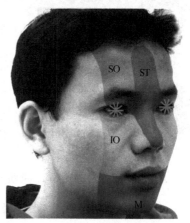

图 14-5 神经阻滞图

注：所示滑车上神经的分布区为鼻额中央深色。眶上神经的分布区为眼上方中灰色。眶下神经的分布区为眼下方的浅灰色。颏神经的分布区为深灰色。SO：滑车上神经；ST：眶上神经；IO：眶下神经；M：颏神经

第四节 正向埋线操作

一、面部评估、设计布线

（一）面部评估

患者取坐位，双眼平视前方，观察面部整体情况。首先要观察双侧面部是否对称，是否存在大小脸、高颧弓、面颊凹陷，双侧面部松垂情况，如面颊部、鼻唇沟、苹果肌松垂情况等。记录好这些，对于设计布线、提拉方向、力度起到至关重要的作用。

患者选择：因正向埋线提升在进针口端即入线位这一侧提拉力度最强，在针体最远端即止线位这一侧提拉力度最弱，而面部最需要改善提升的却是松弛下垂的下面部组织，即止线位一侧，所以单纯的正向埋线提升术式往往起不到非常显著的疗效，故只适合轻度、轻中度松弛下垂，且追求进针口隐蔽，恢复时间短的求美者做正向埋线提升法。对于面

部皮肤过于松垂、脸型欠佳的求美者，不作为正向埋线提升的适应证。

埋线提升治疗时，应先做面部更松垂的一侧，或是脸型偏大的一侧，尽量提升最大化。再做另一侧时，参照对侧面部进行提升，减少埋线数量或减小提拉力度，尽量使双侧面部看上去更协调和对称。

（二）设计布线

由眉尾处作一条平行线，第一个点就布在此处发际线前，为 A 点（如图 14-6）。

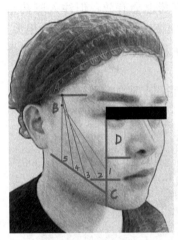

第二个点布在 A 点下方约 1cm 处，为 B 点。在外眦处作一条垂线，再由鼻翼作一条平行线与此垂线相连，两条连线至鼻旁的区域为 D 区。D 区内不做埋线提升，因为此区域内布线容易导致横向提拉，使颧弓变宽、面中部变平。

在嘴角处作一条平行线与外眦垂线相交，此交点至下颌缘的垂线的中点为 C 点，再由 C 点作一条直线与耳垂下方相连。先以 B 点为进针点设计 2～3 条提升线，以提升法令纹及口角旁松垂的组织，用记号笔标记出行线方向，止线位不超过外眦垂线及嘴角平行线。再以 A 点为进针点设计三条提升线，以提升侧面颊松垂的组织，用记号笔标记出行线方向，止线位不超过 C 点至耳垂的连线。

图 14-6　设计布线

对于有酒窝的求美者，应避开酒窝范围去操作，以免影响酒窝形态。

二、正向埋线操作步骤及技巧详解

（一）麻醉

2% 利多卡因 5mL，0.9% 氯化钠溶液 8mL，5% 碳酸氢钠 2mL，0.1% 肾上腺素 0.1mL，（1mL 纯水：5mg 地塞米松）注射液 0.5mL。用 23g×70mm 钝针在设计好的行线通道逐一平铺给药，每条通道注射局部麻醉液 0.5mL。

（二）线材选择

建议选用全钝 18G/100mm 或 19G/100mm 可纠错锯齿线 / 压印线，全钝针头可避免或减少对神经血管的损伤；可纠错线能保证在进针走线时，如果层次走深了或者走浅了，均能退针后再重新进针走线。如果拿到手上的是不可纠错线，可以把露出针头的这部分无锯齿线体全部剪除，把线退回至针体里面，这样就改良成了可纠错线。

（三）操作步骤、技巧、注意事项

操作时，先做面部更为松垂的一侧，按图 14-6 所示，由 B 点开口进针，先做提升线 "1"。此处开口应避免损伤颞眶动脉。建议用 1.2mm 宽小针刀斜刺破口，伤口愈后优于用破口器开口的伤口。

选用全钝可纠错大 V 线作为提升线，B 点进针，层次为皮下脂肪层，左手捏起皮肤，右手再捏起组织的底部，左右旋转着进针往前行走。

过了颧弓后，整个行线过程左手捏起皮肤的厚度需均匀一致，右手行线时的深度也应保持一致，避免忽深忽浅，这将会导致提拉后皮肤出现凹坑不平整。

如果把皮下脂肪层分为浅层、中层及深层，那么正向埋线提升时，针体应走行在皮下脂肪的中层，避免走线过浅或是过深。如果走线过浅，提拉后容易出现凹坑及线形痕迹；如果走线过深，会使提拉幅度减小，将使得提拉本就有限的正向埋线提升效果减小。

操作时手法应轻柔，行线中遇阻力不可暴力通过，可以旋转针体通过或者回退部分针体后重新穿行通过。

行至止线位时，把线往前送，使线体上的锯齿挂住组织，并用左手由止点往 B 点方向向上推移组织后拔针，使推动上移的组织与线体上的锯齿挂住形成组织错位起到提拉效果。左手推移上去的组织越多，提拉效果将越显著，但是过度提拉将会造成皮肤表面明显的线形痕迹与凹坑出现的风险，所以提拉需适度。

操作完第一条提升线后，按顺序操作第二条提升线"2"。第二条提升线提拉过后，会带动提升线"1"继续向上提升一定幅度。

做第三条提升线"3"时，由 A 点开口进针，此处开口应避免损伤颞浅动脉，用手指可触摸到颞浅动脉的搏动，开口仅到皮下。同样的，提升第三条提升线"3"时，提升线"1"和"2"又会继续向上再次提升，所以操作顺序应按图示由 1～5 依次提升。当所有提升线全部操作完毕后，剪除进针口多余的线体。应多剪除一些，避免后期顶线。

一侧操作结束后，让求美者坐起来，观察术后提升效果，皮肤平整度，有无凹陷、线形痕迹，颞区皮肤软组织有无堆积皱褶等，如有上述不良反应应及时对症处理。

一侧面部提升结束后，以同样方法提升另一侧面部。另一侧的提升应参照对侧面部脸型调整埋线根数、提升力度等，以使双侧面部更对称。

双侧操作结束后，在埋线提升的骨性结构部位行线位处用手用力按压，以使组织跟线体上的锯齿挂得更紧密，防止线体松脱滑落。

第五节 逆向埋线操作

一、面部评估、设计布线

（一）面部评估

患者取坐位，双眼平视前方，观察面部整体情况。首先，观察双侧面部是否对称，是否存在大小脸、高低脸，是否高颧弓，是否存在面颊凹陷及双侧面部松垂情况，如面颊部、鼻唇沟、苹果肌松垂情况等。记录好这些，对于设计布线、提拉方向、力度起到至关重要的作用。

逆向埋线提升因疗效远远优于正向埋线提升，如治疗得当不仅能等同或接近手术拉皮的提升效果，还能同时改善面部外形轮廓不佳，如高颧弓、面颊凹陷、颞部凹陷、双侧面部不对称等。故笔者大力推荐逆向埋线提升法。

埋线提升治疗时，应先做面部更为松垂的一侧，以及脸型偏大的一侧，尽量提升最大化。再做另一侧时，可以减少埋线数量或是减小提拉力度，以脸大、脸垂的一侧为参照，使双侧面部看上去更协调和对称。对于有酒窝的求美者，应避开酒窝范围去操作，以免影响酒窝形态。

（二）设计布线

如图 14-7 ～图 14-10 所示，在面部组织松弛下垂的下边缘设计五个进针点，每个点间隔 8 ～ 10mm，为面部提升的第一排进针点，即入线位。分别标记为"1 ～ 5"。耳前两横指范围内不设计布点，因此处组织致密，提升幅度小，提拉意义不大。且此处走线深了可能伤及神经。提拉的方向为垂直方向或与耳前方向平行。

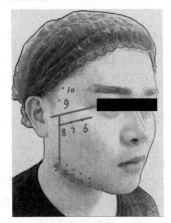

图 14-7　设计布线（1）

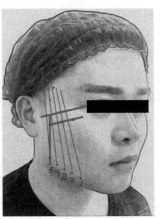

图 14-8　设计布线（2）

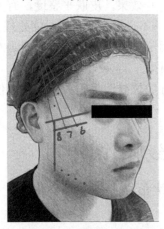

图 14-9　设计布线（3）

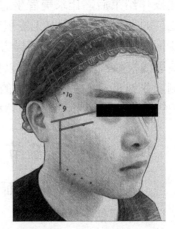

图 14-10　设计布线（4）

第二排布点设计定位：在外眦与耳屏连线下方约 1cm 处作一条平行线，在这条平行线上标记三个点，分别为"6 ～ 8"。其中标记点"8"位于耳前两横指处，每间隔约 1.5cm 设计一个标记点。标记点"7"大致位于颧弓下缘。对于高颧弓者，标记点"6"应略移位至颧弓最高点处。提拉方向与耳前平行或斜向颞部发际处。

第三排布点位于发际线前，大致在外眦及眉尾的水平延长线之间，可设计一到两个点，标记为"9""10"，提拉方向朝向发内。常规不需要在此处布点。仅偶见于年老求美者，组织过于松弛，提拉后组织在颞区过于堆积产生褶皱时所用。

对于松弛不严重的求美者，可以适当减少布点。如第一排只设计三个提升点，间隔 1 ～ 1.5cm 设计一个提升点；第二排设计两个提升点，间隔 1.5cm 左右设计一个提升点。共设计 5 个提升点即可。

对于轻度松弛，下面部很瘦，脸很尖的求美者，只需要在第二排设计 2 ～ 3 个提升点即可。面颊部有凹陷处时，需用画线笔把凹陷范围圈出来。凹陷范围内不布点，以免提拉后使凹陷加重。外眦垂线和鼻翼水平线的连线范围内不布点，以免此处横向提拉导致颧弓变宽，面中部变平。

二、逆向埋线操作步骤及技巧详解

（一）麻醉

2% 利多卡因 5mL，0.9% 氯化钠溶液 8mL，5% 碳酸氢钠 2mL，0.1% 肾上腺素 0.1mL，（1mg 纯水：5mg 地塞米松）注射液 0.5mL。

用 23G/70mm 钝针在设计好的行线通道逐一平铺给药，每条通道注射局部麻醉液 0.5mL。

（二）线材选择

建议选用 18G/100mm 或 19G/100mm 全钝可纠错锯齿线 / 压印线，如果拿到手上的是不可纠错线，可以把露出针头的这部分无锯齿线体全部剪除，把线退回至针体里面，这样就改良成了可纠错线。

（三）操作步骤、技巧、注意事项

操作时，先做面部更为松垂的一侧，按图 14-7～ 图 14-10 所示，先做提升线"1"。用 1.2mm 宽小针刀或 11 号刀片竖直方向斜刺破口，伤口愈后比用破口器开口恢复好。选用全钝可纠错大 V 线作为提升线，"1"点进针，层次为皮下脂肪层，SMAS 浅面。左手捏起皮肤组织，右手再捏起组织的底部，左右旋转着进针往前行走。左手捏起的组织厚度需均匀一致，针体上方抬起的组织厚度也需均匀一致，如果针体走行的深度深浅不一，需退针重走，以免导致提拉后皮肤凹凸不平。

如果把皮下脂肪层分为浅层、中层及深层，那么逆向埋线提升时，针体应走行在皮下脂肪的中层或中深层。走线过浅时，提拉后容易出现凹坑及线形痕迹。对于脸胖的求美者，线体走行稍浅时，可以把组织往下压，达到"瘦脸"的效果。而对于面颊凹陷的求美者，线体走行稍深时，可以把组织往上抬起，起到"填充"的效果。因此在面颊凹陷处，需要画线标记，此处不能走浅，以免加重面颊凹陷。同时在逆向提升过程中，下面部松垂的组织往上提升形成向上的堆积，也会使得面颊部饱满起来，改善面颊部凹陷的外观。

埋线操作时，针头遇阻力不可暴力通过，需旋转进针或是针体回退后再向前旋转着通过，过了颧弓时，走行的层次不再是皮下脂肪层，而应位于 SMAS 深层，即颞浅筋膜的深面、颞深筋膜的浅面。当针头穿过颧弓时，左手把能捏起来的组织都捏起来，右手把针柄抬高，向上走行于颞深筋膜的浅面，止于帽状腱膜。因颞深筋膜以下组织无法捏起，所以能捏起来的组织，只能是颞深筋膜以上的组织，只要针尖不是暴力插入，也不会走行在颞深筋膜以下。

针体全部进入组织后，把线往前送，使锯齿挂住组织，左手由进针口把皮肤组织由下往上用力推移，行至针头后压迫固定住组织，右手拔出针体，使上移的组织与线体上的倒刺牢牢挂住，形成组织错位，起到明显的提拉效果。左手推移上去的组织越多，提拉效果将越显著。但在没有骨性支撑的部位过度提拉，将会造成皮肤表面明显的线形痕迹及凹坑的出现，如咬肌前方的面颊部组织，所以此处应避免过度提拉。

操作完第一条提升线后，按顺序操作提升线"2"。第二条提升线提拉过后，会带动提升线"1"继续向上提升一定幅度。同样地，提升"3"时，又会继续带动"1"和"2"的提升，所以操作顺序应按图示由 1～5 依次提升。提升的方向按图所示。提升的方向越垂直往上，提升后的脸型将越小。垂直方向提升的幅度也比斜向提升的幅度更大。操作完第一排五条提升线后，继续操作耳前的三条提升线"6～8"。这三处提升后，中下面部将会再一次得到接力提升。

如果求美者是高颧弓，则标记点"6"应移至颧弓最高处布点，提升方向朝向眉尾平行线与发际线的交点附近。针体穿过颞深筋膜浅面之后，止于帽状腱膜。因高颧弓者往往形成颞部凹陷，因此拔针前应把颧弓处的组织用力向上往颞区推移，且线体会上抬颞区组织，两者叠加可以明显改善颞部凹陷，同时可在视觉上弱化高颧弓的外观。

标记点"9""10"，仅在操作完第二排提升线后，出现了颞区皮肤的过度堆积褶皱，用于接力提升拉平组织所用，一般设计一到两个提升点。操作"6～8"提升线时应尽量使颞区组织向发际内推移提升，以避免提升后的组织在颞区过度堆积，形成褶皱或组织突起。轻微的褶皱无须处理，一般一两周内会自行恢复。

由于PDO/PPDO线的维持时间太短，为了延长维持时间，可搭配PCL线同时使用。在同一个进针口可同时植入一根PDO/PPDO线及一根PCL线。PDO/PPDO线提供拉力保证，PCL线延长维持时间，两者搭配可使提升效果更持久。

所有提升线全部操作完毕后，剪除进针口多余的线体。应多剪除一些，以避免后期顶线。一侧操作结束后，让求美者坐起来，观察术后提升效果，皮肤平整度，有无凹陷、线性痕迹，颞区皮肤软组织有无堆积皱褶等，如有上述不良反应，应及时对症处理。一侧面部提升结束后，用同样方法提升另一侧面部。另一侧的提升应参照对侧面部脸型调整埋线根数，提升力度等，以使双侧面部对称或接近对称。

双侧操作结束后，在埋线提升的骨性结构部位行线位处用手用力按压，以使组织跟线体上的锯齿挂得更紧密，防止线体松脱滑落。非骨性结构处不按压或温和按压，以免造成按压后组织凹陷。

逆向埋线提升的进针口多于正向埋线提升，不利于隐蔽，但由于提升力度大，多数时候可媲美手术拉皮的效果，且可以明显改善面部轮廓，疗效远远优于正向埋线提升。故笔者大力推崇逆向埋线提升法。

第六节 各部位埋线操作方式

一、上面部埋线操作

（一）额部埋线操作

1.提眉埋线操作 患者取坐位，双眼平视前方，观察眉及上眼睑的下垂情况，用手指模拟出需要提升的点位，并向上提拉模拟出术后效果，在模拟出的最佳点位处定点画线。一般选取 2～3 个点作为提升开口点，常规选取瞳孔角膜外侧缘为第一个点，往眉尾方向旁开 1cm 为第二个点。需在眶上、眉毛下边缘开口，层次位于骨膜上。操作前，先将大 V 线针体改良成与额部弧度一致的弧形后，在设计好的开口点根据需要做 V 形方向呈 30°～45° 角的逆向提拉（如图 14-11），每个开口点各植入两根 18G/80mm 长或 19G/80mn 长的锯齿线。可起到显著的提眉及加宽重睑的效果。

2. 丰眉弓埋线操作　局部浸润麻醉后，沿眉弓方向在眉尾处开口，层次位于骨膜上，每侧眉弓处各埋置 10～15 根鼻背线（如图 14-12），双侧共埋置 20～30 根。或每侧埋置 6～8 根网管线（如图 14-13），双侧共埋置 12～16 根。起填充及塑形的作用。

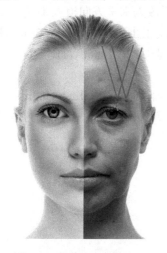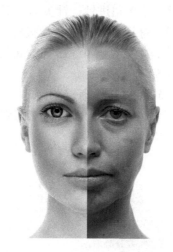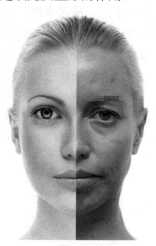

图 14-11　丰眉弓埋线（1）　　图 14-12　丰眉弓埋线（2）　　图 14-13　丰眉弓埋线（3）

3. 额纹埋线操作　额纹的产生是由于额肌频繁运动的结果。通过在额部真皮或皮下植入平滑线 / 螺旋线，刺激真皮胶原新生，组织重建，改善额部皱纹，同时紧致皮肤，缩小毛孔。

在额部埋线操作时，通常在表面麻醉或局部阻滞或浸润麻醉下，于真皮、皮下植入平滑线 / 螺旋线。但由于额部皮下脂肪很薄，绝大多数人真皮下几乎就是额肌，所以埋线操作时线体常常会贯穿真皮、皮下组织至额肌。而随着植入线体数量的增加，将造成损伤增大，患者疼痛增加，出血增加，术后肿胀、淤青明显，恢复期延长。

为了减少血管的损伤，减轻疼痛、出血、淤青等反应，笔者建议在大量埋置小线前，在额部皮下脂肪层先用钝针大量平铺肿胀液，使皮肤隆起，真皮与额肌分开。植入螺旋线时，针体行走在皮下脂肪层的肿胀液之间，以使线体仅局限于皮下脂肪层。

配制肿胀液：2% 利多卡因 10mL，0.9% 氯化钠溶液 100mL，5% 碳酸氢钠 10mL，0.1% 肾上腺素 0.3mL，（1mg 纯水：5mg 地塞米松）注射液 1mL。

由于螺旋线经旋转缠绕后实际线体比平滑线长，因此在埋置小线时建议使用螺旋线。先用钝针在额部皮下脂肪层平铺至少 20mL 肿胀液，至皮肤均匀隆起，等待 15 分钟再操作。操作时以 15°～30° 角植入 29G/38mm 螺旋线，此时针体走行在真皮与额肌之间，肿胀液里面，患者很少有疼痛感，出血量少，拔针后充分按压止血，可以有效避免或减少淤青的出现，减少恢复时间。

额部横向操作植入小线，采用 29G/38mm 的螺旋线，15°～30° 角进针，针尖达皮下后改变角度放平针柄水平向前植入螺旋线，沿纵向每间隔 3mm 左右植入一根，每列纵向埋置 8～10 根，埋置完一排之后，往前推移 8～10mm，接着再埋置一排，整个额头共埋置 100 根（如图 14-14）。100 根全部埋置结束后，再拔除针头，压迫止血。因线材很细，如果埋置数量太少，排列太稀疏，则起不到很好的紧致皮肤及改善肤质的作用。只有密集埋置小线，达到一定的量之后，才能对整体皮肤组织起到明显改善。

（二）眶周埋线操作

1. 眶周紧致及细纹改善　对于老化皮肤出现的皮肤松弛及静态细纹，可通过埋置小线来改善。对于颞区，经外眦垂线往下 2cm 处作一水平直线，从这条水平线起始以垂直方向植入螺旋线。先用钝针在左右两侧颞部皮下脂肪层各平铺 10mL 肿胀液，等待 15 分钟，纵向自下而上植入小线。以 15°～30° 角进针，针尖达皮下后改为水平方向植入小线，每间隔 3mm 左右植入一根螺旋线。每埋置完一排之后拔针，按压止血，间隔 2～3mm 往前推移再重复埋置一排。以此类推，共埋置 4～5 排，每排埋置 5～8 根，每侧 20～30根，双侧 40～60 根（如图 14-15）。

对于眶下区，在进针处做局部浸润麻醉后，用钝针于皮下扇形平铺 0.2～0.3mL 麻药，分别通过四个进针口呈扇形平铺植入 30G/25mm 眼周钝针线。避开卧蚕，每侧埋置20～30 根，双侧共 40～60 根（如图 14-16）。

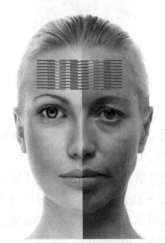
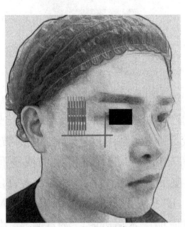
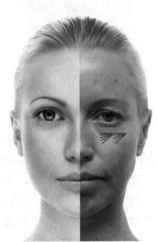

图 14-14　额纹埋线　　　　图 14-15　眶周埋线（1）　　　　图 14-16　眶周埋线（2）

通过眶周的布线，可有效收紧眶周皮肤，改善细纹。

2. 眼袋埋线操作

第一步：在眼袋下方凹陷处先用钝针在皮下充分剥离，剥离后在皮下埋置 30G/25mm眼周钝针线，每侧埋置 5～10 根（如图 14-17）。

第二步：在眶下区眼轮匝肌下脂肪（suborbicularis oculi fat，SOOF）层深层用钝针平铺 10mL 肿胀液后，以 15°～30° 角横向进针，针尖达 SOOF 层深层后再水平进针植入29G/38mm 螺旋线（如图 14-18）。埋置螺旋线时层次需深一些，以免顶线或出现其他不良反应，但针尖始终只能走行在肿胀液里，以免误伤眼球。沿纵向每间隔 3mm 左右植入一根螺旋线，每埋置完一排之后拔针，按压止血，向前间隔 2～3mm 再同样横向进针、纵向埋置一排。每侧埋置 30 根螺旋线，双侧共埋置 60 根。此方法只适合轻中度眼袋。其中眼周钝针线起填充和收紧的作用，螺旋线起收紧及压迫眶隔脂肪的作用。

3. 泪沟埋线操作　泪沟埋线操作方法同眼袋，同样也只适用于轻中度泪沟。其中，眼周钝针和螺旋线同时起填充和收紧的作用。

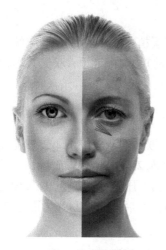
图 14-17　眼袋埋线（1）

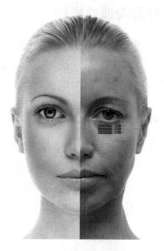
图 14-18　眼袋埋线（2）

因眼周组织较薄，螺旋线应尽量埋置深一些，以免线体显露，过于薄的组织则不建议埋置螺旋线。

二、面中部埋线操作

（一）苹果肌提升埋线操作

用钝针在每侧苹果肌部位皮下脂肪层各平铺 10 ～ 20mL 肿胀液，沿苹果肌外侧以弧形方式排列，自下而上以30°～ 45°角进针，针尖达皮下后水平走针植入 29G/38mm 螺旋线。每侧各埋置 50 根，一侧 50 根全部埋置结束后，再拔除针头，压迫止血。双侧共埋置 100 根（如图 14-19）。对于松弛下垂的苹果肌有紧致提升的作用。术后建议每天佩戴简易弹力面罩 6 ～ 8 小时，连续佩戴 3 个月紧致、塑形效果更佳。

（二）印第安纹埋线操作

局部浸润麻醉后，在每侧印第安纹处皮下脂肪层植入 10 ～ 15 根爆炸线，双侧共埋置 20 ～ 30 根（如图 14-20），起填充作用。

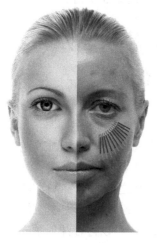
图 14-19　苹果肌提升埋线

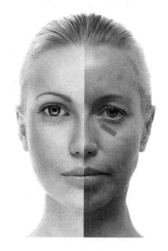
图 14-20　印第安纹埋线

（三）鼻唇沟埋线操作

局部浸润麻醉后，在每侧鼻唇沟处皮下脂肪层深层植入 10 ～ 20 根爆炸线，双侧共埋置 20 ～ 40 根。或在鼻基底处植入网管线（如过长可剪短）4 ～ 8 根，双侧共埋置 8 ～ 16 根（图 14-21），起填充作用。

（四）面颊部紧致提升埋线操作

用钝针在每侧面颊处皮下脂肪层各平铺 20mL 肿胀液后，从面颊部下方松垂处起，自下而上以 30° ～ 45° 角进针，针尖达皮下后水平走针植入 29G/38mm 螺旋线。每侧各埋置 50 根螺旋线，一侧 50 根全部埋置结束后，再拔除针头，压迫止血。双侧共埋置 100 根（图 14-22）。对于松弛下垂的面颊起紧致提升的作用。术后佩戴简易弹力面罩 3 个月。

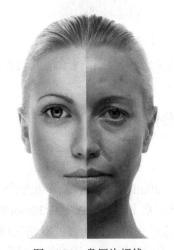

图 14-21　鼻唇沟埋线

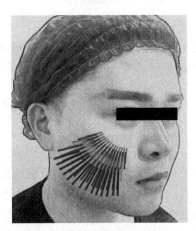

图 14-22　面颊部紧致提升埋线

三、下面部埋线操作

双下巴埋线操作：用钝针在双下巴皮下脂肪层平铺 20mL 肿胀液，以 30° ～ 45° 角进针达皮下后水平走针植入 29G/38mm 螺旋线。共埋置 100 根螺旋线，埋线排列方式同额部。对于双下巴有紧致和收紧脂肪的作用，术后佩戴简易弹力面罩 3 个月。

第七节　埋线与其他方式的联合应用

一、埋线与填充剂的联合应用

（一）面颊凹陷、颞部凹陷

如果求美者存在面颊凹陷、颞部凹陷，建议先做逆向埋线提升。通过逆向埋线提升使面颊下方的组织移位堆积至面颊凹陷处，使其不凹陷或者凹陷明显改善。同样地，颧弓处的组织经逆向埋线提升后，可以往颞区移位堆积，使之较之前饱满，同时埋线行经颞区时需紧贴颞深筋膜浅面行走，线体会上抬颞区组织，两者叠加可以明显改善颞部凹陷，以及高颧弓的外观。如果凹陷太过严重，提升后仍有凹陷，可以再行注射填充使之饱满。

行埋线提升术过后，由于线材的压迫作用，使得局部张力变大，在凹陷处线体下方进行填充有可能会使填充剂被挤压至周边无法起到很好的填充作用，此时需要在线体上方进行填充，尤其是面颊凹陷处的填充，可能需要先剥离后再行填充。

（二）轻中度泪沟及眼袋

第一步：在凹陷处用填充剂做深层支撑性填充。

第二步：皮下凹陷处用钝针充分剥离后植入眼周钝针线填充。

第三步：用钝针在眼轮匝肌下脂肪（suborbicularis oculi fat，SOOF）层平铺 10mL 肿胀液后，在 SOOF 深层埋置 29G/38mm 的螺旋线每侧 30 根，对泪沟起填充作用，对于眼袋可压紧膨出的眶隔脂肪团，同时收紧组织。

（三）苹果肌

对于苹果肌塌陷，并移位下垂的求美者，可先行大 V 线埋线提升复位后再行填充。或是沿苹果肌弧线方向每侧埋置 50 根 29G/38mm 的螺旋线，不足量者再行填充。

（四）法令纹

法令纹的加重可能有多方面因素，如皮肤松弛、颧脂垫下垂移位、鼻基底凹陷等，可先行埋线提升，改善松垂的皮肤，下垂移位的颧脂垫，最后再结合填充剂补充鼻基底骨性缺失的部分。也可以在埋线提升术后用网管线/爆炸线在鼻基底处做深层支撑性填充，再在皮下脂肪浅层平铺填充剂。

二、埋线与肉毒毒素的联合应用

（一）咬肌肥大

对于咬肌肥大的求美者，建议先行肉毒毒素注射瘦脸，2～4 周后再做埋线提升。这样做不仅可以增加埋线提升的效果，还能把脸型做得更小、更好看，并能避免提拉后咬肌在咀嚼时出现的突起外观。

（二）额纹、眉间纹的综合治疗

表面麻醉后，在额纹、眉间纹真皮处埋置平滑线，同时再结合肉毒毒素注射治疗。对于严重凹陷的真性皱纹，可直接在凹陷处皮下填充爆炸线，再行肉毒毒素注射治疗。

三、埋线与注射溶脂的联合应用

对于面部有婴儿肥的求美者，可先行注射溶脂后再做埋线提升，可使提升效果更好，脸更小，脸型更好。

四、埋线与美塑疗法的联合应用

PDO/PPDO 线材埋线术后 6 个月内，施术部位均不建议做超声刀、射频、激光类项目，以免加速线材分解吸收。PCL 线材埋线术后至少两年，施术部位不建议做以上治疗。除热量会加速线材分解吸收外，还可能会增加组织与线材的反应，发生其他未可预知的变化。

所以应先做射频、激光类治疗，再行埋线治疗。

埋线治疗可与美塑等疗法相结合，如水光针、微针，或跟果酸相结合，改善肤色和肤质，使整体呈现出更年轻化的改善。

第八节　埋线禁忌证、注意事项、并发症及处理

一、埋线禁忌证

（1）凝血功能障碍。

（2）经期。

（3）哺乳期、孕妇。

（4）瘢痕体质。

（5）心、脑血管疾病及糖尿病。

（6）精神异常。

（7）术区存在感染性病灶。

（8）血液感染。

（9）传染性疾病。

二、埋线术后注意事项

（1）埋线处针眼 1 周内不沾水，术后口服抗生素 3 天，如有需要术后 1 ~ 2 天可以口服止痛片缓解疼痛。

（2）术后 2 周内避免烟酒、海鲜、辛辣等刺激性食物。

（3）术后 2 ~ 4 周内不做大力的颜面部咀嚼动作，不揉搓面部，不做按摩，不做夸张表情，如大笑、打哈欠等。

（4）会有暂时性的异物感，面部大动作时偶尔会出现刺痛感，1 个月后会消失。

（5）跳舞及健身运动会影响疗效，缩短维持时间。运动时建议佩戴弹力面罩。

（6）术后 6 个月内，不做超声刀、射频、激光类项目。

（7）术后建议每天佩戴弹力面罩 6 ~ 8 小时，持续 3 个月，佩戴弹力面罩有助于塑形和延长维持时间。

（8）如对提升效果不满意，最快 1 个月后可再次埋线操作，其后每年可做 1 ~ 2 次强化及维持疗效。

三、埋线并发症及处理

（一）疼痛、肿胀、淤青及血肿

1. 疼痛　术后 1 ~ 2 天可以口服止痛片缓解疼痛。1 个月内面部大动作时偶尔会出现刺痛为正常现象。PDO/PPDO 可吸收线 3 个月左右开始降解，6 个月左右基本吸收，在吸收阶段线的力量会逐渐消失，大笑或打哈欠等有可能会扯断线体，或是倒刺松脱，产生刺痛，无须处理，会自行好转。

2. 肿胀　术后一两周内肿胀为正常现象，减轻肿胀的方法有：轻柔操作，减少损伤

和出血；术后即刻冰敷 20 ～ 30 分钟，术后 48 小时内间断冰敷，48 小时后可适当热敷；口服消脱止消肿。

3. 淤青 可厚涂马应龙痔疮膏散淤。

4. 血肿 为术中止血不彻底所致，出血时应及时按压止血至完全不出血为止。建议使用全钝针头，并避免暴力操作可减少血管损伤。

（二）感染

1. 色素沉着 针眼处恢复不好，与创面情况、术后护理、求美者体质差异等多种因素相关。建议使用 1.2mm 宽的小针刀或 11 号手术刀片破口，有利创面愈合。求美者如面部肤色较黑、有黄褐斑、大量痤疮色沉、不注意防晒者，术后色沉概率可能增加，可建议求美者术后使用左旋维生素 C 等褪黑产品帮助色素代谢。色素沉着通常 1 ～ 3 个月自然消退。

2. 表情僵硬 通常为过度提拉所致，应掌握好提拉力度。如过度提拉可即刻用力揉按、牵拉皮肤向下，使之恢复自然。避免操作时盲目打结或做反折，可边提升边观察。

3. 提升效果欠佳 提拉力度不足所致。如操作时只埋线不做提拉动作，则相当于只是埋置了线体进入组织中，起不到任何提升效果。如只是轻轻提拉，则只能起到轻微的提拉效果。提拉力度还与埋线数量有关，埋线数量越多，则提拉力度越强。提拉力度也与线材本身有关，一般来说，压印线的提拉力度大于锯齿线的提拉力度，同时线体越粗、锯齿数量越多、锯齿越大，则提拉力度越大。

（三）面部不对称、皮肤凹陷及不平整

1. 面部不对称 如果术前双侧面部基本对称，操作时一侧面部提拉力度过大，将会造成术后面部不对称。或求美者本身存在双侧面部不对称情况，如大小脸。如果一侧面部松弛下垂严重，术者术前应做好评估，先做脸大或松垂严重的一侧，提拉至最佳状态后再做脸小或松垂轻的一侧，脸小或松垂轻的一侧提拉力度应略温和，同时减少埋线的数量，边做边观察，提升至与另一侧基本对称即可。

2. 皮肤凹陷 当埋置线的层次较浅时，提拉后容易出现凹陷及线型痕迹，且提拉力度越大，凹陷和线型痕迹越明显。

逆向埋线时，应避免在凹陷处布点，如面颊凹陷。一旦从凹陷处开口进针走线，则提拉后凹陷会加重。同时，在埋线经过凹陷处时，走线层次应较深，走浅了提拉后也会加重凹陷。

经过颞颌关节的埋置线，后期在大笑或打哈欠时可能会有强烈拉扯感，线体牵拉后有极少可能会出现局部凹陷，只需在凹陷处用力揉按，再用力向下拉拽，使锯齿松脱，就能改善凹陷。

对于术后即刻的轻微凹陷，一段时间之后会自然恢复，或者做完即刻用力揉按，锯齿松脱之后凹陷就能改善。对于严重的凹陷，若用力揉按、拉拽也改善不了，可以做凹陷处皮下剥离，把锯齿挂住的部分组织充分剥离开来，就能松解。如果消肿后仍然有明显凹陷，可在凹陷处皮下充分剥离后填充少量玻尿酸改善。

（四）术后颧弓变宽、面部变平

与布点及提拉方向有关，多为在印第安纹及法令纹旁布点，且与横向提拉有关。当位于鼻翼水平线上方布点提拉印第安纹或法令纹时，提拉的方向只能是朝着耳朵向后横向提拉，此时横向提拉后的组织会朝着颧弓处堆积，造成颧弓更宽的即视感。因此，鼻翼水平线上方，外眦垂线以内的范围内，不建议做正向或者逆向的埋线提升，以免颧弓被拉宽、苹果肌被拉平，造成面部变宽、变平的即视感。

另外，在做逆向提升时，如果颧弓下方的组织过度提拉至颧弓处，导致组织在颧弓处堆积，也会造成颧弓变宽的即视感。

（五）线体移位及角化突出

线体移位：术后因面部夸张表情等，线体上锯齿与组织固定不牢松脱后产生下滑移位。因此，应在埋线操作术后即刻在行线部位用力压一压，使线体上的锯齿跟组织挂牢，以防线体移位。

另一原因则跟线材的保存有关。如果线材没有保存好，线被氧化之后造成线体变脆、易断、易碎，断掉的线体如果只是单向锯齿，而不是双向锯齿，或者锯齿跟组织挂不牢的情况下，线体就会往下滑落，甚至顶穿皮肤。

线体角化突出主要原因为顶线。比如线体滑落移位后顶线；又如进针口剪线太少，留线过长以致顶线等。严重的需要取线，取线只需在顶线最明显处用小针刀开口后，用有齿镊勾住线体夹出即可。

第十五章　间充质疗法

第一节　间充质疗法概述

一、间充质疗法的定义

间充质疗法，曾称中胚层疗法，是一种微创注射技术，通过多点小剂量皮下组织或皮内注射活性制剂（生物刺激性物质、干细胞激活剂、中药、维生素、蛋白质合成物等）达到治疗局部或区域性病变的目的（图15-1），起到紧肤、除皱、塑身以及其他美容修饰作用。该技术方法使用的主要器械是一种特制的注射枪，又称"美塑疗法"。

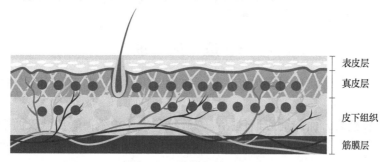

图 15-1　微创注射示意图

圆点部分为注射到真皮及真皮以下的物质

间充质疗法通过不同的注射技术可控制活性物质在皮肤中的渗透速度，以及维持长时间的有效剂量，同时这种局部注射技术避开肝肠代谢而损失活性物质的药效，因此很低的浓度即可产生疗效，而不产生明显的全身副作用。该疗法的效果取决于药物选择及配伍、给药部位、注射深度、适应证及操作者对技术的掌握程度。

二、发　展　历　史

1952 年，法国 Michel Pistor 通过静脉输入 10mL 普鲁卡因治疗哮喘，虽然患者气道症状未得到改善，但耳聋症状却得到了缓解，于是他尝试在耳聋患者耳周表皮内局部多次注射药物，这一方法成为间充质疗法的最初应用。1953~1958 年，Michel Pistor 用此方法治疗更多患者，同时注射部位、注射治疗的适应证也随之增加，间充质疗法逐渐发展。1958 年，Michel Pistor 首次提出 Mesotherapy 这一新技术。1961 年，Pistor 的第一部关于间充质疗法的图书出版发行。1964 年，Pistor 创立间充质疗法协会。

1979~2005 年是间充质疗法发展迅速的几年，几乎每年召开一届间充质疗法会议，这些会议分别在意大利、法国、比利时等国家召开。《美国间充质疗法杂志》在 2005 年出版，这是间充质疗法的首本杂志。

在中国，间充质疗法概念及学术引进约在 2008 年，在著名整形外科专家高景恒教授等发表的学术文章中，正式论述间充质疗法。其后，王向义等解剖学专家开展中胚层的解剖学研究，指出间充质疗法的解剖学基础包括真皮及真皮以下的所有细胞、血管、淋巴管、神经纤维、不定型基质、组织液等。

三、市场环境

间充质疗法因在促进血液循环、溶脂、细胞溶解、改善淋巴回流、治疗脂肪小丘等方面有治疗优势，在我国的医疗美容市场被广泛应用，但目前在国内尚无规范的间充质疗法指南。在亚洲人中其有效性、安全性与长期疗效仍缺乏足够的临床证据，仍需要大量、可靠的双盲对照研究支持。间充质疗法在美容医学界中的地位显得越来越重要，因此，广大的医美者一直在寻找和选择最好的临床治疗方法，以求更好地为患者服务。

第二节　间充质疗法的适应证和禁忌证

一、适 应 证

间充质疗法可用于治疗面部美容抗衰、血管疾病、淋巴疾病、疼痛、脱发及银屑病等疾病。

在面部美容抗衰方面的适应证包括：①皱纹和皮肤松弛；②皮肤表面干燥、粗糙、毛孔粗大；③皮肤色泽改变，如黄褐斑、老年斑、毛细血管扩张；④皮肤免疫能力减低，如皮肤过敏。

二、禁 忌 证

相对禁忌：年龄低于16岁、哺乳期、单纯疱疹病毒感染、凝血异常或使用抗凝药物。

绝对禁忌：孕妇，活性物质不耐受或过敏体质、瘢痕体质、色素障碍体质、自身免疫性疾病的患者，严重心血管或代谢紊乱、急性病毒或细菌感染、皮肤急性炎症、癫痫、皮肤肿瘤患者、患有血液、体液传播疾病的患者等。

第三节　患者管理

一、档案建立

完整的档案记录可以为医生提供详细的评估、治疗前后疗效对比，以及为治疗的调整提供参考。完整的档案记录应该包括以下几个部分。患者的个人基本信息、皮肤状况、相关检查结果、知情同意书、治疗记录、回访记录、治疗前后照片等。

面部抗衰老治疗的诊断需根据详细的病因、病史及全面的体格检查、皮肤病症状与必要的实验室检查，得出正确的判断并且遵循皮肤病诊断的基本规则（表15-1 ～表15-4）。

表 15-1 患者基本信息登记表

一般资料					
姓名	性别	年龄	电话	籍贯	婚姻
职业					
患者本次就诊的主要原因:					
特殊美容史: 何时何地因何种原因进行面部美容治疗 1. 2. 3.					
疾病史: 传染病、过敏史等 1. 2. 3.					
个人史: 患者居住地及生活、饮食习惯，个人皮肤护理及美容习惯 1. 2. 3.					
家族史: 家族直系成员中有无类似疾病，如变态反应性、传染性、遗传性、癌性疾病，是否近亲结婚 1. 2. 3.					
评估 1. 患者皮肤分型: 2. 皮肤光老化分型: 3. 皮肤弹性组织变性程度: 4. 皮肤老化的表现: 5. 伴随面部其他疾病:					

表 15-2 患者皮肤类型

皮肤类型（Fitzpatrick 皮肤类型）	皮肤发红、晒伤	晒黑
Ⅰ 型	总是	不会
Ⅱ 型	总是	有时
Ⅲ 型	有时	总是
Ⅳ 型	从不	总是
Ⅴ 型深色皮肤	从不	总是
Ⅵ 型黑色皮肤	从不	总是

表 15-3 皮肤光老化分型

Glogau 分级	表现	年龄	皮肤光老化描述
Ⅰ 级	无皱纹	20～30 岁	早期的光老化，极细的皱纹，极小的色素变化，没有角化
Ⅱ 级	有表情时出现皱纹	30～40 岁	中度的光老化，微笑时口周有中度皱纹，早期色斑，可见但不明显的角化
Ⅲ 级	无表情时也有皱纹	50～60 岁	明显的光老化，清晰的面部表情纹，可见的皮肤角化，色素异常和红血丝
Ⅳ 级	显著的皱纹	＞60 岁	严重光老化，整张脸都是皱纹，皮肤萎缩，颜色色素明显异常

表 15-4　皮肤组织弹性变性程度

皮肤组织弹性变性	程度	皮肤组织弹性变性	程度
1 级	皮肤松弛在某些部位可见	3 级	皮肤松弛广泛可见，皮肤延展过度显著
2 级	皮肤松弛只能通过按压试验来确定		

二、明确治疗目的

通过详细的询问和查体，明确治疗目的，同时准确记录治疗方法（位置、材料或活性物质混合物注射技术）。在首诊时，与患者沟通治疗的目的是通过描述、照片（正面和轮廓、目标区域）和测量来记录基线状态，告知可能达到的预期效果，并将治疗过程情况仔细地记录在患者的档案中以便验证治疗效果。

三、照　相

拍摄照片在面部抗衰老美容治疗中有很重要的作用，可以客观地记录患者治疗过程和治疗后效果，对患者后期治疗的评估和调整起非常重要的作用。同时，专业的标准化的照片是咨询过程中重要的沟通媒介，提升患者的信任度，为可能发生的医患纠纷提供证据。

四、知情同意

对于侵入性治疗要详细地告知患者治疗过程的性质（疗效、副作用、风险和特殊性），还包括可能出现的后果（如恢复期）、疗效和副作用的可能持续时间。尊重患者的意愿和目标至关重要，书面资料必须由患者签署。

知情同意书模板

亲爱的患者：

您已经决定行间充质治疗，在治疗前您需要详细知晓本治疗的目的和不良反应。

间充质疗法是通过不同的技术控制活性物质在皮肤中的渗透速度以及维持时间，同时这种局部技术避开肝肠代谢而损失活性物质的药效，因此很低的浓度即可产生疗效，而不产生明显的全身副作用。

治疗禁忌证：年龄低于 16 岁、哺乳期、单纯疱疹病毒感染、凝血异常或使用抗凝药物，孕妇，活性物质不耐受或过敏体质、瘢痕体质、色素障碍体质、自身免疫性疾病的患者，严重心血管或代谢紊乱、急性病毒或细菌感染、皮肤急性炎症、癫痫、皮肤肿瘤的患者，患有血液、体液传播疾病的患者，等等。

治疗可能产生的影响及风险：

1. 麻药过敏。

2. 疼痛。

3. 红肿、瘙痒、脱屑、干燥、瘀青。

4. 局部皮肤的色素沉着或色素脱失。

5. 感染。

6. 其他不可预知的风险。

7. 如有精神异常病史、药物过敏、慢性疾病、出血倾向、服用抗凝药及光敏药物、月经期、高血糖、高血压等不宜进行微针治疗的情况，治疗前应如实告诉医师。

8.可能发生的全身反应。恶心、呕吐、唾液分泌增加（流涎、循环系统反应等症状）、荨麻疹、哮喘、休克（罕见）等过敏反应。

我理解在治疗过程中可能因为个人病情出现上述未交代的并发症风险。一旦出现上述情况，医生会采取积极措施应对。

知情选择：

1.我已在医生的告知下，明白本次治疗的方式以及可能出现的并发症及风险。

2.同意医生可以在治疗过程中，根据情况对治疗的方式做出一定调整。

3.该治疗并不能得到百分百的成功。

4.患者有权选择其他操作方法。

5.治疗记录

患者签名： 签名日期： 年 月 日

五、治 疗 记 录

医师同时做好治疗记录（表15-5）。

表 15-5 治疗记录

日期时间：	敷麻药的时间：	治疗过程中患者体验：
治疗选择 1.微针 2.手针 3.水光针 4.美塑枪 5.无针水光		
使用药物及剂量 1. 2. 3.		
治疗过程中参数的调节 1. 2. 3.		
不同面部区域治疗方法的记录 1. 2. 3.		
治疗后即刻皮肤的反应 1. 2. 3.		
术后即刻皮肤的处理及反应 1. 2. 3.		

六、治疗注意事项

（一）患者术前注意事项

1. 治疗前 2 天不得服用任何阿司匹林或阿司匹林类药物制剂。

2. 患者须告知医生其所有常规使用的药物（如口服抗凝血剂）、疾病既往史和可能怀孕的情况（妇女）。

3. 患者必须告知医生过敏或不耐受的药物或物质。

（二）患者术后注意事项

1. 术后 需使用医用面膜缓解疼痛、减轻红斑。同时，配合使用红光或者黄光可有效缩短恢复时间。

2. 饮食 治疗后因皮肤屏障受损，水分大量流失，此时皮肤需要大量补充水分，建议患者每天摄入 2L 水，减少皮肤的干燥，否则早期皮肤会干燥。禁止烟酒及辛辣刺激性食物。

3. 面部护理

（1）修复皮肤屏障：治疗过程中短暂地破坏了皮肤屏障的完整性，因此治疗后 1 周是皮肤修复的关键时期。该时期需要进行补水保湿护理，治疗后使用医用补水面膜 ≥ 7 天，1 ～ 2 次 / 天。

（2）一周内禁止对治疗部位进行按摩，减少面部肌肉频繁运动，如大笑、哭泣等。

（3）避免暴露在高温或寒冷环境下，如阳光暴晒、桑拿、按摩、淋巴排毒或者剧烈运动；环境温度 < 0℃时，应佩戴口罩；避免日晒。

（4）根据患者情况制定日常护肤恢复的时间。根据治疗分级程度限定皮肤禁水时间（8 ～ 48 小时）。

七、电话随访

间充质治疗均为门诊治疗，治疗后次日、1 周、2 周分别对患者进行随访（表 15-6）。随访内容包括治疗后患者主观感受，淤青、红斑、脱屑等客观实际反应，均须记录在患者档案中，同时制订下次治疗计划及时间安排。

表 15-6　患者治疗随访表

随访内容	次日	1 周	2 周
患者的主观感受			
淤青			
红斑			
脱屑			
肿胀			
疼痛			
瘙痒、烧灼、紧绷、刺痛			
其他			

第四节　间充质疗法技术操作规范

目前没有统一的间充质疗法指南，许多操作者根据临床经验进行操作。

一、基本原则

一种多点针刺将药物注射在皮内或渗入深层组织的超微渗透技术，定位、定层、定量地将多种营养成分，直接透过表皮输送到皮下深层组织，营养深层肌肤。

二、治疗频率及疗程

根据症状严重程度、治疗效果及患者预期效果，一般治疗间隔应至少1周，若出现持续肿胀等反应，可适当延长，但应小于4周。一般治疗3次可看到变化，若效果欠佳可增加治疗次数。

三、常用的设备

经典注射器具（针头及注射器）、水光针、滚轮微针、间充质枪、无针水光等。

（一）经典注射器和针头

间充质疗法中注射器和针头的质量与疼痛有直接的关系，因此尽量选择疼痛度小的注射器和针头有利于减少患者的疼痛，提高治疗的满意度。

常用的注射器规格包括1mL、2.5mL、3mL、5mL和10mL。

在间充质疗法中常用4mm、6mm和13mm的短针头。五棱锥形针头可以显著减少皮肤出血，但它只能用于电子推注器，五棱锥形针头在穿透皮肤时比三棱锥形针头稍困难，多次注射后针头可能弯曲或变钝，需多次更换针头。

（二）常用针头的型号及用途

（1）0.3mm×4mm：可用于美塑提升、美塑肉毒毒素、皮丘注射技术和表皮注射技术、点对点注射技术、通用的手工注射。

（2）0.29mm×4mm（或6mm，五棱锥加抛光针头）：可特别用于容易发生血肿或者出血的患者。

（3）0.26mm×4mm：是最好用的低流量的针头，可用于逐点注射技术痛觉敏感的患者或者敏感区域的表皮注射技术，如手、足、口周区域，可以显著减少疼痛。

（4）0.3mm×20mm（或 BD Hypoint^{TM} 0.4mm×13mm）：可用皮下浸润注射技术，适用于大容量推注器。

（三）水光针

（1）水光针是注射使用的一种仪器，也称"水光枪"。

（2）水光针的原理：注射针头由多个组成，通过负压吸引可以一次多点注入营养成分。

（3）特点：因负压的作用可以有效减少疼痛、漏液，同时一次多点注射可以减少注射的时间，注射深度、注射速度和给药量可调，给药均匀，提高了水光注射的安全性和效果，同时减轻求美者的疼痛感，减少痛苦。

（四）滚轮微针

滚轮微针在皮肤表面制造出大量的微孔道，使得细胞生长因子、多种营养元素等经细小孔道直接渗入皮肤深层，大大提高吸收率，增强药物疗效，达到祛皱、淡斑、美白等作用。同时，微针可刺激真皮浅层，通过皮肤的自我修复能力，促进真皮胶原增生，增加皮肤厚度，达到治疗的效果（表 15-7）。

表 15-7　微针的长度及相应的治疗范围

微针长度	治疗范围	微针长度	治疗范围
0.2～0.3mm	红血丝，日常生活护理	0.5～1mm	美白祛斑、细小皱纹、提升精致
0.3～0.5mm	美容祛斑、微小皱纹、日常护理	1.0～1.5mm	深皱纹

（五）间充质枪

间充质枪又称为美塑推注器、美塑枪。首先，它可以使注射推注量标准化和具备可重复性。其次，它可以避免因手工注射剂量不精准带来的不良影响。然而，推注器的主要优点还在于注射时疼痛较轻，原因在于电子引导的注射速度较快以及皮肤稳定器可以在注射时维持皮肤张力，在面部进行治疗时和对疼痛高度敏感的患者进行治疗时这一点尤其重要。此外，使用推注器进行面部治疗时可避免划伤皮肤，这一点也是至关重要的。

（六）无针水光

无针水光技术原理：利用短波电磁脉冲技术，将需要注入皮肤的物质瞬间变成纳米级的微滴并以 220m/s 的速度注入皮肤真皮层，该技术采用航空专利技术利用高压射流原理推动药液。

该方法的优点包括：不伤害表皮、无痛、副作用小、操作简单，可用于各种皮肤疾病的治疗。

四、间充质疗法的操作流程

（一）手动注射操作流程

1. 术前准备

（1）环境：安静、光线充足、治疗室用紫外线灯照射消毒 30 分钟，播放舒缓音乐，缓解患者紧张。

（2）操作人员准备：医护人员按要求规范着装、洗手、戴口罩、帽子。

（3）物品准备：治疗车、麻醉药、保鲜膜、压舌板、0.9％氯化钠溶液、0.1％新洁尔灭（或碘伏）、一次性弯盘、剪刀、消毒洞巾、中单、治疗车、棉签、纱布块、2.5mL 和 1mL 注射器及特殊针头。

（4）物品管理：非无菌物品和无菌物品应分开放置，避免污染。间充质产品均属无菌产品，在调配产品时必须严格消毒瓶盖，遵循无菌操作要求进行配制。

（5）操作过程中，操作者需戴手套，不可跨越无菌区域或接触非无菌物品，手套或物品疑有污染，需及时更换。

（6）一人一针不可交叉使用。

（7）洁面并拍照记录，敷表面麻醉药：注射部位适量、均匀涂抹麻药后保鲜膜封包，时间以 60 分钟为宜，治疗前用清水洗净麻药。

（8）术前消毒：碘伏由中心向两侧消毒全面部，随后用 0.9% 氯化钠溶液脱色 1～2 次。

2. 基本操作 绷紧皮肤，垂直或斜向上（30°～60°）进针。根据注射目的选择针头和注射器，注射时间隔 1～2mm 为宜，且出现皮丘即可。1mm 为皮肤浅层、2mm 为皮肤中层、4mm 为皮肤深层。注射点可形成间隔为 1.5cm 的网格状图案。注射面部时，其间距可降至 1cm，甚至 0.6cm。

3. 注射剂量 每次以尽可能小的剂量多次穿刺，制剂激活受体越多，与真皮及真皮以下组织间作用越强，不同注射法如下。

（1）点阵注射法：常用 13mm 长针头，注射深度 4mm，每次 0.02～0.05mL，间隔 1～2cm。针体偏细软且疼痛少，主要用于减脂。

（2）脂肪浅层注射法：常用 4mm 长针头，注射深度 2mm，与皮肤形成 45° 倾斜角，每次在活塞柄上施加轻、持续正压力以快速注射，在每个位置注入 1 滴溶液，但易引起患者不适感。

（3）皮内注射：即表皮注射技术（注射深度 ≤ 1mm），常用 13mm 长针头，注射深度 1mm，间隔 1cm，注射时斜面向上，网格状注射。注射剂量 ≥ 0.1mL 会产生小风团，因为表皮层的过度拉伸会引起疼痛，每次在活塞柄上施加轻、持续的正压力，类似于"帕金森震颤"。无痛、不出血、大面积注射、皮肤刺激、长效效应、缓慢扩散，在使用非交联 HA 等注射时很重要。进针角度应接近切线，柱塞上的压力应温和而持续。没有出血意味着针头已经穿透皮肤太深了，这种注射技术并不痛苦。针的斜面应该始终朝上，不要擦除皮肤上的液滴，使皮肤有时间去吸收它们。皮肤就像海一样，它会主动吸收活性物质，这意味着这些昂贵的混合物不会被浪费。

（4）丘疹形成注入法：注射深度 2～4mm，于表皮真皮连接处注射，穴位定向注射，快速反应和快速扩散，产生小丘疹，容量 < 0.2mL，间距 5～10mm 用于治疗皱纹、脱发及注射肉毒毒素。

（5）间充质灌注法：是一项特殊技巧，能使相同容量的药物注射时间延长至 10 分钟。

（6）混合技术：同一时段同一区域的浅、深注射技术相结合。

注射的深度和进针的角度决定活性物质停留在皮肤上的时间长短：注射越浅，药物停留时间越长；而注射越深，药物由注射点向周围传输越快。

4. 注意事项 根据不同的需求、部位选择注射器，以及注射的深度。

（二）水光针操作流程

1. 术前准备

（1）环境：安静、光线充足、治疗室用紫外线灯照射消毒 30 分钟。

（2）操作人员准备：医护人员按要求规范着装、洗手、戴口罩。

（3）物品准备：治疗车、麻醉药、保鲜膜、压舌板、0.9% 氯化钠溶液、0.1% 新洁尔灭（或碘伏）、一次性弯盘、剪刀、消毒洞巾、中单、治疗车、棉签、纱布块、2.5mL 和 1mL 注射器等。

（4）物品管理：非无菌物品和无菌物品分开放置，避免污染。间充质产品均属无菌物品，在调配物品时必须严格消毒瓶盖，遵循无菌操作要求进行配制。

（5）操作过程中，操作者需戴手套，不可跨越无菌区域或接触非无菌物品，手套或物品疑有污染，需及时更换。

（6）一人一物不可交叉使用。

（7）术前准备：①洁面并拍照记录；②敷表面麻醉药：治疗部位均匀、适量涂抹麻药后保鲜膜封包，时间以60分钟为宜，治疗前用清水洗净麻药。

（8）消毒：①器械消毒：用75%乙醇消毒与皮肤密切接触的部位（注射器前段、数值界面、负压管等）。②皮肤消毒：使用碘伏由中心向两侧消毒皮肤，0.9%氯化钠溶液脱色2次。一次性用品一人一换，避免交叉感染。

2. 术中操作

（1）检查设备，负压是否正常。负压强度推荐设置为20%～40%，避免过大的负压引起瘀斑和疼痛。

（2）连接注射针头和注射器，注射深度定为1.0～1.5mm，根据不同的患者情况进行选择。

（3）将注射器安装在电子注射器手柄上，连接负压管，手柄界面设置为注射速度：Very Fast；注射模式：Dose模式，Asp模式；检查每个针头是否通畅。

（4）注射时顺序按照下颌→面颊→眼周→颞部→额头→鼻翼。

（5）用0.9%氯化钠溶液泡过的纱布按压出血部位，注射次数超过100～120次应更换一次性无菌注射针头，避免注射针头阻塞，引起疼痛和漏液。

（三）滚轮微针操作流程

1. 术前准备

（1）环境清洁：安静、光线充足、治疗室用紫外线灯照射消毒30分钟。操作人员洗手、戴口罩和帽子，注意无菌操作。

（2）患者洁面、涂抹麻醉药并用保鲜膜覆盖，通常保持40～60分钟。

（3）患者麻药起效后，用0.9%氯化钠泡过的湿纱布块将麻药擦干净，在面部铺设布洞巾，然后用苯扎氯铵（或碘伏）消毒皮肤两次，消毒时也是从下颌开始，遵循"由下往上，由内往外"的原则。

（4）操作者做术前准备，准备微针治疗无菌包，两块无菌纱布（用0.9%氯化钠浸湿），一个放置微针滚轮（用0.9%氯化钠冲洗）。

（5）准备好治疗用活性物质，然后用2.5mL注射器抽吸放置。

2. 术中操作

（1）皮肤消毒好以后，操作者戴手套准备操作，用弯盘浸湿的纱布擦拭皮肤两遍。从下颌开始，遵循"由下往上，由内往外"的原则。

（2）取滚轮，告知患者开始操作，根据习惯选择面部一侧开始，从面部中轴线与内眼睑下方处起始至面部中轴线与下颌线结束。由内向外平行眼线慢慢滚动，发处终止。依次由上向下，平行操作。遵循"由上往下，由内往外"的原则。分区操作，先面部两侧，然后鼻部，最后额部。滚轮轨迹均匀、平行。深浅两个层次都需治疗，先深再浅。

（3）皮肤治疗判断，对于表皮的治疗反应主要观察皮肤发红反应，对于真皮层的治疗反应主要以出血量多少来判断。常见的出血可以分为三类：轻微渗血、针尖样出血、露珠样出血。

3. 注意事项 滚轮操作时手法轻柔缓慢，按压力度应垂直于皮肤表面，以免造成对皮肤的牵扯和划痕。遵循透皮吸收的原则，边滚边配合药液滴入。

（四）美塑枪注射操作流程

1. 术前准备

（1）环境：安静、光线充足、治疗室用紫外线灯照射消毒30分钟。

（2）操作人员准备：医护人员按要求规范着装、洗手、戴口罩。

（3）物品准备：治疗车、麻醉药、保鲜膜、压舌板、0.9%氯化钠溶液、0.1%新洁尔灭（或碘伏）、一次性弯盘、剪刀、消毒洞巾、中单、治疗车、棉签、纱布块、2.5mL和1mL注射器。

（4）物品管理：非无菌物品和无菌物品分开放置，避免污染。间充质产品均属无菌物品，在调配产品时必须严格消毒瓶盖，遵循无菌操作要求进行配置。

（5）操作过程中，操作者需戴手套，不可跨越无菌区域或接触非无菌物品，手套或物品疑有污染，需及时更换。

（6）一人一物不可交叉使用。

（7）洁面并拍照记录，敷表面麻醉药：治疗部位均匀、适量涂抹麻药后保鲜膜封包，时间以60分钟为宜，治疗前用清水洗净麻药。

2. 术中操作

（1）消毒：用75%乙醇消毒与皮肤密切接触的部位（注射器前段、数值界面、负压管等）。

（2）皮肤消毒：使用碘伏由中心向两侧消毒皮肤，0.9%氯化钠溶液脱色2次。

（3）根据不同的需求、部位选择调节间充质枪的注射模式。

第五节 间充质疗法技术配合产品特点

一、生物刺激性产品

（一）透明质酸

透明质酸自然均质的凝胶是间充质疗法中的重要组成部分，用途普遍，具有水溶性均质化特性。在真皮层精确、均匀注入微量透明质酸可增加细胞外基质强大的锁水能力，可增加皮肤弹性、水分，改善肤色、肤质，增强屏障功能。目前，可选择的有不同颗粒大小的复合配方、小颗粒交联透明质酸、非交联透明质酸。

在非交联形式中，仅在表皮或表皮内注射中发挥其长期效应，在深层注射后，它迅速从皮肤中转运并代谢。它注射到组织中的半衰期仅为15天。非交联透明质酸搭配不同营养物质（L-肌肽、氨基酸、维生素B_2、辅酶、矿物质、抗氧化剂等）的治疗产品包括：嗨体、菲洛嘉NCTF、丝丽动能素CT50等。可达到改善微生态，提高皮肤对细胞外基质、胶原纤维的合成能力等。

自交联透明质酸是一种不常使用的产品，其性能、功效等方面报道较少。

（二）乙醇酸

这种从甘蔗中获得的 α- 羟基酸是一种化学剥脱剂，也可以添加到间充质治疗中提升疗法的"鸡尾酒"成分中。可以用于大面积皮肤瑕疵、与年龄相关的色素斑点和纹路，以及无光泽、粗糙的皮肤。

（三）维生素 A

为脂溶性维生素，能促进生长，维持上皮组织如皮肤黏膜、角膜等上皮组织正常功能和结构的完整性。其在体内代谢的中间产物——维生素 A 酸也具有维持皮肤、角膜、上呼吸道及泌尿生殖道正常上皮结构的作用。在间充质疗法中。维生素 A 有助于上皮生长及角质化。

二、维 生 素

维生素是机体维持正常代谢和机体所需的人体营养要素之一。用于治疗多种皮肤病，且益于改善皮肤的功能，保持皮肤健美。

（1）维生素 C（抗坏血酸）及其衍生物：是胶原赖氨酸羟化酶和胶原脯氨酸羟化酶维持活性所必需的辅助因子，有很强的抗氧化能力，同时有较好的光保护作用和去色素沉着作用。维生素 C 可刺激胶原蛋白的合成，促进伤口愈合和皮肤再生，保护皮肤减少光损伤，调节黑色素的生成，是常用美白成分，常用于防止光老化、嫩肤，治疗黄褐斑。同时，维生素 C 与其他结缔组织成分（包括弹力蛋白、纤维连接素、蛋白多糖、骨基质及弹力素相关的纤维原）的生物合成也相关。同时，还似乎在胶原蛋白的基因表达以及前胶原的分泌中起作用。

（2）维生素 E：又称生育酚。不仅有抗氧化作用，还有抗动脉粥样硬化、抗血栓形成、抗增殖、免疫调节、抗凝血、神经保护、稳定细胞膜和抗病毒的作用。可参与体内多方面代谢过程，其生理和药理作用复杂。不仅可延缓皮肤衰老，还可以改善微循环、抵抗身体的异常氧化，从而对抗外界光线、污染等刺激，保护皮肤。

（3）维生素 H：生物素也称维生素 H，是水溶性 B 族维生素复合物。它在细胞代谢中可作为酶类保护剂，同时在细胞核的表观基因调控中担任重要角色，有营养细胞的作用。

（4）维生素 B_5：也称泛酸（或其类似物泛醇），参与蛋白质和肽的乙酰化，促进谷胱甘肽的合成，对发根和皮肤（营养、水分结合）的养护至关重要，可防止氧化应激和紫外线辐射，具有抗病毒和抗感染的作用。可促进成纤维细胞增殖。激活伤口愈合基因。可用于黄褐斑的治疗。

（5）维生素 B_6：又称盐酸吡哆辛、抗皮肤炎素、抗炎素，为水溶性维生素，其主要作用是参与氨基酸代谢、花生四烯酸的合成、血红蛋白合成以及铁的摄入等。

多种维生素可作为抗氧化剂，主要作用是防止和修复阳光对皮肤的伤害，微量的矿物质作为细胞的辅因子，以确保细胞代谢正常化。人体自身的修复酶由大分子抗氧化剂支持，例如，超氧化物歧化酶和小分子抗氧化剂如亲脂性物质维生素 E 或辅酶 Q10，以及亲水剂维生素 C 或谷胱甘肽。抗氧化剂如同网络一样协同进行工作，可清除自由基。

三、蛋白质合成剂

（1）牛磺酸：2-氨基乙磺酸是含硫的半必需氨基酸。它具有抗氧化、抗感染和保护血管的作用。可刺激角质形成细胞，合成胶原蛋白和储存皮肤中的水分，可用于抗老化。

（2）L-谷胱甘肽：参与抗自由基和过氧化物的三肽、抗氧化剂，通过抑制酪氨酸酶的活性来减少色素合成，清除掉人体内的自由基，延缓细胞的衰老。可用于黄褐斑的治疗，还可抗衰老、预防和治疗老年斑。

（3）辅酶：是天然蛋白质、能量再生器，通用线粒体酶催化剂和细胞膜最有效的内源性自由基清除剂。由于它不溶于水，因此它需要以分散的形式悬浮存在，可用于抗衰老。

（4）丙酮酸钠：可以促进氨基酸和真皮胶原蛋白的合成。它是一种抗氧化剂（ROS结构），可以刺激细胞的新陈代谢。适用于晒伤皮肤及吸烟者的皮肤，与二甲乙醇胺合用，可以提高二甲乙醇胺的局部耐受性。

四、调节肌肉张力

（1）肉毒毒素：可通过A型肉毒毒素的真皮内微滴注射，远低于常规浓度，改善粗糙的肤质，同时缩小毛孔、减少细纹、减轻毛细血管扩张，使皮肤肤质变得光滑、细腻而紧致。

（2）六胜肽：胜肽是一种合成的六肽，其作用（虽然较弱）类似于肉毒杆菌毒素。它的原理是通过减少肌肉乙酰胆碱的分泌导致肌肉放松，使皮肤的肌肉收缩减少，从而阻止面部皱纹的发展。

（3）二甲乙醇胺：是一种特殊的物质，对面部和身体的皮肤都有提升作用。对抗皮肤松弛通过增加乙酰胆碱的分泌，使皮肤肌肉的紧张度增加，阻止皮肤下垂。可用于真皮及真皮以下组织的提升。

五、其　　他

总之，间充质疗法中单一产品的疗效往往比较单一，追求全面改善皮肤，需要多种功能的产品联合发挥作用，因此复合制剂是治疗的必然趋势，且需要不断地探索以达到最理想的治疗效果。目前，美容市场上有很多复合组方，其疗效优于单一使用产品。

第六节　间充质疗法的并发症及处理

一、出　　血

面部血管丰富，注射穿刺口容易出血。通过及时使用无菌0.9%氯化钠溶液浸湿纱布压迫每个区域注射止血，防止皮下出血和瘀斑。为防止血液和纱布粘连引起疼痛，因此不能用干纱布，按压时的力量不要太大，以免影响注射效果。对于注射时经常出血较多的患者，可在麻药敷好前5～10分钟进行全脸冰敷，可减少出血及瘀斑的产生。当注射的深度过深时也会引起出血的增加。另外，眼周由于生理结构的原因，组织薄、毛细血管丰富，更加容易出血和瘀斑，甚至出现小血肿。

注射前1～2周避免服用阿司匹林、银杏、三七等活血化瘀药物，以及一些含有活血化瘀成分的保健品，也可减少面部注射部位出血。女性避开月经期，注射过程中尽量避开小血管，也可以减少出血机会。

二、疼 痛

疼痛是治疗过程中常见的反应，疼痛往往使患者产生治疗恐惧。药物（化学性）、机械（物理性）、感染（炎症）等各种刺激均可以引起疼痛，另外，某些注射的成分也有可能会引起痛感加强，比如维生素C等，注射的深度过深也会引起疼痛。眼周、鼻翼旁、上唇等敏感部位疼痛更明显。疼痛严重的患者，可能出现皮肤坏死等，应及时观察皮肤的变化。

局部麻醉药物（复方利多卡因乳膏）的使用可减轻治疗时的疼痛，敷麻药的时长一定要把握准确，时长过短会导致药效没有发挥其最大化的作用从而引起疼痛，时长过长则会导致皮肤过敏。对于敏感、疼痛耐受力低的患者，可口服止痛片，减轻疼痛；治疗过程中，治疗人员可通过与患者交谈、播放一些舒缓音乐等方式分散其注意力以缓解疼痛。

三、皮肤敏感

治疗后局部皮肤出现皮肤屏障的损害导致皮肤出现敏感的症状，如烧灼、刺痛、紧绷、瘙痒等。减少面部清洁的次数和力度，使用具有舒缓修复功能、成分相对简单的低敏性护肤品，同时配合使用冷喷冷敷、红光、射频等治疗，可有效缓解皮肤敏感的症状。

针对皮肤敏感状况，建议医用玻尿酸面膜或修复面膜冷敷，外用表皮生长因子乳膏或医用敏感肌肤专用的修护霜等润肤，必要时冷喷及低能量红光照射。

四、色素沉着

部分人群可能出现局部色素沉着，主要是由于出血引起含铁血黄素堆积以及损伤导致黑色素细胞活跃。尤其是颧骨等敏感区域或者黄褐斑患者更容易发生。因此，术后防晒，可减少紫外线引起的色素沉着。

如出现色素沉着，可使用含有曲酸、熊果苷等的护肤品并配合激光、射频等综合方法应对色素沉着。

五、过 敏

过敏反应可以分为局部过敏反应（红斑）、过敏性休克。但是要与药物诱导的红斑相区分，部分活性物用在嘴唇和眼周也可能因为单纯的物理刺激反应出现局部肿胀。

麻药成分过敏，注意观察患者敷麻药过程中是否有灼热、刺痒感，甚至有少部分人出现心慌、头晕等不适，及时卸除麻药，并观察皮肤是否有红斑、水肿等表现，出现麻药过敏需暂停治疗，以免引起术后麻药过敏诱发的并发症和治疗引起并发症难以区分。

术后护肤产品过敏，治疗后因皮肤屏障会受到一定的破坏，因此治疗后护肤品的选择也要慎重。

术前详细询问过敏史，可有效减少过敏的发生。一旦出现过敏性休克反应，应立即终止治疗，同时采用抗过敏治疗；局部过敏反应，应及时使用抗过敏治疗。

六、感　染

间充质治疗后可能发生局部的感染，常见的临床表现有单纯疱疹、毛囊炎，严重的可能发生各种分枝杆菌感染。

术前对注射部位严格评估，炎症或疖肿部位禁止进行水光注射；注射过程中严格执行无菌操作；注射后 24 小时内避免沾水，保持注射部位的清洁。表面有渗出、流脓等的患者考虑可能局部感染，应尽量从针眼处挤出注射剂，碘伏消毒皮肤 3～4 次/天，口服抗菌药物，外涂抗生素乳膏如莫匹罗星等。每日 2～3 次，可有效控制感染。出现簇集性水疱的患者可配合外用、口服抗病毒药物。

七、血管栓塞

血管栓塞发生的概率较低，常发生在注射后 1～3 天，常由注射层次不正确造成。早期局部皮肤表现为发白，网状青斑及突发性皮肤水疱、血疱或者溃疡。晚期伴肿胀、疼痛，皮肤呈紫褐色。出现上述情况可使用透明质酸酶、2%硝酸甘油贴、皮下注射低分子量肝素等溶解透明质酸，改善微循环，促进侧支循环建立，恢复血液供应。

因此，水光注射后密切观察患者皮肤的颜色、肿胀程度、痛觉、温度等，如有异常及时治疗。当发生皮肤局部坏死时，应立即注射透明质酸酶。

八、其他少见不良反应

注射部位出现瘢痕、脂膜炎、肉芽肿等。这些不良反应比较少见。

第七节　展　望

随着年龄的不断增长，由于外界、体内各类刺激和损伤，使得机体出现持续炎症、实质细胞变化、血管内皮细胞损伤、血管壁通透性增加、炎性因子释放等变化导致成纤维细胞减少、胶原蛋白减少、血管壁变薄、汗腺及分泌细胞萎缩出现松弛、干燥、皱纹增多、色素改变、敏感等皮肤症状。

然而间充质疗法在预防抗衰老中是一项非常重要的治疗手段，并且发展迅猛，间充质疗法相关仪器和产品不断推陈出新，尤其是产品方面，大量新产品不断涌现，令人眼花缭乱。这使间充质疗法的很多运用细节得以升级迭代，并且该项治疗操作简便、成本相对低，对于初次尝试医美的人，间充质疗法往往是一种让人容易接受的优势。

随着间充质技术的发展，很多药物获得国家批准，如氨茶碱、维生素等。间充质疗法有一些不良反应的报道，但大多数文献报道间充质疗法是有效、安全的技术。间充质疗法具有创伤小、恢复快且并发症少的特点，容易被人们所接受。间充质技术与美容的联系更加紧密，进一步促进美容专业的发展，但是各种治疗配方的疗效程度仍然需要循证医学比较。

综上所述，间充质治疗技术是一项需要医务人员不断深入研究和完善的技术。

第四篇 中医特色美容

第十六章 中医抗衰老

第一节 中医对衰老概念的认识

一、衰老是生命的自然规律

人类的生老病死是生命的自然规律，任何人也逃脱不了这个规律。衰老是一个复杂的生理过程，且受多种生物因素的影响和制约。

二、衰老的原因

衰老的原因有内、外的不同，外因中环境、气候、生活条件的变化，只有一定的作用，关键是内因，体内的功能变化起决定性的作用。衰老的原因又可分为先天和后天，先天主要与父母有关，后天因素包括七情六欲所伤、饮食烟酒不节制、劳伤房劳过度等。

中医关于衰老的学说有多种，其中衰老主要与肾气亏损、脾胃虚损、阴阳失调和精气虚竭等有关。

（1）肾气亏损：肾为先天之本，主藏精，主生殖发育。正如张景岳所说："夫禀受者，先天也……先天责在父母。先天强厚者多寿，先天薄弱者多夭。后天培养者，寿者更寿，后天斲削者，夭者更夭。"肾主骨，主生长发育和生殖，人的生老病与肾气关系最密切。肾藏元气，为一身阳气之根。中医认为："正气内存，邪不可干。"肾气虚，元气就衰，元气衰，正气不足，因而易感外邪而得病，加速衰老。后天的房劳过度亦损伤肾气，加速衰老。

（2）脾胃虚衰：脾胃为后天之本。胃主受纳，脾主运化。胃受纳腐熟水谷，是脾主运化的基础；脾运化水谷精微，是使胃继续受纳与腐熟的需要。胃与脾，一纳一运，互相配合，才能完成消化吸收、输送营养的任务。故《景岳全书》卷之十七："脾胃者，食廪之官，五味出焉。"只有脾胃受纳和运化水谷精微充养五脏六腑，生命活动才得以进行。如果脾胃虚衰，不能受纳和运化水谷精微，气血生化无源，脏腑和皮肤得不到气血的濡养，这与机体衰老密切相关。

（3）阴阳失调：中医认为，物质为阴，功能为阳，脏为阴，腑为阳，机体阴阳平衡是维持生命正常活动的基础。如清代陈梦雷《古今图书集成·医部全录》所说："夫人身之阴阳，相抱而不脱，是以百年有常。"由于多种致病因素作用，人进入中年之后，可发生阴阳失调，以致疾病丛生而衰老。孙思邈《千金翼方》说："人年五十以上阳气日衰，损与日至，心力渐退，忘前失后。"阳气虚损，自然阴气偏亢，衰老即逐渐发生，若发展到"阴阳离决"，就会精气绝灭而亡。如《黄帝内经》说："阴平阳秘，精神乃治；阴阳离决，精气乃绝。"阴阳作为人身体两个相反相成的对立面，如经常处于失调状态，也容易导致疾病和衰老。

（4）精气虚竭：精气为人体的精微物质，并体现为人体各种机能活动。其静则为体，藏于五脏之中，作为生命的基本物质基础；动则为用，运行全身，充养躯体，体现为整个脏腑器官的功能活动。若精气旺盛，则身体健壮，延年益寿；若精气虚损，则疾病丛生，以至于易衰老。采用中医治疗，保精气，祛除疾病，防衰老。

脾胃和肾气的虚衰是衰老的很重要原因，也是衰老的重要表现，但人体是有机的整体，衰老是一个整体的变化，与其他脏腑也有一定的联系，皮肤作为人体最大的器官之一，衰老的表现最容易被人们关注，皮肤的衰老与脾胃和肾气的衰老关系密切。皮肤与毛发的改变是因为肝肾不足，发失其所荣，故变白、变脆、易落。肝虚无以营养爪甲，老年人的指甲也变脆、变光和变厚，在爪甲出现纵条的嵴，是肝虚所致。

面部是人体的门面，长期处于暴露状态，容易受内外各种因素的影响，故衰老容易表现在面部。中医认为面部的衰老体现在皮肤、肌肉、五官等结构，涉及面部气色、弹性、表情等，其衰老仍然是由于脏腑虚衰，气血失调导致。如脾主肌肉，当脾气不虚，人体肌肉中的气血充足，肌肉皮肤色泽红润而富有弹性，面部皮肤红润、鲜活，面部表情生动。脾气虚衰，不仅会神疲乏力，且面部易出现表情僵硬、肌肉呆板，甚至萎缩、皱纹、眼袋等现象。嘴唇的变化也会是脾胃气血是否充沛的表现。

第二节　中医抗衰老的发展简史

中医抗衰老的研究历史源远流长。千百年来，中医学家经过不断实践和研究，对衰老与抗衰老有了一定的认识。在运用中医学的方法延缓衰老方面积累了很多经验，逐渐形成了一整套具有中医学特色的、行之有效的抗衰老经验及理论、方法。

远古至先秦时期为中医学的起源时期。美容抗衰的相关内容已有记载，甲骨文已记有"疥""秃""癣""疣"等损美性皮肤病。《山海经》记载的146种药物中，有12种与美容有关。《五十二病方》已有预防和治疗瘢痕的方剂记载。

先秦时期，中医美容抗衰处于萌芽时期，有关抗衰防老方面的认识逐渐积累。当时，提出了许多预防衰老的思想和方法，如顺应自然、养性修身、守静养神、运动强身、固摄阴精、食居卫生等，提倡食治，以五味、五谷、五药养病，并出现抗衰老的不同学术观点，其中主要有"静""动"，以及"动静结合"三派的抗衰养生法。以"静"抗衰养生法认为"静"能抗衰、"静"能养生、"静"能长寿。"静"包括"清静无为""返璞归真"。以"动"抗衰养生法认为"动"则如"流水不腐"，气血畅达而能延年益寿。"动静结合法"主张动静结合、劳逸结合的抗衰老法，以求长寿。

《黄帝内经》中抗衰防老、延年益寿的理论基本确立。它对人的生、长、壮、衰、老、已的认识，客观科学，符合人体生长发育规律。认为女子在"五七"、男子在"五八"之岁，就开始出现衰老的征象；其后，随着年龄的增长，衰老更趋明显。女子在"七七"、男子在"八八"之岁前后，"天癸竭"失去生殖能力，且出现"齿发去""九窍不利""涕泣俱出""发鬓白，身体重，行步不正"等老态龙钟之象。《灵枢·经筋》记载了马膏疗法，用马项下脂肪反复涂摩患处，即将药物和按摩结合起来的一种美容治疗方法。《黄帝内经》提出预防衰老要"法于阴阳，和于术数，饮食有节，起居有常，不妄作劳""虚邪贼风，避之有时，恬淡虚无，真气从之""形劳而不倦"，平衡阴阳，调和气血，以"益"去"损"等，这为延缓衰老及老年医学提供了理论依据。

　　汉代张仲景提出预防外邪、治疗未病、针灸并用、运动疗法、饮食调摄、节制房事等抗衰养生法，故他在《金匮要略》中指出："若人能养慎，不令邪风干忤经络；适中经络，未流传脏腑，即医治之。四肢才觉重滞，即导引吐纳、针灸膏摩，勿令九窍闭塞；更能无犯王法、禽兽灾伤，房室勿令竭乏，服食节其冷热苦酸辛甘，不遗形体有衰，病则无由入其腠理。"张仲景创立的当归芍药散治疗肝血瘀滞引起的肝斑、麻子仁丸治疗燥热所致的皮肤粗糙、猪肤汤润肤悦颜去皱等方法，至今仍为后人所沿用。东汉《神农本草经》记载了 100 种关于"悦泽""美色""轻身"，使人"头不白"的美容药物，并提到了美容药品的独特剂型——面脂。东汉华佗创"五禽戏"抗衰养生，为抗衰老的典范。他的徒弟吴普按师授之法，"年九十余，耳目聪明，齿牙完坚"。

　　魏晋时期的嵇叔夜，又名嵇康，著《养生论》，认为抗衰老重在养神，兼弃厚味，服用补药，饮之清泉，宜浴阳光，节制色欲，可以抗衰防老。北齐颜之推撰《颜氏家训·养生篇》告诫要用适当方法抗衰老，切勿迷信和去学神仙之事。

　　梁代药学家陶弘景著有《养性延命集》，提出要讲究十二少，应少愁、少乐、少喜、少怒、少好、少恶……此对抗衰及养生具有参考价值。陶弘景的《本草经集注》中记载了 70 余种有保健美容中药，而且对《本经》有所发挥，如藁本，在《本经》基础上补充了"可作沐药面脂"，这些都被后世广为应用。唐代著名医学家孙思邈，著有《备急千金要方》《千金翼方》，其中抗衰老方面的论述多为真知灼见，提出"养性之道，常欲小劳，但莫大疲及强所不能堪耳，且流水不腐，户枢不蠹，以其运动故也"。要求适当运动，积极抗衰。

　　宋金元时期，医学流派纷争，对于长寿医学亦有不同见解。张子和主张抗衰老当用食补，治病当论药攻。刘河间主张调息、导引以调气、守气。朱丹溪主张养阴以延年，强调节欲和晚婚，并主张饮食宜清淡，在治疗衰老疾病时注重脾胃，意在以后天培补先天。宋代医家严用和提出"补脾不如补肾说"。宋代《太平圣惠方》第四十卷以美容方为主，共列方 187 个；第四十一卷为须发专方，记载"治发白令黑方""治眉发须不生诸方"等。

　　明代抗衰医学研究成果较多，有所创见的医家如张景岳，其著作《景岳全书》辩证地论述了形与神的关系，认为形和神是生命的物质基础。认为人体"阳非有余，真阴不足"，应用温补药以养精血，首用药饵，次用益胃之饮食，著名方剂有左归饮、右归饮等。

　　清代对于抗衰老长寿方面论著颇多，但建树一般。清代医学家徐灵胎著有《医学源流论》，主张"谨护元气"。程国澎著《医学心悟》，提出抗衰保生四要：一曰节饮食；二曰慎风寒；三曰惜精神；四曰少嗔怒。

　　民国时期，抗衰研究少有创见。1949 年中华人民共和国成立以后，党和政府十分重视老年医学，注重对老年人的卫生保健和抗衰防老工作，建立专门研究老年病的机构，进行抗衰老科学研究，出版学术刊物，进行学术交流，使抗衰老医学得到迅速发展。现代社会经济和科技高度发达，人们对美的追求越来越高，抗衰已不仅仅是老年人的关注话题，抗衰已和美容结合在一起，年轻人更有美容抗衰的巨大需求，美容抗衰已经是人们关注的焦点，也是中医、美学、养生、保健工作者的研究方向和热点。新的理论和新方法层出不穷，为有抗衰和美容需求的人们带来福音。

第十七章 基础理论

第一节 病因病机

一、外感病因

外感病因是指来自外界，多从肌肤口鼻等体表部位侵入人体而发病的病因；亦称之为"外邪"，主要是"六淫"。六淫，即风、寒、暑、湿、燥、火六种外感病邪的统称。风、寒、暑、湿、燥、火（热）本来是指自然界的六种正常气候，简称"六气"。正常的六气不使人致病，只有气候异常变化或人体抵抗力降低时，六气即可成为致病因素，侵犯人体使人发病，此时的"六气"称为"六淫"，因此六气与六淫的区别在于是否致病。

（一）风邪

风为百病之长，六淫之首；常是外感疾病的先导。许多疾病都与风邪有着密切的关系。凡人体腠理不密，卫外不固，风邪得以乘虚袭入，首犯肌表，阻于肌肤之间，致营卫不和，血行不畅，可出现各种形态的皮疹。且常引起皮肉间气血不和，导致"瘙痒"。故多数皮肤病都有"痒"的症状，有的患者甚至瘙痒无度，临床治疗多采用祛风之品缓解之。风邪具有善行而数变，风性趋上，风多挟邪，风盛则燥等特点。

（二）寒邪

寒为冬季的主气。引申为自然界中具有寒冷、凝结特性的外邪称为寒邪。日常生活中感受寒邪的途径包括不注意防寒保暖，淋雨涉水，汗出当风及贪凉露宿，或过饮寒凉之物等。寒邪有易伤阳气，寒性凝滞，寒性收引的特点。

（三）暑邪

暑邪有明显的季节性，独见于夏季。暑为夏季主气，乃火热所化。暑邪致病具有炎热、升散特性。因此，暑邪伤人多出现一派典型的阳热病状，如高热、面赤、目红、心烦、脉洪大等。具有暑为阳邪，其性炎热，暑性升散，伤津耗气，暑多夹湿的特点。

（四）湿邪

凡致病具有邪浊、黏滞、趋下特性的外邪，称为湿邪。外湿是外在湿邪侵袭人体所致，内湿多由于脾失健运而内生。湿为阴邪，其性邪浊，黏滞缠绵，易遏伤阳气的特点。

（五）燥邪

凡致病具有干燥、收敛等特性的外邪称为燥邪。燥为秋季的主气，故又称秋燥。此时气候干燥，水分匮乏，故多燥病。燥邪多从口鼻而入，侵犯肺卫。燥邪致病，有温燥、凉燥之分，初秋尚热，挟有夏火之余气，多为温燥，深秋已凉，近于冬寒之凉气，多为凉燥。燥邪有燥性干涩，易伤津液、易伤肺的特点。

（六）火（热）邪

凡致病具有火的炎热特性的外邪，称为火热之邪。火热旺于夏，但不受季节气候的限制，一年四季均可发生。火为阳盛之气，包含温、热之邪。温、热、火三者性质相同而程度不同，温为热之渐，火为热之极，故火与热常并称。火（热）邪有其性炎上，易消灼津液，迫血妄行的特点。

二、内伤病因

（一）七情内伤

七情是指喜、怒、忧、思、悲、恐、惊七种正常的情志活动，是人体的生理和心理活动对内外界环境变化产生的情志反应。在正常的活动范围内，一般不会致病，只有突然强烈或长期持久的情志刺激，超过了人体的生理活动范围，使人体气机紊乱，阴阳失调，才会导致疾病的发生。七情致病直接伤及内脏，是造成内伤病的主要致病因素之一，故又称内伤七情。

（二）饮食失宜

《素问·六节藏象论》曰："天食人以五气，地食人以五味。"饮食是人体摄取营养、维持生命活动的必要物质。饮食失宜，常常导致多种疾病，主要损伤脾胃，影响脾胃的运化、腐熟功能。饮食失宜包括饮食不节、饮食不洁和饮食偏嗜三个方面。

（三）劳逸失度

正常的劳动和体育锻炼，有助于气血流通、体质强壮，而适当的休息，可以消除疲劳，及时恢复体力和脑力。适度劳逸有利于维持人体正常生理活动，起保健防病、维护人体健美的作用。但是长期的过劳或过逸，既影响健康，又影响形神之美。

三、病理产物性病因

在疾病发生过程中形成的病理产物如果没有被及时消散、吸收或排出体外而停留在机体内，也能成为其他疾病的致病因素，此称为病理产物性病因，也称继发性病因。常见的病理产物性病因主要是瘀血和痰饮，中医认为"百病多由痰作祟，怪病从痰治""久病必瘀"，而临床多数损美性疾病的发生也与痰饮、瘀血有关。

四、病机认识

衰老或与衰老有关的疾病与气血、阴阳、脏腑、经络的关系极其密切。局部的气血凝滞、营气不从、经络阻隔、脏腑失调为衰老及与衰老有关疾病的发病机制，但就全身而言脱离不了阴阳失调这一根本原因。所以各种致病因素破坏了人体平衡，造成阴阳平衡失调，导致局部气血凝滞、营气不从、经络阻隔、脏腑失调为衰老疾病的总的发病机制。

第二节　临床辨证

中医辨证多种多样，常见的有八纲辨证、脏腑辨证、气血津液辨证、六经辨证、卫气营血辨证、经络辨证、病因辨证等。在皮肤疾患中最为常见和使用的辨证方法主要有八纲辨证、脏腑辨证、气血津液辨证等。

一、八 纲 辨 证

八纲辨证，即表里、寒热、虚实、阴阳。

通过对疾病的性质、病变部位的深浅、邪气与正气的盛衰以及病症的阴阳综合分析归纳出的辨证纲领，称为八纲辨证。八纲是从各种具体症候的个性中抽象出来的带有普遍规律的共性，它能把复杂的临床表现高度地概括为表证、里证、寒证、热证、虚证、实证，再进一步归纳为阴证、阳证两大类。从病位上来说，分为表里，从病性上来说，分为虚实，而从病症类别上来讲，都可归属于阴阳。八纲之间既是相互联系的，又是相互区别、相互转化的。

（一）表里辨证

表里辨证是辨别病变部位内外深浅的两个纲领，而表和里是两个相对的概念，如皮肤与肌肉、肌肉同筋骨相对而言，皮肤相对肌肉属表、肌肉属里，肌肉相对筋骨属表、筋骨属里。辨别病变部位表里对疾病的诊治有着重要的意义。尤其对于皮肤疾患而言，辨疾病的深浅尤为重要，由表入里、由浅入深、由轻至重，可以反映出疾病的变化趋势，从而对诊治的方向提供重要线索。

表证指六淫、疫疠等邪气，经皮毛、口鼻入侵机体的初期阶段，即正邪交争于肌表。

临床表现：多见恶风寒或发热恶寒、头身疼痛、鼻塞、流涕、咽痒、舌淡红、苔薄、脉浮等。常见的与其相关的皮肤疾病有荨麻疹、湿疹、日晒疮、银屑病、痤疮等。皮损多表现为红斑、丘疹、风团、水疱，其伴随症状多有瘙痒、疼痛等，但由于病位较浅，其症状较轻，往往预后良好。

里证指病变部位在内，脏腑、气血、骨髓等受病所反映的证候。

临床表现为寒热往来、胸胁苦满、心烦喜呕、默默不欲饮食，口苦，咽干，脉弦。常见的皮肤病有带状疱疹、筋瘤病、药疹、痤疮、黄褐斑、脱发等。皮损多表现为红斑、斑丘疹、水疱，伴随有明显渗出，瘙痒无休、皮肤变硬、剧烈疼痛、皮疹迁延不愈等。里证主见于疾病的中后期，或为内伤疾病，表证在腑、在上、在气者，症状较轻；病变在脏、在下、在血者，症状较重，预后欠佳。

半表半里是指病变既非完全在表，又未完全入里，病位处于表里进退变化中，是正气与邪气相持不下的结果，以寒热往来等为主。

（二）寒热辨证

寒证指感受寒邪，或阳虚阴盛所表现的具有怕冷、凉的证候，阴虚所表现的寒证又有实寒、虚寒证之分。

临床表现为恶寒、畏寒，冷痛，喜暖，口淡不渴，肢冷蜷卧，痰涎清稀，小便清长，大便稀溏，面色白，舌淡，苔白而润，脉紧或迟等。常见的皮肤病有冻疮、阴疽、肢端动脉痉挛病等。皮损表现为渗出、糜烂、色淡白或青紫，肤温偏低，冬季加重，遇暖则缓，或有疼痛。

热证指感受热邪，或脏腑阳气亢盛，或阴虚阳亢，导致机体机能活动亢进所表现出具有温、热等特点的证候。

临床表现为发热、恶热喜冷、口渴欲饮、面赤、烦躁不安、痰涕黄稠、小便短黄、大便干结、舌红、苔黄燥少津、脉数等。常见皮肤病有痤疮、湿疹、玫瑰糠疹、红皮病、丹毒、酒渣鼻等。皮损表现为红斑、丘疹、脓疱、水疱等，伴随有瘙痒剧烈，搔抓破溃后痒减，皮肤油腻，皮肤焮红灼热，肤温升高等。

（三）虚实辨证

虚证指人体正气不足，邪气不明显，表现为不足、松弛、衰退等特点的各种证候。

临床中虚证与实证又分为很多类，如气虚、血虚、阴虚、阳虚、痰、饮、水、湿、瘀血等，各种虚证与实证所表现的临床症状大相径庭，各脏腑的虚证与实证的临床表现更是各不相同，所以很难用几个症状全面概况。实证临床表现一般是新发，暴病多实，体质壮实者多实；常见皮肤疾病有痤疮、热疮、酒渣鼻等；虚证的临床表现一般是久病迁延不愈，势缓者多虚，耗损过多者多虚，禀赋不足，体弱者多虚；常见皮肤病有带状疱疹后遗神经痛、早生白发、消瘦等。

（四）阴阳辨证

阴阳是八纲中的总纲，亦是辨别疾病属性的两个纲领，由于阴阳所代表的是事物相对独立的两个方面，它无所不指，指无所定，所以临床的证候都可以用阴和阳两大类来加以区别。

阴证症状表现为向下的、于内的、不易发现的，或者病性为阴邪致病，病情变化慢的，均属阴，里证、寒证、虚证均属阴证范畴；临床表现为面色㿠白，精神萎靡，畏寒肢冷，倦怠乏力，语气低微，小便清长，大便稀溏，舌体淡胖，脉沉、微细、弱。常见皮损及常见皮肤疾病可参考里证、寒证、虚证。

阳证症状表现为兴奋、亢进、明亮、躁动，或者病性为阳邪致病，均属阳证，表证、热证、实证均属阳证范畴；临床表现为面赤，肌肤灼热、躁动不安、语气高亢、呼吸气粗，口干欲饮，小便短黄涩痛，大便干结，舌红绛，苔黄黑生芒刺，脉浮数、洪大、滑实。常见皮损及常见皮肤疾病可参考表证、热证、实证。

二、脏腑辨证

（一）心病辨证

心的主要功能是主血脉，推动血液在脉道中运行，濡养脏腑、组织、肌肤腠理、官窍。心又主神明，主管精神和思维意识，是生命活动的主宰。心病多以心悸、心痛、心烦、失眠多梦、健忘、神昏、意识错乱、脉结或促等为表现；常见皮肤疾病有痤疮、疔、疖、痈等。

（二）肝病辨证

肝主疏泄，其性上扬，喜调达恶抑郁，能够通畅气机；肝藏血，具有储藏血液、调节血量的功能。肝病多以精神抑郁、烦躁、头晕目眩、小腹胀痛、肢体震颤、手足抽搐、月经不调等为表现，常见皮肤疾病有神经性皮炎、黄褐斑、脱发、阴囊湿疹等。

（三）脾病辨证

脾的主要生理功能体现在运化水谷津液，输布津微上，脾主统血，能摄血，使血液在脉内运行，脾主升，喜燥恶湿。脾病多以腹胀腹痛、不欲饮食、纳呆、便稀溏、水肿、困重、内脏下垂、慢性出血等为表现；常见皮肤疾病有黄疸、湿疹、带状疱疹、紫癜病等。

（四）肺病辨证

肺主皮毛、主气，司呼吸，吸清呼浊，吐故纳新，助心行血；肺又主宣发肃降，通调水道，输布津液等。肺病多以咳嗽、气喘、咳痰、咽痒、鼻、水肿等为表现；常见皮肤病有痤疮、银屑病、荨麻疹、酒渣鼻等。

（五）肾病辨证

肾主藏精，主管人体生长发育以及生殖；肾主水，主纳气。肾病多以腰膝酸软或疼痛、耳鸣耳聋、发脱、阳痿遗精、闭经不育、水肿、小便清长、夜尿频多等为主要表现。常见皮肤病有脱发、红斑狼疮、黑变病等。

三、卫气营血辨证

（一）卫分证辨证

指温热病邪侵袭肤表，卫气功能失调，肺失宣肃，临床以发热、微恶风寒、脉浮数等为主要表现。常见疾病：痤疮、荨麻疹、水痘等。

（二）气分证辨证

指温热病邪内传脏腑，正盛邪炽，阳热亢盛所表现的里热证候，根据邪热侵袭的部位不同，临床表现各有不同，主要以发热、口渴、心烦、尿赤、舌红、苔黄、脉数有力为主证，再加上受邪部位不同所表现出不同的临床症状。常见疾病有：急性湿疹、多形红斑、药疹等。

（三）营分证辨证

指温热病邪内陷，营阴受损，心神被扰，以身热夜甚、心烦不寐、斑疹隐隐、舌绛无苔，脉细数等为主要表现。常见疾病有：多形红斑、红斑狼疮等。

（四）血分证辨证

指温热病发展过程中较为深重的阶段；可由气分证不解，邪热传入营分，或由卫分证直接传入营分而成，称为"逆传心包"；亦有营阴素亏，初感温热邪盛，来势凶猛，发病急骤。常见疾病有：红皮病、脓疱病、红斑狼疮。

第三节　常用经络和腧穴
一、经络与腧穴的关系

经络与腧穴关系密切，经络以腧穴为据点，腧穴以经络为通路。经络犹如公共汽车的一条线路，腧穴则为其线路上的一个个站点。

二、经络及腧穴分类及作用

经络可分为十二经脉、奇经八脉、十二经筋、十二经别、十二经皮及络脉。生理作用包括联络组织器官、脏腑和肢体，沟通表里上下，感应与传导，运行气血阴阳，濡养全身，调节功能活动等。腧穴可分为十四经腧穴、经外奇穴、阿是穴，具有输布气血等作用。

三、面部循行经络及分布腧穴

面部共有 15 条经脉分布，包括手阳明大肠经、足阳明胃经、手太阳小肠经、足太阳膀胱经、手少阳三焦经、足少阳胆经、督脉、任脉此 8 条有腧穴分布的经脉和足太阴脾经、手少阴心经、足厥阴肝经、冲脉、阳维脉、阴跷脉、阳跷脉此 7 条无腧穴分布的经脉，而没有直接循行分布于面部的经络也通过表里及相互络属关系间接地与面部发生联系。包括面部常用的经外奇穴。由此可见全身各条经脉多数直接或间接地上达于头面，分布于不同的部位。例如，手三阳经由手走头，足三阳经由头走足。

四、常用经络与腧穴

手阳明大肠经：与肺经相表里，肺主皮毛。排泄糟粕，促进津液代谢，清理机体。常用腧穴：合谷、曲池等。

足阳明胃经：后天之本，基础物质之基，六腑之首，启动通降。常用腧穴：四白、足三里、地仓等。

足太阴脾经：脾为后天之本，气血生化根本，脾主肌肉，其华在唇，脾的运化与肌肤弹性有直接关系。常用腧穴：三阴交、阴陵泉、血海等。

足太阳膀胱经：其背腧穴与五脏六腑相对应，善于调理内脏，是治本的抗衰穴位。常用腧穴：睛明、攒竹、肺俞、肝俞、脾俞、肾俞等。

足少阴肾经：肾既是生之门，又是死之户，是人体生长与衰老的根本。因此，抗衰老与肾的关系十分密切。常用腧穴：涌泉、太溪、复溜。

经脉所过，主治所及，余十二经别常用腧穴包括：丝竹空、瞳子髎、阳白、承浆穴等。

五、头面部常用穴位

百会穴：后发际直上 7 寸，两耳尖连线与脑正中线交点。主治头痛、头晕、脱肛、子宫下垂、卒中不语、精神病、高血压。

四神聪：百会穴前后左右各 1 寸处。主治头痛、眩晕、失眠、健忘、癫痫。

神庭穴：前发际正中直上 0.5 寸。主治失眠、惊悸、痫症、头痛、眩晕。

阳白穴：眉毛上 1 寸，直对瞳孔处。主治眼疾、面瘫、额头痛。

头维穴：额角发际直上 0.5 寸。主治头痛、目眩、眼疾。

面部经外奇穴包括印堂、鱼腰、太阳、球后、上迎香。

以面部皱纹为例：如果皱纹出现在眼角，说明肝经、胆经、小肠经可能有异常；内眼角小细纹，则说明膀胱经有异常，若皱纹出现在眼睛下方，说明脾胃两经可能有问题。若面部皮肤松弛，那可能是肺经、大肠经、肾经、肝经的不良反应共同作用所引起。综上所述，经络和腧穴为中医面部抗衰奠定了重要基础。

第四节　治疗的基本原则

中医抗衰的治疗基本原则包括"天人相应"和"整体观"，平衡阴阳，和调脏腑，疏通经络，调畅气机，葆精存气。

一、"天人相应"和"整体观"

"天人相应"是指人与自然和谐统一，"整体观"是指把人体作为一个有机整体看待。世界上任何生物都与四季的阴阳变化分不开。大自然需要平衡，人作为一个有机的整体，也需要平衡。人体是一个完整的系统，人和自然界又是一个相互影响的整体，人与自然、人与社会、精神与机体、脏与腑、表与里都不可分割，它们必须保持平衡才能维持身体健康。中医认识疾病，预防疾病，养生抗衰，治疗疾病都是以"天人相应"和"整体观"为基本原则。

二、平衡阴阳

阴阳理论是中国传统文化的精髓，也是中医的根本理论。就人体而言，气为阳，血为阴；体表为阳，体内为阴；背部为阳，腹部为阴。就脏腑而言，五脏属阴，六腑属阳。人体阴阳平衡，身体健康，阴阳失衡，疾病丛生，阴阳失衡也是机体衰老的根源，中医抗衰也就是调整机体阴阳平衡。

三、和调脏腑

每个脏腑都有各自的生理功能，和调脏腑是指以中医脏腑辨证学说为指导，使脏腑恢复平衡状态，达到正常的生理功能的治疗原则。在人的整个生命过程中，五脏之间就是相互滋生、相互制约、共同维持人体内环境的平衡状态。因外邪入侵、情志不遂，起居失常等，使平衡被打破，就会出现亚健康状态、病理状态、衰老加速等。和调脏腑就是调整脏腑平衡，是中医抗衰和防病治病的重要原则。

四、疏通经络

如《灵枢·经脉篇》里说："经脉者，所以能决生死，处百病，调虚实，不可不通。"因此，保持经络的畅通是一条重要的养生原则。不管是运动、养生、中药治疗、针灸推拿、食疗，其最终目的就是要疏通人体经络，人体的经脉之气畅通无阻，则能防病治病，养生抗衰。

五、调畅气机

气机运动是人体维持正常生命活动的必要条件，也是疾病产生的重要病机。《黄帝内经》有言"百病生于气"。这里的气是指气机而言，意思是许多疾病的发生，都和气机运行紊乱有关。升降出入是气在人体运动的主要形式。中医学认为，在脏腑的功能活动中，肺之肃降，肝之升发，脾之升清，胃之降浊，心火之下降，肾水之上升，肺之主呼气，肾之主纳气，都是气机升降出入的具体体现。气机调畅，身体健康，精神焕发，反之，疾病丛生。所以，调畅气机对养生抗衰至关重要。

六、葆精存气

大医学家张景岳曾指出："善养生者，必宝其精，精盈则气盛，气盛则神全，神全则身健，身健则病少，神气坚强，老而益壮，皆本乎精也。"说明了精气在人体生命活动中的重要性，说明了养生一定要注意葆精气。若精亏则体弱神衰，脏腑机能失调，百邪易侵。因此，养生必须重视葆精气，这是养生的一条基本原则。

第十八章　中医美容抗衰之特色疗法

第一节　特色优势

一、效果显著

中医特色疗法尤其是针对各种衰老造成的各种面部问题的干预和逆转，取得了意想不到的收获。中医特色疗法不仅对皱纹、暗沉、眼袋、红血丝有效，对全身的年轻态保持也异常显著。就连情绪造成的应激性的迅速的衰老状态，应用中医非药物疗法也取得了良好的效果。

二、技术成熟

国家卫健委已将多项中医特色疗法列为全国县级以上中医院必须开展的医疗项目之一，并纳入医院的考核范围。医护人员操作较多，技术规范、成熟。

三、多效合一、操作简便

中医特色抗衰疗法集养生、保健和治疗为一体，为中医所独有。各种非药物疗法：砭、针、灸，导引按跷、拔罐、刮痧、按摩、点穴等；其中一部分操作简单，求美者可通过学习自我保健，甚至治疗，受益终身。

四、副作用小、安全性高

中医特色疗法是古人经过上千年的临床经验所得，通过局部刺激、整体调节等方法使人体达到抗衰的目的，相对于药物及手术等治疗，具有副作用小、安全性高的优势。

五、成本低廉

目前，一般抗衰老的治疗费用都是昂贵的，中医特色疗法的时兴为求美者节省了大量的医疗费用。

六、方法繁多

中医特色抗衰疗法具体方法繁多、内容丰富、适应范围广，多种方法联合且有针对性的治疗可以迅速而有效地改善症状。

刺灸抗衰疗法是指通过选择一定的腧穴或局部在中医基础理论指导下运用各种施针手法和艾火熏熨来达到美容抗衰老目的的疗法。常用刺法的针具包括毫针、三棱针、皮内针、揿针、浮针、小针刀等，灸法常使用的材料是艾绒。针法与灸法可通过辨证，选择性地使用局部或远端疗法，适用于所有衰老性皮肤问题。

第二节　作用原理

（一）通畅经络

经络的畅达关系到全身气血的运行，脏腑末节的联络，人体内外上下的有效沟通，作为调节体内各部分的通路，经络通过沟通联络功能，使人体的各脏腑、组织器官协同作用，成为一个完整的有机整体。刺灸法美容就是根据经络与各脏腑组织器官在生理上相互联系、病理上相互影响的机制，选择特定的腧穴或部位施行针刺、灸法，激发一身经气以疏通经络，使气血津液畅达全身，濡养五脏六腑、四肢百骸，从而使各脏腑组织功能正常，以达到治疗疾病、美化容颜的目的。

（二）调和气血

《灵枢·本藏》认为"经脉者，所以行血气而营阴阳"，气血是人体生命活动的物质基础，面部只有得到气血的温养和濡润才能明亮、光泽。气血津液是脏腑功能正常的活动产物，同时又为脏腑、经络等组织器官发挥生理功能提供物质基础，构成和维持人体生命活动。气血通调，则精气畅达，面容润泽，反之若气血不和，则经脉瘀阻，必将导致容颜枯槁不泽。运用针灸可以疏通经络，调和气血，从而达到美容抗衰老的目的。

（三）调整阴阳

面部衰老迹象的产生，从根本上说是随着时光的推移，脏腑功能衰退，加上受紫外线累积损伤、环境因素对人体组织的破坏等多种内、外因素的共同作用，阴阳的相对动态平衡逐渐失去，阴阳双发的消长转化日渐失调，出现阴阳偏胜偏衰的病理情况。《灵枢·根结》曰："用针之要，在于知调阴与阳，调阴与阳，精气乃光，合形与神，使神内藏。"这说明了调整阴阳是针刺疗法光精气、合形神，美容抗衰老的根本原理。针刺疗法通过对阴阳的调整，可以达到现代医学理论认为的抗自由基、调节神经内分泌系统的作用，从而延缓衰老。

（四）扶正祛邪

人体疾病的整个过程，就是邪正盛衰的斗争过程，它决定了疾病的发展和转归。内外之邪可加速衰老的进程，因而面部抗衰就需要在必要时扶正气、祛邪气，帮助疾病向痊愈的方向发展。健康的美才是真的美，只有阴平阳秘、精神内守达到病无从来，才能"老而全形"。刺灸疗法作为中医学治疗疾病的重要组成部分，其简、便、廉、效的优势也显得尤为突出，因此，刺灸是延缓衰老的经临床检验的有效方法。

第三节　针灸疗法及操作

一、毫针刺法

毫针刺法是针刺抗衰老的重要方法之一，只要手法和工具选择合理，人体大部分腧穴均可行针，面部也可行毫针围刺。目前多使用一次性针具，使用前需检查日期及针尖是否有钩，以及针身和针柄结合部是否有断裂，确认无误后方可使用。

（一）常用针具

临床采用的毫针，以不锈钢材料最为常见，不锈钢针具有良好的韧性，针体挺直滑利，强度较高，针具的粗细、长短需根据患者形体的胖瘦、气血的盈亏、穴位的深浅来选择，还要视不同病情、年龄、节气加以调整。一般头面、胸背部应用较细的短毫针，四肢、腹部可用偏粗的较长毫针。

（二）操作方法

帮助求美者选择合适的体位，在欲施术部位进行消毒后，方可进行操作。毫针的基本进针方法有三种：其一，缓慢进针法（捻转进针法）：右手持针柄，拇食两指用力均匀缓慢捻转，捻转不超过180°，边捻针边加力，使毫针缓慢刺入穴位。此法疼痛轻，容易掌握，不弯针。其二，快速刺入法（直刺法）：右手拇指食指、中指持针，直接迅速施加压力，毫针快速刺入穴内 3 ～ 5mm 深。此法进针快而不痛，已被广泛采用。其三，刺入捻进法：左手拇食二指迅速将毫针直刺穴内 3 ～ 5mm 深，然后右手拇食二指边捻边加压力，将毫针刺入穴位深部。此法适用于较长的毫针，其优点是进针快而不痛，可防止针身弯曲。

（三）操作要点

须根据"虚者补之""实者泻之"的原理，辨证后分别施以补泻手法。

（四）注意事项

（1）如发生晕针、滞针、折针、血肿等异常情况，须及时处理。

（2）对于每位前来接受毫针面部抗衰老治疗的求美者，应休息5 ～ 10分钟后再行针刺。对于过饥、过饱、过度疲劳和精神紧张者，要首先消除上述因素再接受治疗。体弱多病者多气血亏虚，为防止晕针，应选择卧位施术，且手法宜轻，取穴宜少。

（3）妊娠期女性一般不宜针刺求美，以防引起宫缩而流产。

（4）必须熟知相应脏器的解剖位置，避开脏器进针，特定腧穴注意进针角度及行针手法，不要刺伤骨膜，不可刺穿胸膜、腹膜。

（5）皮肤有感染、溃疡、瘢痕或肿瘤的部位，不宜针刺。

（6）有自发性出血或创伤后出血不止者，不宜针刺。

二、皮 内 针

皮内针疗法又称"埋针"，是古代针刺留针方法的延续改良。具体来说，它是将特定针具刺入皮内，贴定后留置一定时间，利用留置针具产生持续刺激作用，来防治疾病的一种方法。本法通过持续刺激，减少了反复针刺的麻烦，减轻了求美者的痛苦，增加了依从性，求美者还可以自己手压埋针以加强刺激。

（一）常用针具

（1）颗粒型（麦粒型）：常用针长约 1cm，针柄形似麦粒或呈环形，针身与针柄在一直线上（图 18-1）。

（2）揿针型（图钉型）：针柄外形为环形，针身与针柄成 90°垂直，形似图钉，便于久留针（图 18-2）。

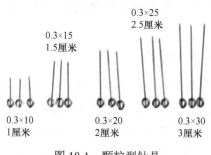

图 18-1　颗粒型针具

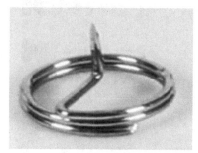

图 18-2　揿针型

（二）操作方法

（1）颗粒型：常规皮肤消毒，左手拇、食指分别放在穴位上、下的皮肤上，稍稍用力将施术点皮肤撑开固定。右手用小镊子夹住针柄，直接将针刺入真皮内，针身可沿皮下平行埋入 0.5～1.0cm。针刺方向一般与经脉循行方向呈十字形交叉。针刺入皮内后，露在外面的针身和针柄下的皮肤表面之间粘贴小块胶布，再用较前稍大的胶布覆盖在针上，以保证针身在皮内相对固定，避免因活动而致针具移动或丢失。

（2）揿针型

方法 1：皮肤消毒，用小镊子或持针钳夹住针柄，针尖对准穴位轻轻刺入，用小方块布粘贴固定。

方法 2：将针柄放在预先剪好的小方块胶布上粘住，使用时将带胶布的针直接刺入穴位，按压胶布即可。

（三）操作要点

（1）施术部位应选择较易固定且不妨碍肢体运动的腧穴。埋针后，患者感觉刺痛或妨碍肢体活动时，应立即将针取出改用其他穴位重埋。

（2）定点后刺入动作需迅速，以减少求美者的疼痛感。

（3）留针时间据病情和气候而定，夏天不宜超过 2 日，冬天可 3～4 日，同一穴位起针后 1 周可再次埋针，不同穴位可以连续进行。

（4）嘱患者用手指间断地按压针柄每日 3～4 次，每次约 1 分钟，可以耐受为度，两次间隔 4 小时。

（四）注意事项

（1）关节处、溃疡、炎症、肿块和瘢痕处，均不宜埋针。

（2）埋针期间，针处不宜着水，以免感染，如发生感染，应立即取针并做相应处理。

（3）夏季或出汗较多时，埋针时间不宜过长。

三、穴位埋线

穴位埋线是在传统针具和针法基础上建立和发展起来的，属《黄帝内经》的留针。现代穴位埋线技术是应用特制的一次性埋线针将生物可降解线体埋入人体特定经络穴位，痛感轻微，通过线体持续刺激来调整机体气血和阴阳平衡的一种方法，是一种长效的针灸效应。随着针具的改良，现代穴位埋线法一般采用特定针具，线材选择一般为蛋白线或高分子合成线。

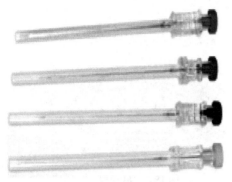

图18-3 套管与针芯

（一）常用针具

自有穴位埋线疗法开始，操作方法都随着针具的不断改进而越发简便，不管是割埋，还是后来的缝合埋，都是需要局麻的，目前的注线埋藏法较之前操作简单，创伤极小。能刺入皮肤的是下端尖的套管，套管内穿针芯，针芯上端为针芯柄，套管上端为套管柄，套管柄的内腔有导槽，套管柄套在针芯柄外（图18-3）。

（二）操作方法

（1）患者俯卧或仰卧位，暴露所需埋线部位。

（2）消毒局部皮肤。

（3）准备针具和线体。镊取一段可吸收线体，置于埋线针针管的前端，用镊子将线体推入针管。注意线体一定要完全置入针内，不可露在针尖外面。

1）根据进针部位不同，左手拇、食指绷紧或提起进针部位皮肤，右手持针，迅速刺入皮下，并根据穴位解剖特点，进一步伸入穴位适宜深度。

2）在获得针感后开始缓慢推针芯，感受到阻力后，边推针芯边退针管，将线体植入穴位的合适深度。

3）出针后，立即用干棉棒压迫针孔片刻，并敷医用输液胶贴。继续下一个穴位的操作。

（三）操作要点

埋线疗法的深度一般是在肌肉层，如在肌肉较薄的部位则可埋在皮下组织与肌层之间，但因疼痛感较强，所以尽量少选择或不选择头部及四肢肌肉太薄的腧穴，肌肉丰满的地方可埋入肌层，所有线体必须全部埋藏于体内，不得暴露。

（四）注意事项

（1）埋线过程中一定要遵循无菌操作原则。

（2）对于四肢末端由于组织较少，埋线比较困难，尽量不要埋线，另外，对于肌腱较多的穴位（如内关），埋线时也要慎重，尽量避免选择，必须使用此类穴位时，线材需柔软且更短。

（3）在埋线1～3日内，局部可能出现不同程度的无菌性炎症反应，一般无须处理，若发现分泌物较多，则应采取相应措施。

（4）严重心脏病、肺结核、糖尿病患者，孕妇，高热者等不宜用此法，月经期慎用。

四、放血疗法

放血疗法又称"针刺放血疗法"，是用各种尖锐的针具或刀具刺破人体特定腧穴或部位，必要时配合局部挤压或拔罐放出少量血液，以治疗疾病的一种方法。

放血疗法古已有之，《黄帝内经》说："络刺者，刺小络之血脉也。"既有放血之意。此法用之得当，确能破滞开结、疏通经脉、扶助正气，是祛邪治病之捷法。在某些衰老迹象属热证、实证者，祛除一分瘀血，即恢复一分色泽。其作用之大，不可以常法概之。本疗法通过数千年的医疗实践，为医家临床所习用，疗效也有所提高，特别对于某些急性损伤效果显著。操作时用针具刺破特定部位或穴位，再挤压或拔罐负压放血即可，能疏通经脉、调气理血。

五、自血疗法

自血疗法也称自然净血疗法，是一种非特异性刺激疗法，也就是用注射器抽取自身静脉血液注入治疗部位的一种方法。可以调节机体，包括皮肤免疫，加快新陈代谢。配合其他疗法可提高抗衰老治疗的效果。

六、皮　肤　针

皮肤针疗法是在古代"扬刺""半刺""毛刺"的基础上发展而来，是一种多针浅刺治法。叩刺部位为经络系统中的"十二皮部"，可激发和调整脏腑经络功能、调节气血，达到活血祛瘀、延缓衰老的目的。

（一）常用工具

皮肤滚针、刷帚针、小锤式皮肤针都属于中医皮肤针，但现在多指小锤式，又因其配置针数不同分为梅花针（5针）、七星针（7针）、罗汉针（10分支针），针尖呈松针状，不太锐利，全束针尖平齐，针柄有软硬之分，长 15～19cm（图18-4）。

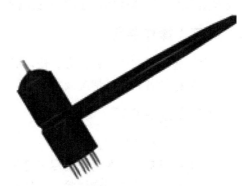

图18-4　皮肤针举例

（二）操作方法

先用消毒剂对针具和施术部位进行消毒，将针柄末端抵在掌心，食指在下，拇指在上，其余手指顺势抓握住针柄，对准叩刺部位用手腕弹力快速、垂直叩刺，循经叩击或在同一穴位反复进行，以潮红或轻微渗血为度。

（三）操作要点

（1）施术时须运用手腕弹力均匀而有节奏地叩刺，频率为 90～120 次 /min。
（2）每日或隔日 1 次，8～10 次为 1 个疗程，故手法不宜过重。

（四）注意事项

（1）局部有皮肤炎症反应或溃烂不宜叩刺。
（2）应避开过饥、过饱或精神紧张时段。
（3）因有轻微痛感，需提前与求美者沟通，以取得配合。
（4）孕妇慎用此法。

（5）治疗 1～2 次后，少数求美者局部皮肤出现丘疹、轻度瘙痒，无须特殊处理，告知其无须紧张，一般可逐渐消退。

七、火　　针

火针疗法，古称"焠刺""烧针"等，是将针在火上烧红后快速刺入人体以治疗疾病的方法。明代高武《针灸聚英》云："人身诸处皆可行针，面上忌之。"但随着火针在临床的大量实践，面上局部也常被施针，只要辨证准确，手法得当，效果显著，鲜见不良报道。

（一）常用工具

用于身体部位的火针多为钨合金所制普通火针、电火针、三头火针、弹簧式火针等，弹簧式火针出针迅速，易于掌握深度，电火针温度恒定。用于美容抗衰，特别是面部时，常用普通针灸针作为毫火针使用，刺激相对较小，修复期更短。

（二）操作方法

因面部抗衰最常用毫火针且其他种类火针操作相对简便，故此处仅针对一次性毫火针操作简单介绍：施术部位常规消毒后，左手持酒精灯，右手将针置于灯焰烧红，迅速刺入施术点并迅速退出，最后用棉签按压针孔。

（三）操作要点

（1）施术手法要求稳、准、快，必要时可在施术点用记号笔标记后再行消毒流程。
（2）根据各人皮肤情况及求美具体需求准确掌握刺入深度，切忌过深而产生瘢痕。

（四）注意事项

（1）瘢痕体质慎用此法。
（2）火针后结痂脱落之前尽量避免沐浴，防止感染。
（3）操作点会有轻微瘙痒，告知患者避免搔抓，防止感染和留下瘢痕。

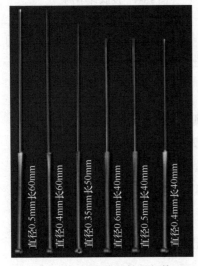

图 18-5　抗衰常用针具规格

八、小 针 刀

小针刀疗法是集针刺、放血、切割为一体的疗法，局部刺激较大，可活血通络，刺激局部胶原蛋白再生，促进色素代谢，因此，不仅在紧肤除皱、肤质改善方面效果显著，更有疼痛轻微、安全、无修复期的优势。

（一）常用针具

小针刀外形似普通针刺的针灸针，但其尖端有一狭窄的刀刃，可发挥针刺及刀切割的双重功能，是在现代西医外科手术疗法与中医传统针刺疗法的基础上，形成的新型中医医疗器械，抗衰常用规格如图 18-5。

（二）操作方法

（1）患者仰卧，在面部肌肉条索或皱纹处用记号笔定点。

（2）常规消毒后，针对疼痛较敏感的求美者可行局部浸润麻醉。

（3）快速进针，肌肉条索处在阻力明显点行直切、斜切，根据阻力范围和层次，针刀由浅入深，每点切刺 2 ～ 5 下。皱纹处可沿皱纹方向斜刺或平刺，剥离皮下筋膜与肌肉的粘连。

（4）出针后迅速用纱布按压针孔及施术部位 30 秒以上，以免出血或血肿。

（三）操作要点

施术手法宜轻、慢，范围不宜过大，切勿损伤面部神经、血管，为达到更好的治疗效果，也可联合局部埋线或注射疗法。

（四）注意事项

若个别求美者出现血肿，行冰敷、外擦药膏等常规处理后，可自行消退。治疗间隔一般为 6 ～ 9 天，不可过短。

九、艾　灸　法

艾灸疗法简称"灸法"或"灸疗"，是用艾绒或艾绒掺和其他中药为原料制作，在患处或腧穴进行灸治的一种方法。本法主要借助温和热力而起到温经散寒、调和气血、调整生理功能、防病治病的目的。艾灸法总类包括：药卷灸疗法、艾条灸疗法、艾炷灸疗法。

（一）常用工具

有药卷、艾条、艾炷以及各种温灸器，温灸器使艾灸法的施灸部位更加灵活，并且极大地提高了操作过程的安全性，被广泛应用于小儿及家庭保健。

（二）操作方法

（1）直接灸：①先在施术部位涂少量凡士林，再放上艾炷点燃，患者稍觉热烫时即去掉，另换一壮。一般灸 3 ～ 5 壮，以局部皮肤充血起红晕为度。②将艾条一端点燃，距患处 1.5 ～ 3.5cm 进行熏灸，令局部有温热感觉而无灼痛，至稍起红晕为度。一般每处灸 3 ～ 5 分钟。

（2）间接灸：先在穴位或皮损上覆盖适当药物，然后再以艾条施灸，至局部出现温热感为度。每日 1 次，每次 30 分钟。

①隔姜灸：是用鲜姜切成直径 2 ～ 3cm、厚 0.2 ～ 0.3cm 的薄片，中间以针刺数孔，然后将姜片置于应灸的腧穴部位或患处，再将艾炷放在姜片上点燃施灸。当艾炷燃尽，再易炷施灸。施灸壮数以皮肤红润而不起泡为宜。

②隔蒜灸：用鲜大蒜头，切成厚 0.2 ～ 0.3cm 的薄片，中间以针穿数孔，置于应灸腧穴或患处，然后将艾炷放在蒜片上并点燃。待艾炷燃尽，易炷再灸，直至灸完。

③隔盐灸：用纯净的食盐填敷于脐部，或于盐上再置一薄姜片，上置大艾炷施灸。

④隔附子饼灸：将附子打粉，加酒调和，揉压成直径约 3cm、厚约 0.8cm 的附子饼，

中间以针穿数孔，放在应灸腧穴或患处，上面再施艾炷施灸。

（三）操作要点

（1）施灸的程序，一般是先灸上部，后灸下部；先灸背，后灸腹；先灸头部，后灸四肢；先灸阳经，后灸阴经。情况特殊，可灵活掌握。

（2）对小儿和知觉减弱的患者，医生可将食指、中指置于施灸部位两侧，通过手指的知觉来测知患者局部受热程度，而随时调节施灸距离，注意掌握施灸时间，以防止烫伤。

（3）艾条隔药灸法所隔的药物有动物、植物和矿物，常用有隔姜、隔蒜、隔葱、隔盐等。

（四）注意事项

（1）应严格掌握温度，避免过度烫伤。

（2）对局部起疱者，无须挑破，任其自然吸收。

（3）施灸时，严防艾火烧坏求美者衣服、被褥等物。

（4）施灸完毕，必须把艾卷或艾炷彻底灭火，以免引起火灾。

（5）凡遇晕灸、水疱等，应及时作出相对的处理。

（6）妊娠期腰骶部和小腹部不宜施灸。

第四节　推拿疗法

一、概　念

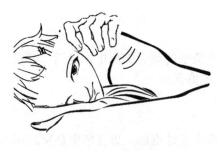

图 18-6　推拿示意图

推拿美容法（如图 18-6），是以中医的基本理论为指导，运用一些特定的手法作用于局部或者特定的穴位，刺激调节机体内外平衡，从而达到祛病、健身、延衰养颜目的的一种操作方法。实际上就是通过对局部及穴位进行手法刺激使机体脏腑、经络、气血津液达到相对平衡的生理状态，是一种调理和保健的方法。经现代研究表明其可以起到促进新陈代谢，增强皮肤代谢的作用，从而延衰抗皱、改善肤色、美化容颜。

早在 20 世纪 80 年代中期我国就开始采用推拿的方法来防治皱纹、消除眼袋等，因其操作简便、安全可靠、疗效确切、作用持久、适应广泛、无疼痛、无毒副作用，现在在临床上运用也越来越广泛。

二、功效及原理

（一）功效

1.疏通经络　当推拿手法作用于体表局部时，可促进气血运行，同时产生热效应，从而加速气血流动，改善循环，使得皮肤更有光泽，从而达到延缓衰老的目的。当作用于特定穴位时，可刺激穴位激发穴位特定的保健治疗作用，从而起到通经活络、延缓衰老的目的。

2. 调和气血、平衡阴阳 人为一个有机整体，当以特殊的手法循经络、按穴位时，可通过经络的传导作用来调节全身气血阴阳之平衡，从而可以起到促进新陈代谢的作用，延缓衰老的目的。

（二）原理

（1）推拿手法能刺激骨胶原蛋白恢复活力，从而具有抗衰老的作用。

（2）促进血液、淋巴液循环，使肌肉得到充养，从而增加其柔韧性的同时减轻组织水肿，消除皮肤松弛等问题，令皮肤组织红润光泽、饱满而富有弹性。

（3）促进皮脂腺、汗腺的分泌，增加局部组织的耗氧量，加速二氧化碳、氯等物质的代谢，减少油脂在皮肤的积累，从而起到肤色均匀透亮的作用。

三、推拿常用手法

（一）按法

【操作方法】以手指指尖或指腹、手掌根部、肘尖为着力点，向特定的穴位施以垂直向下的下压，力度逐渐由轻到重，力道稳而持续，逐渐达到深部组织，再缓慢撤力减压。根据着力点的不同，按法可分为指按、掌按、肘按法三种。

【功效】放松肌肉、舒筋活络。

【应用】适用于所有的经络穴位。在美容治疗中，尤以头面部运用较多，可起到滋养面部的作用。

【注】注意施力时力度逐渐由轻到重，撤力时逐渐由重到轻，力道稳而持续，忌猛然发力、突然撤力。此法常与揉法合用，即在按压力量达到一定深度时，再作小幅度的缓慢揉动。

（二）点法

【操作方法】用拇指的指端或食、中指的第 1 指间关节为着力点，向腧穴进行施压。

【功效】疏通经络、开通止痛。

【应用】适用于全身各部位，在美容治疗中，可通过点压面部腧穴起到滋养面部的作用。

【注】按压要深要沉，施力减力应缓慢，避免猛然发力。

（三）摩法

【操作方法】即用 2、3、4、5 指指腹或手掌面附着于体表的特定部位上，作顺时针或逆时针的有节奏的抚摸，力度轻柔，轻重适中。

【功效】活运气血、和中理气、祛瘀消肿。

【应用】适用于全身各部位。在美容治疗中可用于头面部保健美容和腹部减肥。

【注】操作时操作者应注意微微屈伸肘关节，并使腕关节放松，指掌自然伸直放在施术部位上，用前臂的力量带动手指或手掌作缓和协调的环绕摩动。顺、逆时针方向均可。且速度要快，每分钟 80 ～ 100 次。面积较大的部位用掌摩，面、四肢等面积较小的部

位则用指摩法。

（四）揉法

【操作方法】即用手掌大鱼际、掌根或手指指腹作轻柔缓和但力度略大于摩法的小幅度的旋转，并且带动该处皮下组织活动。根据用力部位不同又分为指揉法、大鱼际揉法、掌揉法。

【功效】调和气血经络、疏松腠理、活血化瘀、消肿止痛、养颜明目。

【应用】适用于全身各部位，在美容治疗中可用于头面部保健美容、防皱泽肤。

【注】揉法在手法操作上与摩法相似，只力度与作用部位深度不同之分。摩法力度较轻，一般仅作用于皮肤或皮下组织；而揉法力度相对较重，作用部位可达皮下肌肉组织。揉法的频率要快、动作要协调而有节奏，每分钟 100 ～ 120 次。

（五）擦法

【操作方法】又称平推法，是用指、掌、大鱼际、小鱼际着力于体表的一定部位上进行来回的摩擦。根据施术部位不同可分为指擦法，掌根擦法、鱼际擦法。

【功效】改善汗腺和皮脂腺功能，减少多余脂肪、温经理气通络、活血祛瘀消肿等。

【应用】在美容治疗中可用于皮肤保健美容、减肥。

【注】双上肢放松，将手的着力部位（指、掌、大鱼际、小鱼际）紧贴在治疗范围内的表皮，以肘关节带动手的着力部位，作直线往返摩擦运动，手法要均匀、快速、连续，其频率每分钟 120 次左右。操作时，可在操作部位涂擦适量的润滑油，减小摩擦力，以免损伤皮肤，并且擦法治疗后不宜在施术部位再使用其他手法，以防止擦破皮肤。

（六）拍法

【操作方法】手指自然并拢，掌指关节微屈，使掌心向内凹，以形成虚掌，用手腕发力带动手掌，平稳而有节奏地拍打施术部位，力度适中。

【功效】活血化瘀，行气通络，引邪达表，疏松腠理，缓解疲劳。

【应用】可用于全身性保健美容。

【注】注意要使手掌形成虚掌再轻拍，才能保持力度的适宜，且需平稳而有节奏地进行拍打。轻证、体虚者力度要相对更轻；重证、体实者可稍用力。操作中切忌暴力。本法适用于全身各部位。

（七）抹法

【操作方法】是用单手、双手拇指腹或手掌的掌根紧贴皮肤，作上下、左右或弧形曲线的往返抹动。用手指操作的称为指抹法；用手掌掌根操作的，称为掌抹法。

【功效】此法可提神醒脑，扩张皮肤血管，促进气血运行，防衰消皱。

【应用】在美容治疗中可用于头面部保健美容，祛除黑斑、颈部皱纹。

【注】速度宜缓慢，力度应均衡且适中，作用力可浅在皮肤或深及肌肉。注意操作时手掌要与皮肤紧密贴合且动作要流畅、用力要轻。双手操作时应对称、协调。

（八）推法

【操作方法】用指、掌或肘部着力于一定的部位上进行单方向直线或弧线推动。用手指操作的称为指推法；用手掌操作的称为掌推法；用肘部操作的称为肘推法。

【功效】舒筋活络，理气活血，疏肝健脾，解痉镇痛。

【应用】在美容治疗中适用于面颈部皱纹、皮肤松弛、肥胖症，亦可用于全身保健美容。

【注】力度应均衡且适中，速度宜缓慢，深度不宜过浅，并需配合滑润剂，减小摩擦力，防止表皮推伤。

四、常用面部美容抗衰按摩操作步骤

第一步，将介质（按摩膏、保湿剂、精华液等）在面部均匀抹开。

第二步，面部摩法，用双手食、中、无名指指腹或手掌轻轻抚摸全面部，做环形、向上或向某一方向有节奏地抚摸，1～2分钟，力度轻柔，轻重、缓急要适中，直到面部轻微发热为佳。

第三步，推点鼻部。

（1）双手第2～4指轻轻固定于鼻侧，拇指以睛明穴为起点，沿鼻梁两侧向下推抹，至迎香为终点，然后双拇指并拢，从鼻头轻抚至鼻根。重复10次左右，约3秒/次，共操作1分钟。

（2）从鼻尖至印堂穴，双拇指交替向上抹，重复10次左右，约1次/秒，共操作半分钟。

（3）双手拇指重叠，对印堂穴进行点按，重复10次，速度缓慢而均衡，手法柔和，轻重适度。

第四步，推点面侧、后项部（4分钟）。

（1）双手第2～4指轻轻固定于耳后，拇指从印堂分推至太阳穴，在太阳穴处点按两次，再沿耳前向下推，推至耳门、听宫、听会，各穴均点按两下，然后双手拇、食指轻轻揉捏耳垂，并下拽两次，再向上提耳尖两次。然后双手第2～5指并拢顺着耳下→下额→鼻中→额中轻轻抚摸，最后拇指再回到印堂穴。

（2）双手拇指从印堂分推至太阳、耳门、听宫、听会，各穴均点按两次，然后继续沿颈侧推抹至大迎穴，不点按，再从大迎推抹至缺盆。然后双手第2～5指并拢轻轻从颈侧向上推抹，再返回耳后固定，拇指回到印堂穴。

（3）双手拇指从印堂分推至太阳，再到率谷，点按2次，然后双手中指和无名指顺着脑后向下摩抚到风池穴，拇指回到太阳穴，中指、无名指发力点揉风池穴（10次即可），再双手捧头轻力向后拉提3次。

第五步，掐点眼部（3分钟）。

（1）双手第2～4指轻轻固定于颊侧，拇指掐上下眼眶，先上后下，各3次，均由睛明到外眦，动作要轻。

（2）双手拇、食指捏住眉毛部位肌肤，从攒竹捻至丝竹空，边捻边拖，动作柔和连贯，捻3次；然后食指按于攒竹，中指按于鱼腰，无名指按于丝竹空，三指同时施力点按穴位10次；然后用拇指指腹由里向外轻抹上眼皮3次。

（3）双手拇、食指捏住下眼眶肌肤，从内眦到外眦，边捻边拖，捻3次，然后食指点睛明穴10次，拇指点按承泣穴10次，再点按瞳子髎10次，拇指点按时其余四指轻置于面侧部固定。最后用拇指指腹由里向外轻抹下眼皮3次。

第六步，点按面部（4分钟）：取面部七对穴：头维-四白，阳白-颧髎，上关-下关，翳风-地仓，颊车-迎香，人中-口禾髎，承浆-夹承浆。以双手拇、中指分别点按前5

对穴位，各 10 次；再以左手轻托被施术者下巴，右手食、中、无名指分别点按后两对穴位，各 10 次；最后以双手中指点揉翳风穴 10 次。然后双手中，无名指从口鼻侧轻扫至攒竹。

第七步，运推面颈部（2 分钟）。

（1）双手中、无名指，从内向外分别推抹上下眼眶 5 次，再沿睛明→承泣→太阳→攒竹→睛明的顺序在眼周反复按摩 5 次，之后再反向从睛明→攒竹→太阳→承泣→睛明重复按摩 5 次。

（2）双手手掌从下颌→面颊→前额→面侧→耳前→承浆，按此顺序，运作 10 圈。

（3）双手 2～4 指并拢从大迎至气舍，再沿胸锁乳突肌从气舍推抹至双下颌，反复 10 次。

五、适应证及禁忌证

1.适应证 推拿手法在美容治疗中的适用性非常广泛，如皱纹、皮肤松弛、皮肤晦暗、皮肤萎黄、毛发枯黄等。

2.禁忌证

（1）严重皮肤损伤，如皮炎、疱疹、糜烂、痈、外伤等，或皮肤传染性疾病患者。

（2）皮肤末梢血管扩张，血小板减少者。

（3）体质过于虚弱者、或心里畏惧等。

（4）月经期妇女及孕妇腹部、腰骶部不宜施术。

（5）过饱或过饥者。

（6）严重的心、脑、肺疾病的患者。

（7）有出血倾向和血液病的患者。

（8）骨折、骨关节结核、骨髓炎、骨肿瘤等。

六、注意事项

（1）推拿要深而沉，节奏要平稳。

（2）推拿感性皮肤及眼周皮肤力度要轻，时间不宜长。

（3）推拿面部应与肌肉走向一致，与皮肤皱纹方向垂直。

（4）少数人第一次进行推拿治疗可能会感到不同程度的疲劳感，甚至皮温升高，或局部轻度肿胀、充血、疼痛，均属正常生理反应，无需处理。

（5）推拿治疗后应适当休息，避免寒凉刺激及过度劳累。

（6）若发生晕厥，应立即停止推拿，让受术者平卧于空气流通处，给予少量温开水或糖水，稍作休息，即可缓解，严重者可掐水沟，也可配合针刺法做急救处理。推拿时间，面部 10～15 分钟为宜，其他部位根据病情而定。

（7）推拿美容要注意使用介质，避免因摩擦损伤皮肤。一般常用的推拿介质包括植物精油、滑石粉、中药膏霜等。

（8）施术者的双手要保持清洁和温暖，勿戴戒指，指甲要经常修剪。

第五节 其他疗法

一、刮痧

刮痧疗法（如图 18-7），是指用瓷器、玉器、牛角、硬币等制成的边缘光滑的刮痧器物，配合清水、酒、精油、保湿剂等介质，在施术部位皮肤上反复刮动、摩擦，以达到舒经通络、平衡阴阳、行气活血、排泄毒素、加速细胞修复，从而使人体面部皮肤得以滋养，达到抗衰容颜的一种中医特色治疗方法。人体的五脏六腑在面部有全息点及反射区，在面部进行刮拭刺激时，通过经络穴位反射至内脏，可进行双向调节，以外达内，以内养外，调节各个器官的生理活动，以保持肌肤的亮艳润泽。随着 SPA 美体、香薰美容的兴盛，经络刮痧在此取得了不错的疗效，因此成为当今美容疗法的一大热点。

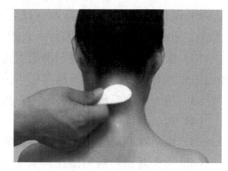

图 18-7　刮痧示意图

（一）功效原理

1.调节脏腑，平衡阴阳　刮痧施术的部位主要是经络系统之十二皮部。皮部是十二经脉及其所属络脉在皮表的分区，也是络脉之气散布的所在。刮痧通过刺激十二皮部的细小络脉，可通过经络系统将治疗信息传入体内，达到调节脏腑、平衡阴阳、调和气血的目的，原理与针灸、推拿治疗法有相同之处。

2.行气活血　通过对施术处的反复抚摩，可以使局部温度升高，经络通畅，气血通达，血液循环加快，从而达到行气活血、舒经活络的作用，这既可以治疗血瘀性损美性疾病，也可起到驻颜、泽面、润肤、固发的美容保健作用。同时，刮痧出痧的过程是一种血管扩张渐至毛细血管破裂，血流外溢，皮肤局部形成瘀血斑的现象，此等血凝块（出痧）不久即能溃散，形成一种新的刺激能加强局部的新陈代谢，有消炎的作用。

3.舒筋通络　刮痧疗法疏通经气，宣行卫气，增强卫外功能，使卫气和，分肉解利，皮肤调柔，腠理致密，恢复调节人体脏腑气血功能，达到治病的目的。

（二）操作步骤

第一步，准备器具，注意选择形状合适的刮痧板，并仔细检查刮痧板边缘是否光滑，有无裂纹，以免刮伤皮肤。

第二步，向患者解释说明，消除患者紧张心理，取得患者配合。

第三步，根据患者的病情，确定治疗部位，选择合适的体位。

第四步，在患者已洁面的情况下，用 3～5 滴精油均匀地涂抹于受术者面部，然后依次拭刮面部、头部、背部、胸部、腹部、四肢。每个部位大概要刮 3～5 分钟；用补刮手法每个部位刮拭时间为 5～10 分钟，以面部温热微红为度。

第五步，刮拭后擦干皮肤，让患者穿好衣服，适当饮用一些姜汁、糖水或白开水，促进新陈代谢。本书仅介绍面部美容刮痧疗法。

1.刮面部

（1）用鱼形刮痧板点按面部穴位，每个动作可重复 3～5 遍。

1）用鱼嘴点按承浆→大迎→听会→下关→太阳穴。

2）用鱼嘴点按地仓→颊车→听宫→上关→太阳穴。

3）用鱼嘴点按人中→迎香→颧髎→上关→太阳穴。

　　4）用鱼尾点按睛明→承泣→球后→瞳子髎→太阳穴。

　　5）用鱼尾轻抬睛明→攒竹→鱼腰→丝竹空→太阳穴。

　　（2）眼部用刮痧板做眼部淋巴引流，右侧左手拿刮痧板45°平推，手拿刮痧板平拉，经太阳穴至耳根后向下做颈部淋巴引流，左边同上。

　　（3）用一对刮痧板侧面夹眉毛，推至太阳穴至耳根后向下做颈部淋巴引流。

　　（4）用一对刮痧板侧面夹取双眉，推至太阳穴至耳根后向下做颈部淋巴引流。

　　（5）用鱼嘴同时点按印堂至神庭穴。

　　（6）用一对刮痧板侧面在额头交叉对拉，然后上下来回轻扫。

　　（7）用鱼嘴同时点按神庭、曲差、头维、翳风、风池至耳根后，绕到耳前用刮痧板侧面刮颈部做淋巴引流。

　　（8）用刮痧板侧面围绕嘴周上下来回拉抹，然后用刮痧板侧面（鱼尾向下鱼嘴向上）提拉法令纹。

　　（9）用刮痧板侧面先在面颊刮大圈，后在靠近颧骨位置刮小圈。

　　（10）用刮痧板侧面围绕嘴周上下来回拉抹，然后用刮痧板侧面（鱼尾向下鱼嘴向上）提拉法令纹。

　　（11）用刮痧板平面由额头开始压揉全脸。

　　（12）用刮痧板侧面围绕面部拉抹，然后用刮痧板侧面（鱼尾向下鱼嘴向上）提拉法令纹。

　　（13）先用鱼嘴抹按鼻翼至鼻头，然后用鱼尾由下向上轻扫鼻梁。

　　（14）用刮痧板平面由额头开始轮拍全脸。

　　（15）用一对鱼尾轻抬下巴至翳风，点扣承浆至听会，地仓至听宫，迎香至太阳穴，再从上额头中间向两边分三行点扣至太阳穴。

　　（16）用刮痧板平面由额头开始压揉全脸。

　　（17）用鱼嘴在面部走胃经（"S"形），由下巴经过地仓、人中、迎香、睛明、攒竹、丝竹空，然后点按太阳穴（先做右边后做左边）。

　　（18）用刮痧板由额头开始全面催眠，感觉像鱼在水里面游泳一样。

　　2. 刮头部　先从太阳经头维、额厌至风池刮拭头两侧；再以百会为中心呈辐射状由头顶向头周围刮拭；再从神庭经印堂到素髎刮拭，从天突经廉泉至承浆刮拭，然后顺序刮拭额、颞、面、颌、颈部，均从中间向两侧刮拭。头面的刮拭一般用平补平泻法或补法，不强求出痧，皮肤出现红热即可。若面部有纹，可沿皱纹伸展的方向在皱纹部位刮拭。

（三）适应证、禁忌证

　　1. 适应证　刮痧治疗的适应广泛，在损美性缺陷中，主要用于皱纹、眼袋、眼睑下垂、皮肤晦暗、皮肤粗糙等。

　　2. 禁忌证

　　（1）皮肤创伤、不明原因的包块、感染病灶、瘤之处。

　　（2）对物理性刺激或对刮痧介质敏感之皮肤，感染性皮肤病。

　　（3）年老久病、消瘦、过饥、过饱、过渴、过度疲劳者。

　　（4）重度心脏病、肾脏病、肝硬化腹水、全身重度水肿。

　　（5）有出血倾向疾病者。

（6）孕妇头部、腹部、三阴交、合谷等处，妇女乳头部。

（四）注意事项

（1）刮痧时注意避风保暖。刮痧后不能热敷，3小时方可洗浴。

（2）面部刮痧刮至面部微微发红发热即可，不可刮出紫痧。

（3）刮痧时要用介质配合，不能干刮。薄皮肤及敏感性皮肤要垫上纱布间隔刮。

（4）刮痧过程中，若出现面色苍白、出冷汗、头晕目眩、心慌心悸、恶心呕吐、四肢发冷、神昏扑倒等症状，此为晕刮。应立即停止刮痧，让患者平卧于空气流通且温度适宜处，饮温开水或糖水，休息片刻，一般就能得到好转。严重者，可针刺或点掐百会、水沟等急救穴位，必要时应送入医院进行急救。

（5）再次刮痧时间需间隔3～6日，以皮肤上痧退为标准。若前1次刮痧部位的痧斑未退，则不宜在原处进行再次刮痧。

（6）一般刮拭后半小时左右，皮肤表面会形成片状淤斑，称为痧斑，自觉皮肤微微发热且触摸时可有痛感，属于正常反应，无需处理。

（7）刮痧时长一般以20～25分钟为宜，20次左右为1个疗程，具体以患者能耐受或出痧为度。

（8）初次刮痧后，若第二日出现轻微红点，起痧单颗2～3粒，属正常现象，2～3次后即不会再发生。

（9）严重痤疮、换肤后不足2个月者、手术伤口未愈合者皆禁止刮痧。

（10）大血管显现处禁用力重刮。皮肤病皮损无渗出、糜烂、红肿热痛等及皮下无痛性良性结节，可直接在皮损处刮拭，否则只能在皮损周围刮拭。

（11）皮肤毛细血管扩张者禁止刮痧。

（12）患有出血倾向性疾病者禁止刮痧，如糖尿病晚期、严重贫血、白血病、再生障碍性贫血等。

（13）饥饿或饭后半小时内禁止刮痧。

（14）刮痧板不能用热水浸泡，表面可用75％乙醇消毒。最好专人专板，不共用。

二、火　罐

拔罐美容法，是利用燃火或其他方法排出罐中空气，形成负压（如图18-8），使其吸附于腧穴或治疗部位，造成局部充血，使毛细血管扩张，对腧穴、经络产生刺激，以通畅气血、调节体内代谢，从而达到美容治疗功效的方法。

（一）功能特点

1. 提高机体免疫力　火罐能使病人皮肤的毛细血管充血破裂，发生瘀血，从而产生一种组胺和类组胺的物质。此物质被送往全身各处，刺激机体各个器官，增强各器官的功能，以起到提高机体抗病能力的作用。

2. 促进血液流动及新陈代谢　火罐可使机

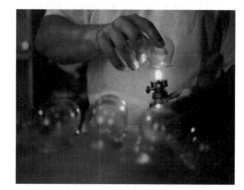

图18-8　火罐形成负压示意图

体局部的血管扩张，促进细胞组织的新陈代谢及血液循环、增进人体淋巴液循环，促进胃肠蠕动、加快肌肉和各脏器的代谢。

3. 调节神经功能　火罐可以通过刺激病人的皮肤感受器和血管感受器，起到调节神经系统功能的作用。

（二）原理

拔罐具有疏经活络、行气活血、祛风除湿等作用。中医学认为拔罐疗法是一种物理刺激，通过罐的吸吮、牵拉挤压浅表皮肤肌肉，可以刺激经络腧穴，通过循经感传，起到疏通经络、行气活血、调和营卫，达到调整脏腑的功能，扶正祛邪、平衡阴阳的效果。现代医学认为拔罐具有机械和温热两种刺激作用，罐内形成的负压可使毛细血管充血、破裂出血，有助于促进排毒。少量的血液进入组织间隙，产生一类组织胺物质进入血液，能增强组织器官的活力，提高机体免疫力。温热作用能使血管扩张，增强新陈代谢，提高白细胞和网状细胞的吞噬能力，增强了局部的抵抗力。同时，机械刺激和温热刺激通过皮肤和血管感受器传入中枢神经系统，可调节机体的兴奋与抑制过程，促进机体恢复原有功能，达到美容美形、防病治病的目的。

（三）操作方法

1. 器具准备　罐具、燃火棉球棒、95％乙醇、打火机、凡士林等。

2. 具体操作

（1）玻璃罐法：将蘸有95％乙醇的燃火棉球棒点燃，点燃后在罐内中下部短暂停留后，迅速退出并立即将罐扣在施术部位上。然后根据所拔部位及作用目的不同采取留罐、闪罐或走罐等不同治疗方式。

1）留罐法：即吸后将罐留置在所拔部位一定时间，一般10～15分钟。夏季留罐时间可适当减少，以免皮肤起泡。可根据病变范围分别采用单罐或多罐。

2）闪罐法：即将罐吸上后立即取下，如此反复吸拔多次，至皮肤潮红为度。一般使用中号玻璃罐。适用于吸拔不紧、留罐有困难，如关节、肌肉浅薄处，或局部皮肤麻木、功能减退的患处也适用此法。

3）走罐法：在施术部位涂上润滑介质，将罐吸拔好后，以手握住罐底，稍向后倾斜，即推动时，将前方略提起，慢慢向前来回推拉数次，至皮肤潮红为度。一般选用罐口平滑厚实的玻璃罐。本法适用于面积较大，肌肉丰厚的部位，如腰背部、大腿等处。

4）刺血拔罐法：即先用三棱针、皮肤针等针具，刺破血络、阳性反应点或局部的皮肤，使其出血，然后拔上玻璃罐，以此加强刺血法疗效。

（2）水罐法：本法多用于竹罐，将竹罐倒置在锅内，加药水煮沸后倒夹竹罐底端，迅速甩去罐内沸水，并立即用湿毛巾紧扣罐口，趁热扣压在施术部位上，等罐吸牢后方可离开。此法可用于任何部位拔罐，但其吸力力小，操作需敏捷。

（3）抽气法：本法用于抽气罐，先将抽气罐紧扣在需拔部位，用抽气筒将罐内空气抽出，使之产生所需负压而吸附，此法适用于任何部位。

（4）起罐法：一只手握住罐体，另一只手拇指将罐口边缘的皮肤轻轻按下，使空气进入罐内，或将进气阀拉起，待空气缓缓进入罐内后，罐即落下。切不可硬拔，以免损伤皮肤。

（四）适应证、禁忌证

1. 适应证 此法应用广泛，美容临床常用于面瘫、蛇串疮、神经性皮炎、痤疮、麦粒肿、荨麻疹、丹毒、皮肤瘙痒症、肥胖等损美性病证。

2. 禁忌证

（1）皮肤过敏、破溃和大血管分布部位不宜拔罐。

（2）高热抽搐者和孕妇的腹、腰骶部位不宜拔罐。

（五）注意事项

（1）拔罐时要选择适当体位，选择大小适宜的罐具。

（2）操作时动作必须迅速，才能使罐吸附有力；乙醇不能蘸取过多，以防滴落烫伤皮肤。

（3）多用于肌肉丰满部位，骨骼凹凸不平、毛发较多的部位、颜面部不适宜拔罐。

（4）若烫伤或留罐时间太长而皮肤起水泡时，小水泡可让其自行吸收，防止擦破。水泡较大时，可挑破皮肤将水放出，涂以1%甲紫溶液，以防感染。

（5）拔罐后局部会有充血、擦血现象，一般2～3日会自动消退，等消退后在同部位可再吸拔。

（6）如遇晕罐现象，应立即起罐，令患者卧床休息即可缓解。

三、膳 食

美容膳食疗法又称食疗美容，指在中医药基础理论指导下，以中医学"医食同源、药食同源"理论为基础，运用食物或可药食两用的中药，合理调配膳食，通过日常饮食达到保健美容、抗衰驻颜的一种美容中医方法。其品类很多，主要有菜肴、鲜汁、汤、羹、酒、粥、茶、蜜膏等（如图18-9）。随着生活水平的提高，人们对于食物和美容的关注度越来越高，膳食美容疗法也得到了广泛的推广。

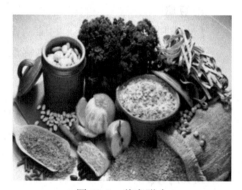

图18-9 美容膳食

（一）原则

1. 均衡摄食 在食物的选择上，因根据其性味、归经、营养、酸碱度等进行调摄，注意全面均衡，才能使脏腑阴阳平衡，从而达到调理的作用。

2. 食饮有节 饮食有节是指饮食要有一定的节制，不可过饱亦不可过饥，一日三餐定时有制，使气血生化有源，脾胃得以滋养。

3. 辨证用膳 辨证施膳是从辨证论治发展而来的。根据食物的四气、五味、归经、阴阳属性等调补人体的整体营养平衡，从而达到美容保健的作用。

（二）常用美容抗衰食物

1. 核桃仁

【性味归经】性甘、温。归肾、肺、大肠经。

【美容功效】驻颜悦色，润肤黑发。

【美容应用】发白、皮肤皱纹等。

2. 柠檬

【性味归经】性甘、寒。归脾、胃、大肠经。

【美容功效】清热解毒，润肠通便，润肤祛皱，消疣。

【美容应用】面部皱纹，面色焦黄、暗沉。

3. 大枣

【性味归经】性甘、温（平）。归心、脾、胃经。

【美容功效】补中益气，养血安神，驻颜。

【美容应用】脾胃虚弱，气血不足所致的面色萎黄、肤色不均等。

4. 胡萝卜

【性味归经】性甘、平。归脾、肺经。

【美容功效】健胃补脾，润肤美容。

【美容应用】皮肤干燥，老化。

5. 猕猴桃

【性味归经】性甘、酸、寒。归肾、胃、大肠经。

【美容功效】清热止渴，养颜乌发。

【美容应用】面色无华，发白。

6. 豆腐

【性味归经】性甘、寒。归脾、胃、大肠经。

【美容功效】生津润燥，清热解毒，洁肤白面，减肥瘦身。

【美容应用】皮肤晦暗，老化。

7. 鸡子白

【性味归经】性甘、凉。归肺、脾经。

【美容功效】润肺利咽，清热解毒，润肤白面，除皱疗斑。

【美容应用】皱纹、黑斑、黑痣、光化性老化等。

8. 鸡子黄

【性味归经】性甘、平。归心、肾经。

【美容功效】滋阴润燥，养血息风，润肤除皱。

【美容应用】皮肤干燥及皱纹增多等。

9. 牛奶

【性味归经】性甘、平、微寒。归心、肺、胃经。

【美容功效】补虚损，益肺胃，养血润肤，生津润燥，解毒。

【美容应用】皮肤干燥、黑有斑、面色不均等。

10. 芝麻

【性味归经】性甘、平。归肝、脾、肾经。

【美容功效】补肝肾，益精血，润肠燥，润肤乌发。

【美容应用】白发脱发，肌肤干燥，肠燥便秘等病症。

11. 猪肤

【性味归经】性甘、凉。归肾经。

【美容功效】清热养阴，润肤抗皱纹。

【美容应用】皱纹。

12. 粟米

【性味归经】性甘、温。归肾、脾、胃经。

【美容功效】泽面祛皱。

【美容应用】皱纹，皮肤不荣。

（三）常用美容抗衰药膳配方

1. 蜂蜜润肤水

【组成】蜂蜜、温开水。

【制法】取一勺蜂蜜，加入适量温水中，搅拌即可。

【服法】开水冲服，每日早晚各 1 次。

【功效】滋补润肤、驻颜去皱。

【主治】面唇肌肤粗糙或干而无泽者。

【方解】蜂蜜具有补气养血、润肠通便的作用，长期服用改善皮肤的新陈代谢，使皮肤细腻、有弹性、具光泽，同时还可以消斑除皱。

2. 茯苓茶

【组成】茯苓粉 10g，牛乳 200mL，糖适量。

【制法】将茯苓粉用凉开水化开，再以热牛奶冲服。

【服法】每日早晨空腹食用。

【功效】滋补抗衰。

【主治】面色不华，色素沉着，老年斑。

【方解】方中茯苓健脾益气，牛乳滋补抗衰，常服可祛斑养颜，令肌肤保持青春。

3. 美颜茶

【组成】青果、龙眼肉各 5g，枸杞子 6g，冰糖适量。

【制法】用沸水冲泡。

【服法】每日一剂，代茶。

【功效】养血滋阴，润肤美颜。

【主治】体虚或阴虚所致的肌肤枯瘦，无光泽。

【方解】方中龙眼肉健脾补虚，滋养阴血，延年益寿；青果能疏肝理气，消积解毒，防止龙眼肉、枸杞滋腻太过；枸杞能滋阴养血，补肝肾，令精力充沛。诸药合用，共奏养颜美容之效，是养颜补虚之良方。常服本方可使气血充沛，容颜红润，精神饱满。

4. 红颜酒

【组成】核桃仁、小红枣各 60g，甜杏仁、酥油各 30g，白蜜 80g，白酒 1500mL。

【制法】将核桃仁、红枣、杏仁捣碎并煮沸，再晒干，并捣碎，再用酥油溶解，最后再浸泡于白酒中，一周后即可饮用。

【服法】每口早晚空腹饮用，每次 10 ～ 20mL。

【功效】滋补肺肾，补益脾胃，滑润肌肤，悦泽容颜。

【主治】面色憔悴、未老先衰、皮肤粗糙等症。

【方解】本方出自《万病回春》。方中核桃仁具有润肌，黑须发，通润血脉，补气养血之功效。小红枣补脾胃，滋养阴血。甜杏仁富含油脂，能润泽皮肤。酥油、白蜜润养肌肤以除皱纹，诸药配合，可使肌肤细嫩如玉。

5. 仙人粥

【组成】制何首乌 30g，粳米 60g，红枣 5 枚，红糖适量。

【制法】用刀刮去制何首乌皮，切成片，煎取浓汁，去渣；粳米、红枣入砂锅内加制何首乌汁煮粥，粥将成时，放入红糖少许以调味，再煮一二沸即成。

【服法】早晚空腹食用，每 7 ～ 10 天为 1 个疗程，间隔 5 天再服，也可随意食用。

【功效】补气血、益肝肾、黑须发、美容颜、防老去皱之效。

【主治】皮肤皱纹。

【方解】本品制何首乌为主药，滋补肝肾，乌须黑发；大枣补气养血；加粳米益胃和中。

6. 枣泥山药糕

【组成】枣泥 250g，核桃仁 50g，山药粉 50g，面粉 500g，熟猪油 120g。

【制法】将核桃仁压碎，混入枣泥中拌匀成馅；取面粉半量加山药粉 50g 混匀，加入猪油 100g 拌匀即成干油酥；将余半量面粉加入余量猪油和适量水和成水油面团，压成薄饼。将干油酥也压成薄饼摊于其上，做成卷状；切成大小适宜的剂子，压成圆皮，放入枣泥包成小包，然后用手轻轻按压成大小适宜的圆饼，入油锅炸至干油酥面呈黄色即成。

【服法】当点心食用。

【功效】补脾胃，益肾气。

【主治】适用于脾弱食少，面色萎黄，肾虚须发早白，老年斑，腰膝酸软等。

【方解】红枣健脾滋阴养血；核桃仁滋养肝肾，填精补髓，乌须发，泽颜面；山药健脾益气，助运化水湿，补益强壮，延年益寿。三味合用，能治脾肾虚弱诸证，是理想的抗衰养颜佳肴。

四、情志疗法

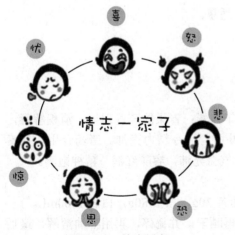

图 18-10　情志要素

情志疗法，即通过心理调节，改善心理状态，以达到防治疾病、美容养颜目的的一种疗法。七情六欲是人体对客观外界事物刺激在情志上的正常反应，是与生俱来的，表达和发泄七情六欲是人的本能，同时也是人类生活丰富多彩的主要因素，适当地表达还可使人阴阳气血调和、有益于身心健康和疾病恢复。情志包括喜、怒、忧、思、悲、恐、惊（图 18-10）。唯有突然的、剧烈的或持久的情志刺激，才会内伤脏腑，造成气血功能紊乱，诱发或加速病情恶化。

（一）功效及原理

人是一个有机整体，是形神统一的整体，形与神的统一主要体现在精神情志与形体之间相互联系、相互影响的关系中。情志因素对人之形体有着特殊的双向调节作用，保持在一个可以承受的程度内，情志变化对内脏功能、气机升降、精血盛衰有调节与整合的作用，一旦超过这个度，情志变化则会损伤形体，如《三因极一病证方论》说："喜伤心，其气散；怒伤肝，其气击；忧伤肺，其气聚；思伤脾，其气结；悲伤心胞，其气急；恐伤肾，其气怯；惊伤胆，其气乱。虽七诊自殊，无逾于气。"故可通过精神因素调动机体正气以达到扶正祛邪、延年益寿、美容驻颜的目的。

（二）情志调节的方法

第一，恬淡虚无，精神内守；即排除杂念，保持淡泊宁静状态，使真气内存，心神平安；如《素问·上古天真论》说："恬淡虚无，真气从之，精神内守，病安从来。"

第二，积极乐观，情志舒畅。《素问·上古天真论》曰："美其食，任其服，乐其俗，高下不相慕。"

第三，五行相胜，调畅情志。根据五志与五行的配属关系，用五行相克原理的情志相胜法，纠正情志的偏颇；《素问·阴阳应象大论》说，"怒伤肝，悲胜怒""喜伤心，恐胜喜""思伤脾，怒胜思""忧伤肺，喜胜忧""恐伤肾，思胜恐"。

第四，调畅气机，七情内伤首先影响的就是气机，治疗情志之伤，应以调气为先，理气开郁并结合思想开导为主，才能收到事半功倍的效果。《素问·举痛论》说："怒则气上，喜则气缓，悲则气消，恐则气下，惊则气乱，思则气结。"

第五，适当宣泄，寻求开导；面对日益紧张的生活压力，每个人都有自己的烦恼以及压力，情绪是难免的，适当地宣泄与倾诉，有助于缓解压力，增加信心，从而防治疾病，健体护肤，延衰驻颜，达到精神和外形美的统一。

五、水　疗

水疗美容法，是指利用不同温度、压力和溶质含量的水，以多种方式作用于人体，对人体产生温度刺激、机械刺激或化学刺激，从而疏通经络、调和气血、平衡阴阳，以达到全身美容的一种新型治疗手段。按形式可分为浸浴、淋浴、喷射浴、涌泉浴、漂浮浴、漩水浴、气泡浴、伞形流瀑浴、超声波按摩浴等；按水温可分为热水浴（39℃以上）、温水浴（37～38℃）、不感温水浴（34～36℃）、低温水浴（26～33℃）、冷水浴（＜26℃）；按其所含溶质可分为淡水浴、药浴、牛奶浴、汽水浴等。

（一）功效原理

水疗在美容治疗方面，主要有促进血液循环、皮肤漂白、毛孔清洁、清除体臭、去除皮肤老化角质层等功效。原理是通过各种水疗设备的交替使用，水中的富氧被吸收；水疗对穴位的按摩达到治疗和保健的作用；水温对皮肤的局部刺激，达到滋养排毒、收缩毛孔的作用；药物对人体的特殊疗效，达到对应的治疗目的等。

（二）水疗方法（本章仅介绍最常用的浸浴）

第一步，将浴室灯光调至柔和，播放舒缓美妙的音乐，点上淡雅芳香的熏香，以营造一个舒适放松的环境，以唤醒视觉、听觉及嗅觉的感受。

第二步，换上宽松无拘束的衣物，将浴缸水龙头打开，放满温度适宜的水（可按个人喜好加入适量精油或澡盐），放水的同时可一边按摩身体局部，使全身肌肉放松。

第三步，将全身浸泡于浴缸水中，以最放松的状态按摩身体各个部位，5～10分钟。

第四步，安静地躺在浴缸中，放空大脑，享受与水融为一体。

第五步，用温水冲干净，并擦净身体后，可涂抹身体保湿乳或精油，最后穿上衣物。

（三）适应证及禁忌证

水疗的适应范围十分广泛，除皮肤破溃及传染病患者外均可进行水疗。

（四）注意事项

（1）根据个人承受力调节水温，避免烫伤或着凉。

（2）注意水疗时间不宜过长，一般 15 ～ 45 分钟。

（3）进行药浴时，注意浓度，避免过于刺激。

（4）外伤伤口未愈或有大面积皮肤破溃，以及传染病患者应待疾病痊愈后才可进行水疗。

六、火 疗

火疗美容法，是指将特定介质放置于身体局部皮肤上，然后将其点燃，使其产生温热作用，刺激局部穴位或者经脉，从而达到温养经脉、疗养五行、强健脏腑、祛病强身目的的一种新方法。通常还可以配合点、推、揉、旋、拉等推拿技术、并加以药敷火疗，使体内血液加速循环，增加机体代谢，使周身皮肤得以滋养，从而达到美容的疗效。

第十九章 常见衰老性皮肤问题的综合疗法

第一节 皱 纹

我国医学认为皱纹的产生由脾胃虚弱、血气匮乏等多种因素共同导致。《灵枢·邪气脏腑病形》记载："十二经脉，三百六十五络，其血气皆上于面而走空窍。"其中，"三阳脉气血衰于上"是导致皱纹的主要原因之一，而阳明经脉衰更起到了关键作用。正如《素问·上古天真论》所言："女子……五七，阳明脉衰，面始焦，发始堕。六七，三阳脉衰于上，面皆焦。"可见，我国医学对于防皱抗皱的思索历史悠久，皱纹的产生不可抗拒，但可以通过综合调理延缓进程，对于非自然因素出现的过早的皱纹也可予以消除。

一、病 因 病 机

（一）脾胃虚弱

脾胃为后天之本，若素体脾胃虚弱，或劳倦思虑、饮食不节，损伤脾胃，使脾胃失和，脾失健运，则气血生化乏源，脏腑经络失于濡养，面部皮肤加速衰老，皱纹可提前出现。

（二）肝气郁结

肝主调畅情志气机，若性情抑郁、忧思易怒、精神紧张，日久致肝失条达，气机不畅，影响气血津液的运行，加重皱纹。

（三）心血不足

劳神、夜卧不宁等多致心血渐亏，血虚不能上行于面，不荣养肌肤；则生皱纹。

（四）肾精不足

肾藏精生髓，是人体生长发育及各种功能活动的物质基础，其盛衰决定着人体的生、长、壮、老。精血同源，精气则可化生为血，故肾精不足则血液失充，不能荣于颜面，导致荣华颓落等衰老表现，皱纹也就随之出现了。

二、治 疗

（一）内服法

1.脾胃虚弱

【症状】面色萎黄，少光泽，皱纹多生于额部及鼻唇沟处，纹粗且深，长短不一。伴有神疲乏力，纳呆，胃脘部不适，大便稀溏。舌质淡，苔白，脉细弱。

【治则】健脾益气。

【主方】参苓白术散。

【加减】多梦易醒加酸枣仁、远志；虚寒呕吐去茯苓加干姜。

2. 肝气郁结

【症状】面色青黄，皱纹多发于双侧眼角及鼻梁部，纹浅而密。多伴有眼袋及色斑，精神抑郁，腹胀，嗳气，女子多有月经不调。舌质淡红，舌苔薄白，脉弦细。

【治则】疏肝理气。

【主方】逍遥丸合四物汤。

【加减】情绪不佳加香附、佛手；胸胁胀满痛甚加郁金、川楝子。

3. 心血不足

【症状】面色不华，皱纹多生于两眉间，时呈川字样，如刀刻状，纹深。多伴有心悸少寐，头晕健忘，气短乏力，懒言纳减。舌质淡嫩，舌苔薄，脉细。

【治则】益气补血。

【主方】八珍汤。

【加减】大便干结加火麻仁、蜂蜜。

4. 肝肾亏虚

【症状】面色晦暗，皱纹多生于两颊部及下颌。伴有皮肤下垂松弛，纹多密集，多有腰膝酸软，头晕目眩，神疲寐少，食欲不振。舌质红，少苔，脉细数。

【治则】滋补肝肾。

【主方】六味地黄丸。

【加减】夜尿频、怕冷加肉桂、附子；如有遗精加芡实、金樱子。

（二）外用药物

1. 鹿角膏

【组成】鹿角霜 60g，牛乳 500mL，白蔹 30g，细辛 30g，天门冬 45g，川芎 30g，酥油 90g，白芷 30g，白术 30g，白附子 30g，杏仁 30g（研匀）。

【制用法】上药研为末，再入杏仁研匀，用牛乳及酥油于锅内慢火熬成膏。每夜涂面，第二天早晨用温开水洗净。

2. 艳容膏

【组成】白芷、甘菊花各 90g，白果 20 个，红枣 15g，珍珠粉 15g，猪胰 1 个。

【制用法】将珍珠研细，其余药捣烂拌匀，加入蜂蜜及酿蒸。每晚涂面，第二天早晨用温开水洗去。

3. 却老去皱面膏

【组成】白附子、青木香、白蜡、川芎、白芷、香附子、零陵香各 70g，甘松、茯苓各 5g，羊髓 500g（炼）。

【制用法】上药切碎，以水、酒各 300mL 浸药一宿，再煎至水、酒尽，膏成，去滓。每晚洗脸后涂敷面上。

4. 杏仁膏

【组成】杏仁，鸡子白。

【制用法】杏仁适量，研如膏，与鸡子清相和，于夜晚洗净脸后涂面，第二天早上用温开水或米泔水洗净。

5. 中药洗剂

【组成】红花、白芷、当归、芦荟等。

【制用法】将以上药物除芦荟外水煎取汁 200mL，芦荟 250g 煎汁。分别于早晚洗面部。

6. 面膜

【组成】当归、丹参、北芪、生地、麦冬、白芷、白附子、人参各 50g。

【制用法】共研细末，过 180 目筛，经干燥处理，以新鲜鸡蛋少许加水或蜂蜜加水做面膜，每周 1 次。

（三）针灸

1. 普通针刺

【主穴】丝竹空、攒竹、太阳、巨髎、迎香、颊车、翳风。

【配穴】中脘、合谷、曲池、足三里。

【去额头纹】头维、阳白、头临泣、印堂、阿是穴。

【去鱼尾纹】太阳、角孙、丝竹空、阿是穴。

【去鼻唇纹】迎香、四白、下关、阿是穴。

【加减】脾胃虚弱：脾俞、胃俞、足三里；肾气不足：肾俞、关元、太溪；心脾两虚：心俞、脾俞、神门、内关；肝气郁结：太冲、期门、膻中。

【操作方法】在皱纹的最宽处或最深处定位，碘伏消毒，选用 32 ～ 34 号 0.5 寸毫针平刺进针，其他腧穴处选用 30 ～ 32 号 1 ～ 3 寸毫针，常规刺法留针 30 分钟，10 次为 1 个疗程，第 1 疗程，每日或隔日 1 次，第 2 疗程每周 2 次，第 3 疗程每周 1 次。

2. 灸法

【穴位】肺俞、脾俞、大椎、腰阳关、关元、足三里。

【操作方法】每月月初八天，每穴用艾炷直接灸 2 ～ 3 壮，或用艾条悬起灸 4 分钟左右。前 5 次每日 1 次，后 5 次隔日 1 次。10 次后每周 1 ～ 2 次悬灸调理。

（四）揿针

【穴位】耳穴——双侧心、脾、肾。

【用法】在穴位上常规消毒，埋一揿针，用胶布固定。每天按压埋针处数次，以加强刺激。

（五）穴位埋线

【取穴】听会、地仓、太阳、迎香、大迎、颊车、四白、瞳子髎及阿是穴。

【注意事项】切记进针时方向应从外向内、由下向上的进针原则，勿在正面留下针眼，即可达到完美的提升及防皱祛皱效果。

（六）皮肤滚针

可用皮肤滚针全面部滚刺后外擦帮助淡化细纹的护肤产品。

（七）小针刀

1. 面部肌肉条索处　快速进针，先探阻力感，再弹性切刺，可直切、斜切，根据阻力范围和层次，由浅入深，不强求到骨面，每点切刺 2 ～ 5 下。

2. 皱纹处　沿皱纹的方向斜刺或平刺，铲拨皮下筋膜与肌肉的粘连 2 ～ 5 下。

如有郁火，可行放血治疗。

三、常用保养维护法

（一）保春灸法

方法：灸气海、足三里，经常使用或每年 2 次。

（二）刮痧疗法

主刮部位：前额部、颊部、下颌部、背部督脉循行线（从后发际经大椎至命门）、背部足太阳膀胱经第 1 侧线（从大杼至肾俞）、肺俞、心俞、前臂手阳明大肠经循行线、小腿部足阳明胃经循行线。

配刮部位：气血不足者加足三里、小腿部足太阴脾经循行线、三阴交；肾精不足者加小腿部足少阴肾经循行线、太溪。

（三）拔罐疗法

肝肾精血亏虚型：选肝俞、肾俞、胆俞、膀胱俞、命门俞、厥阴俞，用补法。

脾胃气血亏虚型：选脾俞、胃俞、膈俞、气海俞、关元俞，用补法。

（四）推拿

1. 额纹 大拇指和食指指腹与抬头纹皮面成 90° 沿着眉毛做深度的大挟捏动作。然后，用无名指蘸取眼霜，以轻柔的打圈方式从眼角向外滑动按摩。结束时，以指间迅速轻拍眼睛下方，以促进眼周血液循环并帮助眼霜吸收。

2. 眼角纹 用无名指自鼻梁处起向眉毛下面缓慢移动，然后经过面颊顶部，反复操作。还可用指尖轻敲两耳上部到鼻梁的位置，以刺激眶下区域。

3. 嘴角纹 运用中指指腹由下往上以画圆的方式按摩做 3～5 次去嘴角纹。

4. 法令纹 涂抹适量的护肤品，用大拇指与食指指腹，沿着法令纹以轻柔小挟捏动作按摩；然后将手指卷曲，以画圆的方式沿着下巴弧度轻柔往上提拉，到耳际部位停止。紧接着双手不离开肌肤，依序向下轻抚直至颈部即可。

5. 耳穴按摩

（1）全耳按摩。双手掌心摩热后，摩耳背面 5～6 次，然后劳宫穴对准耳腹部，正、反转各揉 18～27 次。

（2）摩耳轮数十次。

（3）揉捏、拽拉耳垂十余下。

（4）双手食、拇指相对按摩耳屏和对耳屏各 10～20 次。

（5）用双手食指尖按揉三角窝、耳甲庭和耳甲腔各数次。

另外，可用彭祖乌发白面法：晨起以左右手摩双耳，轻轻向上提拉，然后用手指梳理头发，同时按摩头皮，使面气通流。又摩掌令热，以摩面从上到下 14 次。

（五）芳香疗法

去皱的精油有茉莉、檀香、玫瑰、花梨木、乳香、橙花等。

第二节　眼　袋

一、病因病机

（一）脾虚湿盛

劳累过度、饮食不节等损伤脾阳，脾阳不振，不能运化水湿，水液失于输布，导致水湿停聚眼睑而渐生眼袋。

（二）肝郁气滞

忧思恼怒、精神紧张，夜卧不宁，日久致肝失条达，气机不畅，气滞血瘀，出现眼袋。

（三）肾虚水泛

素体阳虚或久病伤阳，不能化气行水，水液失于输布，上泛于眼睑，导致水湿停聚眼睑而渐生眼袋。

（四）风邪犯肺

素体气虚，外受风邪，内合于肺，水湿溢于肌表眼睑而致眼袋。

二、治　疗

（一）内服法

1. 风邪犯肺

【症状】面色㿠白，下眼睑部水肿，皮肤紧绷发亮。伴汗出恶风，头项强痛。舌质淡，苔薄，脉浮。

【治则】益气祛风，宣肺利水。

【主方】防己黄芪汤。

【加减】水湿偏盛者加茯苓、泽泻。

2. 脾虚湿盛

【症状】面色萎黄，少光泽，眼睑下部松弛肿胀，每遇劳累加重。伴有神疲乏力，脘腹胀满，纳呆，大便稀溏。舌质淡，舌体胖大、齿痕，苔白腻脉细滑。

【治则】温脾化湿。

【主方】实脾饮。

【加减】失眠、多梦、健忘加酸枣仁、柏子仁。

3. 肝气郁结

【症状】面色青黄，双侧下眼睑色青紫，严重者面色偏暗，肿胀。常伴有眼角部或其周围深褐色斑块，精神抑郁，两胁胀满，嗳气，女子多伴有经期腹痛。舌质暗红，舌苔薄白脉弦紧。

【治则】疏肝理气。

【主方】柴胡疏肝散。

【加减】食欲不佳加砂仁、神曲；伴心悸失眠者加夜交藤、酸枣仁。

4. 肾虚水泛

【症状】面色晦暗，下眼睑色黑水肿，常伴上眼睑肿胀，并多在晨起加重形如卧蚕，颊部皮肤下垂松弛。多有腰膝酸软，跗肿，四肢不温，小便频数、清长。舌质淡嫩，水滑苔，脉沉细。

【治则】温肾补阳，化气行水。

【主方】金匮肾气丸。

【加减】如有头晕耳鸣加枸杞子、菟丝子、怀牛膝。

（二）外用药物

1. 中药洗剂

【组成】红花、白芷、当归等。

【制备方法】将以上药物水煎取汁 200mL，或制成洗面奶。

【使用方法】分别于早晚洗眼部。

2. 中药眼贴膜

方甲

【组成】黄芪、人参、当归、珍珠、芦荟、茯苓等。

【制备方法】共研细末，用饴糖调成糊状，将药夹入二薄绵纸中。

【使用方法】每 5 天于临睡前贴敷 1 次，15 天为 1 个疗程，共 3 个疗程。

方乙

【组成】茯苓皮、丹参、红花。

【制备方法】碾成细粉制成中药面膜，每次少许加蛋清调成糊状。

【使用方法】敷下眼睑处 20 ～ 30 分钟。隔日 1 次，10 次 1 个疗程。

3. 中药眼霜

【组成】红花、丝柏等。

【制备方法】将以上药物经煎煮、浓缩、醇沉等提取有效成分后，与羊毛脂、凡士林配成外用制剂。

【使用方法】每天早晚洗脸后在眼周涂一层并轻轻按摩。

（三）针灸

1. 普通针刺

【主穴】攒竹、鱼腰、丝竹空、瞳子髎、球后、承泣、四白、睛明。

【配穴】脾虚湿盛取阴陵泉、关元、脾俞；肝气郁结取肝俞、阳陵泉、太冲。肾虚水泛取太溪、肾俞、气海；风邪犯肺取曲池、血海、肺俞。

【操作方法】常规消毒后，选用 32 ～ 34 号 0.5 寸毫针手刺进针，针身与眼袋平行刺入，常规刺法留针 20 ～ 40 分钟，10 次 1 个疗程，第 1 疗程，每日或隔日 1 次，第 2 疗程每周 2 次，第 3 疗程每周 1 次。

2. 耳针疗法　双耳肾、肺、枕、内分泌、眼、颊区，每周 2 次，留针 15 分钟，也可使用掀针增加留针时间。

3. 艾灸疗法　每晚睡前艾条灸足三里、水分穴 10 分钟，并按揉阴陵泉 5 分钟，或选取眼袋局部，用清艾条悬灸上述穴位 10 分钟，表皮微微发热，每日或隔日 1 次，10 次为

1个疗程。

（四）穴位埋线疗法

1.局部埋线　将胶原蛋白线埋入眼睑阿是穴、四白、太阳、丝竹空、阳白穴，使皮下产生大量的弹性蛋白，改善下眼睑的微循环，起到利水、消肿、紧致的作用。根据情况1～3个月埋线1次。

2.身体埋线　穴位：肺俞、曲池、阴陵泉、丰隆、血海、合谷、肝俞、肾俞、脾俞、关元。每次选用4～5个穴位，用一次性埋线针将可吸收线体埋入穴位，10～15天埋线1次，3次为1个疗程。

三、常用保养维护法

（一）刮痧疗法

1.点穴行气活血　依次点揉承泣、瞳子髎、睛明、球后穴3～5遍。

2.拨经活血化瘀　用牛角疏经棒依次挑拨循行于面部的大肠经、胃经、胆经、三焦经3～5遍。

3.弹拨　弹拨眼袋局部3～5遍。

（二）推拿

【取穴】睛明、鱼腰、瞳子髎、太阳、阳白、承泣、四白、印堂。

【功效】活血化瘀。

【方法】

（1）用盐水浸泡拧干的毛巾敷眼睑10分钟，使眼肌放松。然后用双手将上下眼部的肌肉推向鼻部，保持约10秒钟，慢慢松开，往返3～4次。轻按印堂、睛明、鱼腰、承泣、四白穴，加速眼周血液循环。用两手食指、中指、无名指轻按下眼。用两手掌按压双耳，用按压旋转的方法按摩耳部，使眼神经松弛，以消除眼睛疲劳。每穴2～3分钟，中等力量，以穴位出现酸胀感为度，于睡前及起床前各做一次，可祛除鱼尾纹及眼袋。

（2）以无名指由睛明穴始经承泣穴至球后穴轻按摩下眼睑，左右眼各做5次，并用无名指按太阳穴5下，从耳前划至下颌淋巴结，随即以无名指向下拖压，直至耳下到颈部。每天或隔日1次。

（3）睡前用无名指在眼肚中央位置轻压10次，每日操作，可舒缓眼部不适，改善水肿的问题。

（三）芳香疗法

精油可促进皮肤新陈代谢，激活细胞再生，增加皮肤弹性，使皮肤明亮光泽，淡化皮肤表皮黑色素，以达到祛眼袋和黑眼圈的效果。精油分子通过鼻吸刺激嗅觉神经，嗅觉神经将刺激传至大脑中枢，大脑产生兴奋。一方面支配神经活动，起到调节神经活动的功能；另一方面通过神经调节方式控制腺体分泌，从而调节人体的内环境。通过刺激神经疗法可达到内部调理的作用，为祛眼袋打下了坚实的基础。许多精油的性质也类似人体激素，对祛眼袋有着举足轻重的作用。

精油选择：丹参、茉莉花、玫瑰花、橙花、天竺葵、丝柏精油。

使用方法：丹参、茉莉花、玫瑰花、橙花精油中任选一种精油和基础油以 0.5％的比例调和，每天晚上可以涂擦；天竺葵、丝柏精油两种精油混合后与基础油以 0.5％的比例调和，每天晚上可以涂擦。

（四）其他

（1）取一杯茶放入冰箱冷冻层，约 15 分钟后取出，把浸透茶水的化妆棉敷在眼睛上，可明显减轻水肿程度。

（2）将冰水与鲜牛奶混合，将脱脂棉片浸入其中，取出挤去八成水分，敷于双眼上 15 分钟，每晚 1 次。

（3）将土豆削成薄片或压成茸，每晚敷眼 15 分钟。

（4）铅砂蒸剂（《眼科锦囊》）：沸，趁温熏蒸眼目，有消除眼睑水肿之效。

第三节　上胞下垂

一、病因病机

（一）先天不足

先天性多为发育不全，自幼双眼上胞下垂，无力抬举。

（二）气虚

若久病体虚，年老体弱、饮食不节等均可导致，清阳不升，脉络空虚。

（三）肾阳不足

先天禀赋不足，命门火衰，致中气不足，主肌无力，约束失用而致。

（四）风邪中络

风邪中络，胞络受阻，精气不能上承于胞睑而发本病。

（五）气血瘀阻

头、眼部外伤，致气血瘀滞、胞络受阻，精气不能上承于胞睑。

二、治　疗

（一）内服法

1. 脾气虚弱

【症状】发病缓，上眼睑提举无力或不能自行睁开，影响视物，伴有神疲乏力，目困不欲睁眼，食少便稀溏，舌淡苔白，脉弱。

【治则】补中益气，升阳举陷。

【方药】补中益气汤（《东垣十书》）。

2. 肾阳不足

【症状】发病缓慢，上眼睑提举无力或不能自行睁开，影响视物，皮色发白，伴有腰膝酸痛，畏寒肢冷，小便清长，舌淡胖嫩，脉细软无力。

【治则】温补脾肾。

【方药】金匮肾气丸（《金匮要略》）。

3. 风邪中络

【症状】起病急，上眼睑不能自行睁开，多伴有恶寒发热，头痛，舌苔薄白，脉浮。

【治则】祛风化痰通络。

【方药】正容汤（《审视瑶函》）。

4. 气滞血瘀

【症状】上眼睑提举无力或不能自行睁开，影响视物，伴有胸胁胀闷，走窜疼痛，急躁易怒，女性可见经色紫暗有块，舌质紫暗或见斑，脉涩。

【治则】活血祛通窍。

【方药】通窍活血汤（《医林改错》）。

（二）针灸

1. 普通针刺

【取穴】攒竹、丝竹空、阳白、鱼腰、太冲、太溪。

【配穴】合谷、大都、脾俞、百会、足三里、中枢、阳陵泉、三阴交。

【操作】每次选手足经脉上主穴 1 对，配穴 1～2 穴。平补平泻法，留针 30 分钟，每日或隔日 1 次，10 次为 1 个疗程。

2. 灸法

【取穴】三阴交。

第四节　老　年　斑

一、病因病机

（一）肺气不足

年老肺气虚衰，卫气不足，皮肤腠理失养，而出现斑点。

（二）肝气郁结

素体情志不畅，肝气郁结，血行不畅，气滞血瘀，上泛于肌肤成斑点斑片。

（三）腺肾阳虚

素体阳气虚，或年老体弱，阳气不足，或腺阳虚日久波及肾阳，导致腺、肾阳气均不足，功能失常，水湿不化，痰浊内生，不能排出体外而上泛肌肤发病。

（四）气滞血瘀

年老体弱，脏腑虚衰，气血不足，运行不畅，气滞血瘀上泛于肌肤发病。

二、治　疗

（一）内服法

1.肺气不足

【症状】面部大小形状不一的扁平状黑褐色斑点或斑块，枯暗不泽，伴有声音低微，神疲乏力，畏风自汗，舌淡苔白，脉弱。

【治则】补肺益气，固表祛斑。

【方药】玉屏风散（《医方类聚》）。

2.肝气郁结

【症状】面部大小形状不一的扁平状黑褐色斑点或斑块，伴有易怒，胸胁胀满，疼痛，可出现女性月经不调，舌暗苔白或黄，脉弦。

【治则】疏肝解郁，行气祛斑。

【方药】柴胡疏肝散（《景岳全书》）。

3.脾肾阳虚

【症状】面部扁平状黑褐色斑点或斑块日久，无明显自觉症状，伴有畏寒肢冷，腰膝酸软，乏力，小便清长，舌淡胖嫩苔白，脉细软无力。

【治则】滋补脾肾。

【方药】四神丸（《内科摘要》）。

4.气滞血瘀

【症状】面色暗淡无光，发有扁平状黑褐色斑点或斑块，伴有胸胁胀闷，走窜疼痛，急躁易怒，女性可见经色紫暗有块，舌质紫暗或见斑，脉涩。

【治则】养血活血。

【方药】桃红四物汤（《医宗金鉴》）。

（二）外用药物

（1）把刺破的维生素 E、维生素 A 胶丸涂抹在老年斑处，轻轻按摩，每日 3 次。还可以每日服用维生素 C 500mg 和维生素 E 100mg。

（2）将新鲜生姜用刀斜向切出断面。用断面在老年斑部位进行擦拭，每日 2～3 次，擦拭以局部皮肤表面感觉微温为佳。此法因容易引起接触性皮炎，目前已使用不多。

（3）适量杏仁，去皮捣成泥状，加鸡蛋清调匀，每晚睡前涂抹，晨起用温水洗净。

（4）茯苓适量，研细末，过 80 目或 100 目筛，与鸡蛋清调匀后睡前涂抹患处，晨起用温水洗去，每日 1 次。

（5）鸦胆子研细粉，加少量姜汁，敷在黑斑处少许，每次敷 2～3 小时，隔日 1 次。

（三）针灸

【主穴】斑疹局部阿是穴，采用围刺法。

【配穴】太阳、阳白、下关、地仓、颊车、承浆。肝肾亏虚加肾俞、阳陵泉，脾虚湿蕴加气海、丰隆，肝郁气滞加期门、太冲。

【刺法】常规刺法留针 20～30 分钟，隔日 1 次，局部加艾灸斑处，每次 10 分钟，隔日 1 次，10 次 1 个疗程。

（四）火针疗法

选平头火针，对准斑的局部刺，根据斑的大小决定针数多少，浅刺斑处。结痂处不沾水，斑自动脱落为止，一般 3～7 天。

（五）水针疗法

【主穴】肝俞、肾俞、肺俞、心俞、足三里、血海。每次选 2 穴（双）注射丹参注射液 1～2 支，每日或隔日 1 次，10 次为 1 个疗程。

（六）穴位埋线疗法

1.局部面部埋线　将胶原蛋白线埋入面部阿是穴，使皮下产生大量的胶原蛋白及弹性蛋白改善面部血液循环，加速色素代谢，减轻面部色素沉着，斑点逐步代谢掉。

2.身体埋线　穴位：肺俞、曲池、阳陵泉、带脉、血海、足三里、膈俞、肝俞、肾俞、脾俞、关元。每次选用 4～5 个穴位，用一次性埋线针将可吸收线体埋入穴位，10～15 天埋线 1 次，3 次 1 个疗程。

三、推拿疗法

（1）以掌根着力，沿后背正中线做快速上下摩擦。以脊柱为中线，两手掌从上至下分别向左右两旁推擦 10 次。按摩背部督脉和夹脊穴，有助于激发和调理脏腑经络之气，加速血液循环，促进新陈代谢，防止老年斑。

（2）经常按压束骨、肝俞、脾俞、肾俞穴。可疏通经脉、行气活血，有效淡化已经形成的老年斑，防止新的老年斑形成。

四、膳食调理

（一）羊肾膏

组成：羊肾 2 对，熟地黄 300g，红糖 1000g。

制法：将新鲜羊肾对半切开，去掉筋膜，洗净后切碎，和熟地一同加水适量，小火炖煮 1 小时后，取出滤液；余渣加水炖煮取汁，同法再取汁 1 次。共煮取汁 3 次，合并 3 次滤液，小火浓缩成胶状，加红糖收膏。

用法：每日 3 次，每次 2 匙，开水冲服。

（二）注意

调节饮食，减少脂肪摄入；多食含维生素C、维生素A的食物，如猕猴桃、番茄、橙子、柿子、柠檬、胡萝卜、南瓜及其他绿色蔬菜等。

五、起居调摄

（1）避免使用避孕药或镇静类药物。

（2）保持心情舒畅，避免疲劳忧虑。

（3）注意适当保养皮肤，严格防晒，适当服用抗衰老、预防衰老的产品。

（4）面部皮炎应及时治疗，以避免引起炎症性色素沉着；面部疾患不可使用激素类软膏，以免加深固有色斑。

参 考 文 献

崔丽萍，肖明，石杰，2017. 41 例面部年轻化治疗患者水光注射的护理 [J]. 护理学报，24（12）：47-48.

范巨峰，杨蓉娅，李勤，等，2017. 埋线美容外科学 [M]. 北京：人民卫生出版社.

付俊，鲍峰，裴璐，等，2018. 皮肤年轻化领域美塑配方的应用现状、功效及展望 [J]. 中国美容医学，27（10）：21-25.

高君，刘毅，肖文，2018. 射频治疗联合无针水光注射在面部年轻化治疗中的应用 [J]. 中国美容医学，v.27；No.257（5）：33-36.

黄丽娃，晏志勇，2018. 美容营养学 [M]. 北京：人民卫生出版社.

何黎，郑志忠，周展超，2018. 实用美容皮肤科学 [M]. 北京：人民卫生出版社.

李蠡，杨蓉娅，2011. 透明质酸类皮肤软组织填充剂及其研究进展 [J]. 实用皮肤病学杂志，（3）：156-159.

李雪飞，晏志勇，2016. 美容化妆品学 [M].2 版. 北京：科学出版社.

李媛姣子，罗赛，徐渴鑫，等，2019. 注射浓缩生长因子改善面部炎性衰老的临床观察 [J]. 中国美容整形外科杂志，30（4）：50-53.

李卓男，张连波，2019. 富血小板血浆的临床应用 [J]. 中国美容整形外科杂志，30（3）：184-187.

齐显龙，杨宪伟，马小莹，2018. 微针术后不良反应分析及对策 [J]. 中国医疗美容，v.8；8（7）：97-100.

齐向东，王炜，高景恒，等，2013. 微创美容外科学 [M]. 杭州：浙江科学技术出版社.

石冰，2016.PPDO 埋线提升面部年轻化应用 [M]. 北京：北京大学医学出版社.

吴溯帆，2015. 注射美容整形技术 [M]. 杭州：浙江科学技术出版社.

闫广智，陶然，谢立云，等，2016. 自体浓缩生长因子在创面修复中的应用前景 [J]. 中华损伤与修复杂志，（4）：301-304.

于江，朱灿，曹思佳，等，2013. 微整形注射美容 [M]. 北京：人民卫生出版社.

张宗学，2018. 图解线雕技法 [M]. 成都：四川科学技术出版社.

Brobst RW，Ferguson M，Perkins SW，2012.Ulthera：initial and six month results[J].Facial Plast Surg Clin North Am，20（2）：163-176.

Chan NP，Shek SY，Yu CS，et al，2011.Safety study of transcutaneous focused ultrasound for non-invasive skin tightening in Asians [J].Lasers Surg Med，43（5）：366-375.

El-Domyati M，Barakat M，Awad S，et al，2015.Multiple microneedling sessions for minimally invasive facial rejuvenation：an objective assessment[J].International Journal of Dermatology，54（12）：1361-1369.

Sklar LR，El Tal AK，Kerwin LY，2014.Use of transcutaneous ultra-sound for lipolysis and skin tightening：a review[J].Aesthetic Plast Surg，38（2）：429-441.